UMSCHAU ZEUTSCHRIFTENVERLAG GmbH • Sulzbach • www.uzv.de

KINDERERNÄHRUNG

Schwerpunkte für AKTUELL
Gesundheitsförderung und Prävention

mit 64 Abildungen und 15 Tabellen

- Perinatale Prägung
- Gesunde Säuglings- und Kinderernährung
- Einflussfaktoren auf das Essverhalten
- Neue Ansätze der Ernährungsbildung
- Prävention und Therapie von Übergewicht
- Essstörungen
- Allergien

Mathilde Kersting (Hrsg.)

unter Mitarbeit von
Ute Alexy, Silke Bartsch, Anette Buyken,
Thomas Ellrott, Heike Hölling, Anja Kroke,
Gert B. M. Mensink, Barbara Methfessel,
Manfred James Müller, Imke Reese,
Sabine Schmidt, Eva Wunderer u. a.

Die Autorinnen und Autoren erreichen Sie zentral über die Redaktion:
mpm Fachmedien und Verlagsdienstleistungen
PF 1103, 35411 Pohlheim
www.mpm-online.de
eMail: info@mpm-online.de

Wichtiger Hinweis:
Die ernährungswissenschaftliche und die medizinische Wissenschaft sind einem ständigen Wandel unterworfen. Die in diesem Buch gemachten Angaben zu Dosis und Anwendung entsprechen nach sorgfältiger Prüfung durch die Verfasser/innen dem derzeitigen Wissensstand. Dennoch sollte jeder Benutzer anhand der Beipackzettel verwendeter Präparate prüfen, ob die dort gemachten Angaben von denen des vorliegenden Buches abweichen. Verlag, Herausgeberin und Autoren haften nicht für Fehler, die trotz sorgfältiger Bearbeitung möglich sind.
® ™ Geschützte Warennamen wurden nicht besonders kenntlich gemacht. Aus dem Fehlen eines solchen Hinweises kann nicht geschlossen werden, dass es sich um einen freien Warennamen handelt.

© 2009 UMSCHAU ZEITSCHRIFTENVERLAG GmbH
Otto-Volger-Straße 15
65843 Sulzbach im Taunus
www.uzv.de

Ein Titeldatensatz für diese Publikation ist bei der Deutschen Bibliothek erhältlich: http://dnb.ddb.de

Umschlaggestaltung, Lektorat, Projektmanagement + Producing:
mpm Fachmedien und Verlagsdienstleistungen, Pohlheim
Grafik + Satz:
mpm Fachmedien und Verlagsdienstleistungen, Pohlheim; Rudolf Herfert, Sulzbach
Bildnachweis im Anhang
Druck und buchbinderische Verarbeitung: Westermann Druck Zwickau GmbH
Printed in Germany, November 2009

ISBN–13: 978-3-930007-23-3

Vorwort

Kinderernährung in der Überflussgesellschaft – eine Herausforderung

Sabine Schmidt

- ➲ *„Immer mehr Kinder übergewichtig"*
- ➲ *„Viele Kinder gehen ohne Frühstück zur Schule"*
- ➲ *„Jugendliche essen bevorzugt vor dem Computer"*

Schlagzeilen wie diese lassen auf einen desolaten Zustand in der Ernährung deutscher Kinder schließen. Und dass vieles tatsächlich im Argen liegt, zeigen Studien zur Kinderernährung wie KiGGS oder DONALD: 15 % übergewichtige Kinder, abnehmende motorische Fähigkeiten, Symptome des metabolischen Syndroms schon bei Kindern, zunehmende Allergieprävalenz.

Die technisierte, bewegungsarme Gesellschaft mit einem ständigen Überangebot an Nahrungsmitteln überfordert Eltern und Erziehungspersonen in der Gesundheitserziehung der heranwachsenden Generation. Manche Kinder sind der neueren Forschung zufolge überdies durch perinatale Programmierung bei bestehendem Übergewicht oder einem Schwangerschaftsdiabetes der Mutter schon im Mutterleib auf schnelle Gewichtszunahme „programmiert" worden. Im Rahmen des europaweit durchgeführten Forschungsprojektes EARNEST[1] widmen sich eine Reihe von wissenschaftlichen Institutionen seit mehreren Jahren der näheren Erforschung dieses Komplexes.

Auf der anderen Seite nehmen auch die Essstörungen mit Untergewicht seit Jahren zu. Manchem Jugendlichen dient die Kontrolle über den eigenen Körper und das (Nicht-)Essen als Beweis eigener Stärke und Flucht vor unlösbar erscheinenden Problemen von Pubertät und Erwachsen-

werden (vgl. ◆ Kapitel 5). Dieser Weg wird gefördert durch die große Rolle, die dem (gezügelten) Essen und dem Schlankheitsideal in der Überflussgesellschaft beigemessen wird, sowie den zunehmenden Druck, den die Übergewichtsdiskussion auf die Menschen ausübt.

Essen, gesund essen, zu viel essen, nicht essen nimmt also eine wichtige Rolle in der gesellschaftlichen Diskussion um Leben und Gesundheit deutscher Kinder ein.

Das ist auf familiärer Ebene wahrzunehmen, z. B. bei den „aufgeklärten" Eltern, die mit gut gemeintem, aber verfehltem Druck meinen, schon bei Babys und Kleinkindern die Nahrungsmenge kontrollieren und reglementieren zu müssen. Damit schaffen sie ungewollt Spielraum für Machtkämpfe oder Verweigerung beim Essen und ebnen den Weg in gestörtes Essverhalten (den sie vielleicht selbst schon beschritten haben, vgl. ◆ Kapitel 3.2).

Auf der anderen Seite der Skala stehen die vielen Eltern, die scheinbar noch nichts von all dem mitbekommen haben und ihre Kinder allzu sorglos dem Überfluss an Süßigkeiten, Fertigprodukten, gezuckerten Getränken und bewegungsarmen Beschäftigungen aussetzen.

Dass das Gros der Mütter sich außerordentliche Mühe gibt, in der Ernährungsversorgung der Familie den unterschiedlichsten Anforderungen gerecht zu werden, wurde erneut belegt durch eine Studie über den „Essalltag in Familien"[2]. Gezeigt wurde auch, dass die Resultate sehr verschieden

---

[1] www.metabolic-programming.org; vgl. S. 181
[2] Leonhäuser IU et al.: Essalltag in Familien. VS Verlag für Sozialwissenschaften, Wiesbaden 2009

ausfallen. Unterschiedliche Einstellungen, soziale Stellung und die kulturelle Herkunft spielen eine wichtige Rolle dafür, wie sich die Ernährungsversorgung von Kindern gestaltet (vgl. ◆ Kapitel 4.1, 4.2).

Eine zusätzliche – und von Ernährungswissenschaftler/innen oft zu wenig bedachte – Herausforderung der Kinderernährung ist die Tatsache, dass Eltern die Ernährung ihrer Kinder wichtig ist, aber auch viele andere Faktoren in der heutigen Lebenswelt die Familien fordern.

Gerade Familien mit niedrigem sozialem Status und/oder Migrationshintergrund, in denen die Ernährungsversorgung aus gesundheitlicher Sicht als schlechter zu beurteilen ist, werden von bisherigen Aufklärungs- und Präventionsmaßnahmen aus unterschiedlichen Gründen aber kaum erreicht (vgl. ◆ Kapitel 4.2).

Faktoren, die zusätzlich die Familien fordern und die für Eltern und Kinder evtl. noch elementarer sind, kommen hinzu: steigende Stressbelastung auch schon bei Kindern, Kinder- und Familienarmut, hohe Arbeitslosigkeit, soziale Chancenungleichheit sowie der Druck durch eine Leistungsgesellschaft, in der Deutschland nur noch „den Superstar" sucht. Hinzu kommt eine Verunsicherung der Eltern in der Wertevermittlung und Erziehung allgemein.

Diese elementaren gesellschaftlichen Entwicklungen und Probleme beeinflussen die individuellen Entscheidungen über Lebensstil und Gesundheitsverhalten grundlegend, werden aber in der Diskussion um mangelhafte Ernährung zu wenig berücksichtigt.

Nicht vergessen werden sollte, dass die genannten sozialen und gesundheitlichen Problembereiche die großen früheren Herausforderungen in Pädiatrie und Public Health, z.B. die der hohen Kindersterblichkeit durch Infektionen und Unterernährung, abgelöst haben. Sie scheinen im Moment noch der Preis zu sein für die rasche Entwicklung einer Wohlstandsgesellschaft, in der Kinder andererseits aus historischem Blickwinkel gesehen so gut versorgt sind wie nie zuvor.

Die scheinbar desolate Situation der Kinderernährung muss diesen Beobachtungen zufolge also von allen Seiten betrachtet und mit mehr Bedacht interpretiert werden. Dadurch stellt sich die Situation vielschichtiger dar, was an folgenden Beispielen deutlich wird:

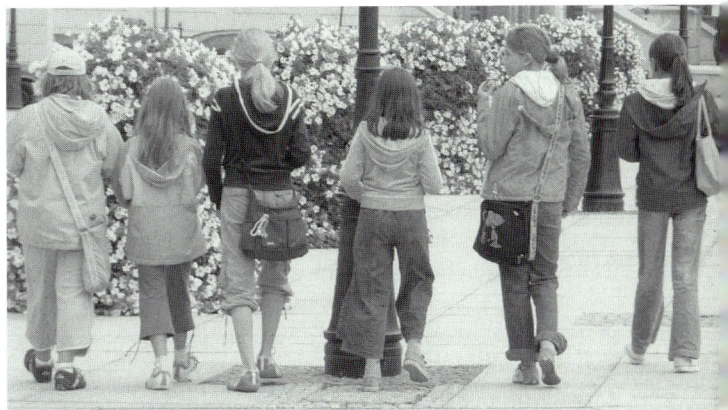

- Den 15 % Übergewichtigen stehen 85 % normalgewichtige Kinder gegenüber, denen offensichtlich die gesundheitsschädigende Umwelt bisher weniger anhaben konnte.
- Immerhin über 90 % der Grundschulkinder frühstücken täglich vor der Schule zu Hause (wenn auch nur noch ca. die Hälfte der Oberstufenschüler).
- Für Familien ist die Ernährung nur eine unter vielen Herausforderungen, andere gesundheitliche und soziale Aspekte spielen eine gleichwertige Rolle.
- Der verbreitete Bewegungsmangel unter Kindern (und Erwachsenen) wirkt sich mindestens ebenso ungünstig auf die Gesundheit aus wie eine mangelhafte Ernährung.

Diese Darstellung soll keinesfalls die Probleme an sich infrage stellen, sondern lediglich die Heterogenität der Zielgruppe und der Problemfelder betonen.

Das vorliegende Buch geht auf dieser Grundlage den aktuellen Brennpunkten der Kinderernährung nach, stellt den Stand der wissenschaftlichen Diskussion in den verschiedenen Themenfeldern vor und erhebt Forderungen an Politik, Bildungs- und Gesundheitssysteme.

Eine solche, nach Themengebieten, Zielgruppen und dem tatsächlichen Handlungsbedarf unterscheidende und dabei umfassende Betrachtung des Themas ist nötig, um in Gesundheitsförderung und Prävention tragfähige, realitätsnahe und – in ihrer durch das „Private" der Ernährung bedingten Begrenztheit – erfolgreiche Konzepte zu entwickeln. Um tatsächlich etwas zu bewirken, statt sich darauf zu beschränken, dem stereotypen kollektiven Stöhnen über „übergewichtige Kinder" immer dieselben gut gemeinten, aber oft zu kurz greifenden „Gesunde-Ernährung-Projekte" entgegenzusetzen (vgl. ◆Kapitel 4.1).

Gefordert sind vielmehr differenzierte, den realen Gegebenheiten bestimmter Zielgruppen von Kindern und Eltern angepasste, realisierbare und politisch geförderte Konzepte der Gesundheitsförderung und -bildung, welche

- die Eltern frühzeitig (◆Kapitel 1) aufmerksam machen,
- Familien aufklären, ohne den Druck auf sie noch weiter zu erhöhen (◆Kapitel 3.1–3),
- bildungsferne Familien erreichen,
- effektive Ernährungsbildung liefern (◆Kapitel 3.4),
- Gemeinschaftsverpflegungsangebote erweitern und verbessern und
- die Ursachen von Übergewicht und Essstörungen bei Kindern und Jugendlichen diskutieren (◆Kapitel 3 und 4), um hier die negativen Entwicklungen zu stoppen.

Unter diesem thematischen Rahmen wurden für das vorliegende Buch wegweisende Beiträge, die in den vergangenen zwei Jahren in der Fachzeitschrift Ernährungs Umschau erschienen, von den Autoren grundlegend aktualisiert und überarbeitet. Hinzu kommen neu verfasste Beiträge, z. B. zur perinatalen Prägung, zu den verschiedenen Einflüssen auf das Essverhalten von Kindern oder zum Paradigmenwechsel in der Allergieprävention (S3-Leitlinie). Ebenso findet sich eine Kurzfassung der aktuellen AGA-Leitlinie zur Therapie der Adipositas.

Die Besonderheit des Buches liegt neben der Konzentration auf aktuelle Schwerpunkte in der Kinderernährung vor allem darin, dass das Thema aus der Perspektive unterschiedlicher Fachdisziplinen – neben Ernährungswissenschaft und Medizin auch Soziologie und Psychologie – betrachtet wird und dass es damit den vielen Aspekten von „Ernährung" gerecht zu werden versucht.

Die Kapitel stehen einzeln für sich, sodass sich das Buch sowohl zum Durchlesen und Schmökern als auch zum Nachschlagen bestimmter Themen eignet. Ein umfangreicher Serviceteil mit Internetlinks zum Thema sowie ein Sach-, Literatur- und Autor/innenverzeichnis runden das Werk ab.

Oktober 2009

1.1 Perinatale Prägung und die Entstehung von
Übergewicht im Kindesalter

Prä- und postnatale Programmierung des Stoffwechsels

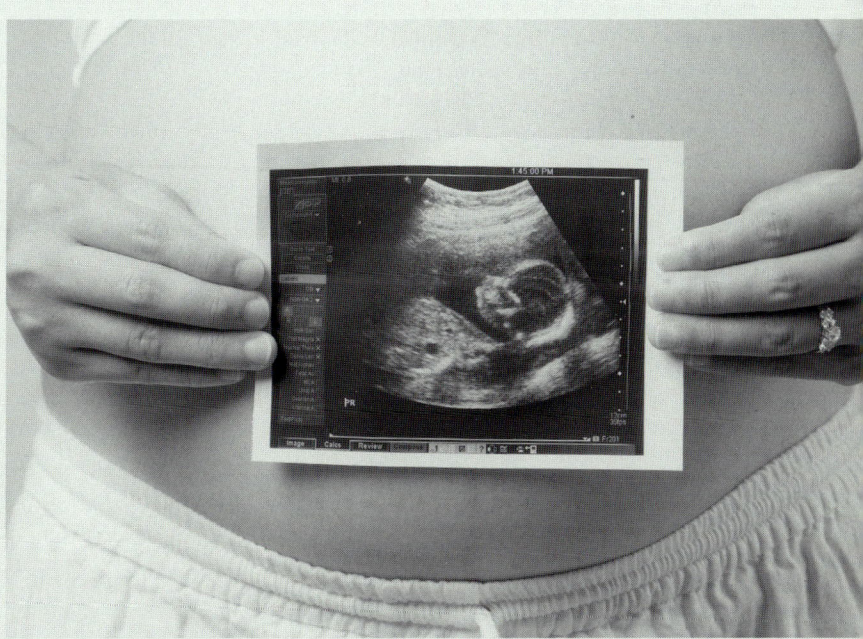

Perinatale Prägung und die Entstehung von Übergewicht im Kindesalter

Anette Buyken, Anja Kroke

Übergewicht nimmt nicht nur nahezu weltweit zu, es tritt vermehrt bereits im Kindesalter auf. In Deutschland sind laut Kinder- und Jugendgesundheitssurvey (KiGGS) bereits 15 % der Kinder und Jugendlichen im Alter von 3–17 Jahren übergewichtig [1]. Dies ist mit Blick auf die mit Übergewicht assoziierten diabetischen und kardiovaskulären Folgeerkrankungen beunruhigend [2]. Da zudem die Therapie von bereits bestehendem Übergewicht insgesamt wenig erfolgreich ist, kommt der Prävention eine besondere Bedeutung zu.

Der Anstieg in der Häufigkeit von Übergewicht und Adipositas erfolgte rasch und kann somit nicht auf Veränderungen in der genetischen Veranlagung zurückgeführt werden. Neben direkten Einflüssen durch das Ernährungs- und Bewegungsverhalten legen neuere Studien nahe, dass Stimuli in der frühen Kindheit die spätere Entwicklung von Übergewicht nachhaltig „prägen" [3].

> Unter Prägung oder Programmierung wird hier eine dauerhafte Festlegung künftiger Funktionsweisen von Organen und Organsystemen verstanden [4]. Eine solche Prägung kann u. a. durch die Ernährung erfolgen [5].

Als Zeitfenster bzw. „kritische Phasen", in denen die Ernährung das Risiko für späteres Übergewicht nachhaltig erhöhen kann, gelten vor allem die **Schwangerschaft** (pränatale Programmierung) [6] und die **frühe postnatale Phase** (postnatale P.) [7] (◆ Infokasten). Aber auch die Zeitfenster um den **Adiposity Rebound** (Wiederanstieg des Body Mass Index um das 6./7. Lebensjahr nach dem Abfall ab dem 1. Lebensjahr) und die Pubertät werden als mögliche kritische Phasen diskutiert [8].

- Unter perinataler Prägung wird die dauerhafte Programmierung von Funktionsweisen von Organen/Organsystemen vorgeburtlich (intra-uterin) durch Einflüsse des mütterlichen Stoffwechsels sowie in der frühen Kindheit verstanden.

- Sowohl eine Mangel- als auch eine Überernährung des Fetus im Mutterleib begünstigen die spätere Entwicklung von Übergewicht und chronischen Erkrankungen.

- Bestehendes Übergewicht der Mutter, überhöhte Gewichtszunahme in der Schwangerschaft und Schwangerschaftsdiabetes können den kindlichen Stoffwechsel in Richtung einer Adipositasneigung und einer frühen Hyperinsulinämie prägen.

- Ein vorgeschriebenes Screening auf Schwangerschaftdiabetes ist dringend zu fordern.

- Kompensatorisches Aufholwachstum mit schneller Gewichtszunahme steigert das Adipositasrisiko bei Säuglingen, die zu leicht für ihr Gestationsalter waren.

- Zahlreiche Beobachtungsstudien legen nahe, dass Stillen vor Übergewicht schützt.

- Eine zu hohe Proteinzufuhr über Säuglingsmilchnahrung und Beikost begünstigt vermutlich die Fettakkumulation im ersten Lebensjahr und trägt so evtl. zu einer erhöhten Adipositasneigung bei.

Pränatale Programmierung

Die Hypothese des fetalen Ursprungs: Intra-uterine Mangelernährung begünstigt Herz-Kreislauf-Erkrankungen

Die ersten Formulierungen einer Hypothese, die auch beim Menschen eine Anpassung des kindlichen Organismus an Stoffwechseleinflüsse im Mutterleib und deren fortwährenden Effekt nach der Geburt postulierten (Hypothese des „fetalen Ursprungs"), stammen aus den 1970er Jahren von einer Arbeitsgruppe an der Berliner Charité [9–11]. Derzeit bekannter, da häufig auch von der „BARKER-Hypothese" gesprochen wird, sind die Arbeiten aus England von BARKER und Kollegen [12, 13], die anhand von Daten epidemiologischer Studien die Hypothese des fetalen Ursprungs chronischer Erkrankungen im Erwachsenenalter weiter untermauert haben [14].

Laut dieser Hypothese bedingt eine intra-uterine Mangelernährung (durch vermindertes Nahrungsangebot oder den Mangel einzelner Nährstoffe) eine Anpassung des Stoffwechsels des Fetus, d.h. der Fetus wächst langsamer bzw. passt Struktur und Funktion seiner Organe und Organsysteme der Mangelsituation an [4, 15]. Ein

---

Das Konzept der fetalen Programmierung

Das Konzept der fetalen Programmierung geht davon aus, dass nicht nur der individuelle genetische Hintergrund und verschiedene Faktoren im späteren Leben auf die Gesundheit einwirken, sondern auch vorgeburtliche Ereignisse und Einflüsse. Damit kann bereits im Mutterleib eine „Programmierung" von späteren Erkrankungen bzw. eine „epigenetische Prägung" physiologischer Parameter (wie Blutdruck, Insulinspiegel) erfolgen.

Als prägende Einflüsse gelten Erkrankungen der Mutter (z.B. Schwangerschaftsdiabetes, Plazentainsuffizienz), aber auch Umwelt- und Lebensstileinflüsse einschließlich der Ernährung vor und während der Schwangerschaft. In dem hier diskutierten Kontext der Übergewichtsentwicklung sind insbesondere die mütterliche Mangel- und Überernährung als relevant anzusehen.

Prägung oder Programmierung führt zu einer dauerhaften Festlegung künftiger Funktionsweisen von Organen und Organsystemen, indem diese sich den aktuellen Gegebenheiten während der intra-uterinen Lebensphase an-passen. Ist diese Anpassung jedoch nicht angemessen für das Leben außerhalb des Mutterleibs, kann dies eine Fehlanpassung bedeuten, die zu gesundheitlichen Problemen führt: So stellt sich einerseits bei einer Unterernährung der Mutter der Organismus des Kindes auf eine nutritive Mangelsituation ein, trifft jedoch auf eine Welt im Ernährungsüberfluss, was die Entstehung von Übergewicht oder anderen gesundheitlichen Problemen zur Folge haben kann. Andererseits bewirken z.B. hohe Blutglukosespiegel der Mutter eine frühe Hyperinsulinisierung beim Kind, die Störungen des Insulin- und Glukosestoffwechsels nach sich zieht.

Derzeit werden verschiedene Erkrankungen, unabhängig von späteren Einflüssen, als durch pränatale Prägung beeinflussbar angesehen:

- Kardiovaskuläre Erkrankungen wie Herzinfarkt und Schlaganfall
- Diabetes mellitus und metabolisches Syndrom
- Adipositas
- Hypertonie

Kritische Phase	Faktoren	Erhöhung/ Senkung des Risikos	Erläuterung
pränatal	Übergewicht der Mutter	↑↑	• begünstigt späteres Übergewicht [20]) • begünstigt Entwicklung eines Schwangerschaftsdiabetes [21]
	Hohe Gewichts- zunahme in der Schwangerschaft	↑↑	• begünstigt späteres Übergewicht [4] • begünstigt Makrosomie (Geburtsgewicht > 4.000 Gramm) [4] • begünstigt Entwicklung eines Schwangerschaftsdiabetes [24]
	Schwanger- schaftsdiabetes	↑↑↑	• begünstigt späteres Übergewicht [62], metabolisches Syndrom [62] und Typ 2 Diabetes mellitus [63] • begünstigt Makrosomie (Geburtsgewicht > 4.000 Gramm) [4]
	Niedriges Geburtsgewicht	↑↑	• begünstigt späteres Übergewicht [6] und Typ 2 Diabetes mellitus [19] • mit erhöhtem (abdominaler) Körperfettanteil assoziiert [6]
	Hohes Geburtsgewicht	↑?	• Geht hohes Geburtsgewicht mit hohem (abdominalen) Körperfettanteil einher, ist das Risiko für Übergewicht und Typ 2 Diabetes mellitus erhöht (vgl. Schwangerschafts- diabetes) • Hohes Geburtsgewicht per se ist zwar mit höherem BMI in der Kindheit assoziiert, allerdings auch mit einer höheren fettfreien Masse [36]
postnatal	Stillen	↓↓	• vermindert das Übergewichtsrisiko im Kindesalter um ca. 20% [47, 48] • Anhalten des Schutzes vor Übergewicht bis ins Erwachsenen- alter unklar [51] • Schutz vor Übergewicht eventuell besonders relevant für Kinder übergewichtiger Mütter [54]
	Hohe Proteinzufuhr	↑	• hohe Proteinzufuhr vor allem aus Milch und Milchprodukten bei Einführung der Familienkost erhöht evtl. das Übergewichtsrisiko im Kindesalter [61]
	Schnelle Ge- wichtszunahme in den ersten beiden Lebens- jahren	↑↑	• begünstigt späteres Übergewicht [42, 43] • risikoerhöhend auch bei Kindern, die normal groß/lang bei Geburt waren [44] • ungünstiger Effekt kann durch Stillen reduziert werden [46]

Tab. 1-1: **Prä- und postnatale Risikofaktoren für die Übergewichtsentwicklung**

niedriges Geburtsgewicht wird dabei als Marker einer fetalen Unterversorgung angesehen [15]. Tatsächlich zeigen zahlreiche epidemiologische Studien einen deutlichen Zusammenhang zwischen einem niedrigen Geburtsgewicht und dem Risiko für Herz-Kreislauf-Erkrankungen [16], einigen Krebserkrankungen [17, 18] und Diabetes mellitus Typ 2 [19] (◆Tabelle 1-1).

Intra-uterine Überversorgung und ihre Auswirkungen

Neben den Auswirkungen einer intra-uterinen Mangelernährung wird in den letzten Jahren verstärkt auch der Einfluss einer intra-uterinen Überernährung diskutiert, die sich in der westlichen Gesellschaft bei einer steigenden Anzahl übergewichtiger Schwangerer häuft (◆Tabelle 1-1).

Schon ein hohes Körpergewicht der Mutter *vor der Schwangerschaft* erhöht das Risiko des Kindes für späteres Übergewicht [20] und das Risiko, einen Schwangerschaftsdiabetes zu entwickeln [21, 22].

Nehmen (übergewichtige) Frauen *während der Schwangerschaft* vergleichsweise viel an Gewicht zu, entwickeln Neugeborene einen höheren Körperfettanteil [23]. Zudem begünstigt eine starke Gewichtszunahme während der Schwangerschaft wiederum die Entstehung eines Schwangerschaftsdiabetes [24]. Dieser hat Folgen für Kind und Mutter:

Mütter, die einen Schwangerschaftsdiabetes entwickeln, haben ein stark erhöhtes Risiko, später an einem Diabetes Typ 2 zu erkranken [25].

Neugeborene von Müttern mit Schwangerschaftsdiabetes weisen häufig sowohl ein höheres Geburtsgewicht als auch einen höheren Körperfettanteil auf [26]. Dies hat physiologische Gründe: Der Fetus produziert aufgrund der erhöhten mütterlichen Glukosespiegel mehr Insulin. Diese kompensatorisch erhöhte Insulinsekretion wirkt zwar akut blutzuckersenkend, fördert aber auch das Wachstum des Fetus und die Fetteinlagerung, sodass Frauen mit einem Schwangerschaftsdiabetes häufiger ein makrosomes Kind (Geburtsgewicht > 4000 Gramm) zur Welt bringen.

Die Programmierung einer erhöhten Insulinsekretion in utero führt zu einer dauerhaften Prägung, die später zu einer basal erhöhten Insulinsekretion bzw. einer erhöhten Insulinantwort auf Stimuli führt. Verbunden mit dem erhöhten Körperfettanteil könnte dies erklären, warum makrosome Kinder ein erhöhtes Risiko für Übergewicht und Diabetes mellitus Typ 2 haben [4].

Auch wenn noch kein Schwangerschaftsdiabetes vorliegt, beeinflusst die Höhe des Blutzuckers der Mutter bereits den Körperfettanteil des Neugeborenen [27]. In der HAPO Studie, an der 25 505 Schwangere aus 9 Ländern teilnahmen, zeigte sich auch im physiologischen Bereich ein direkter Zusammenhang zwischen dem Blutzuckerspiegel der Mutter und dem Körperfettanteil der Neugeborenen [28]. Die Vermeidung postprandialer Blutzuckerspitzen bei (übergewichtigen) Schwangeren könnte somit zu einem niedrigeren Körperfettanteil des Säuglings beitragen. Dies kann durch den bevorzugten Verzehr von Lebensmitteln geschehen, die einen niedrigeren Blutzuckeranstieg nach sich ziehen, d.h. einen niedrigen Glykämischen Index (GI) haben [29].

Tatsächlich zeigen einige neuere Studien, dass eine Ernährung mit niedrigem GI *vor der Schwangerschaft* das Risiko für einen Schwangerschaftsdiabetes verringert [30], *während der Schwangerschaft* das Risiko für eine Makrosomie senkt [31] und *im Verlauf der Therapie eines Schwangerschaftsdiabetes* in 50% der Fälle zum Absetzen einer Insulintherapie führt [32].

Zusammenfassend lässt sich sagen, dass sowohl eine Unter- bzw. Mangelernährung als auch eine Überversorgung des Feten in utero zu einem erhöhten Körperfettanteil und einer nachhaltigen Prägung des kindlichen Stoffwechsels im Hinblick auf chronische Erkrankungen führen.

Exkurs: Die Diskussion um die Bedeutung des Geburtsgewichts

Niedriges Geburtsgewicht und Übergewichtsentwicklung

Für die Entwicklung einer höheren Körperfettmasse bei intra-uteriner Mangelernährung sind vermutlich prägende Einflüsse auf die Regulation der Nahrungsaufnahme bzw. des Energieumsatzes sowie eine fetale Programmierung von Struktur und Funktion der Bauchspeicheldrüse verantwortlich [33].

Als Hinweis auf eine intra-uterine Mangelernährung wird häufig ein niedriges Geburtsgewicht vorausgesetzt. Tatsächlich zeigten sich in einer Reihe epidemiologischer Studien enge Zusammenhänge zwischen einem niedrigen Geburtsgewicht und einer späteren Adipositas mit abdominaler Fettansammlung [6, 34].

Allerdings gibt es verschiedene Schwierigkeiten hinsichtlich der Interpretation von Geburtsgewichtsdaten. Häufig wurden in den Studien Faktoren wie Gestationsdauer, Geburtslänge (Größe des Neugeborenen) oder das Rauchen während der Schwangerschaft, welche Einfluss auf das Geburtsgewicht nehmen können, nicht berücksichtigt [34]. Außerdem kann das Geburtsgewicht nur bedingt Auskunft darüber geben, ob und in welcher Phase der Schwangerschaft ein prägender Effekt wirksam war.

Dies wird auch anhand von Auswertungen der sog. **holländischen Hunger-Studie** (*Dutch Famine Study*) deutlich. In dieser Studie wurde retrospektiv die Exposition „Hunger während der Schwangerschaft" in einer Region Hollands ermittelt, in der es in den Jahren 1944 bis 1945 durch die Belagerung durch die deutsche Wehrmacht zu starken Engpässen in der Versorgung der Zivilbevölkerung gekommen war. 50 Jahre später wurden über 2 100 Nachkommen aus dieser Zeit hinsichtlich ihres Gesundheitszustands untersucht. Unter anderem zeigte sich eine erhöhte Rate von Übergewicht bei denjenigen, die während der Frühschwangerschaft dem Hunger ausgesetzt waren, wobei sich jedoch keine Unterschiede hinsichtlich des Geburtsgewichts oder der Geburtslänge zeigten [37]. Dies bedeutet, dass eine intra-uterine Mangelversorgung auch mit einem über der Grenze für „niedriges" Gewicht (2500 g) liegenden Geburtsgewicht einhergehen kann.

In Anbetracht der Zunahme der mütterlichen Körpermasse könnte heute zudem ein absoluter Grenzwert von <2 500 g für ein zu geringes Geburtsgewicht nicht mehr angemessen sein, sondern müsste evtl. entsprechend heraufgesetzt werden. Möglicherweise ist ein Geburtsgewicht von beispielsweise 2 600 g bei entsprechender Geburtslänge bereits als Indikator für eine intrauterine Mangelsituation zu werten.

Hohes Geburtsgewicht und Übergewichtsentwicklung

Des Weiteren stellte sich heraus, dass es keinen invers linearen Zusammenhang zwischen Geburtsgewicht und chronischen Erkrankungen gibt [19]. Hinsichtlich Übergewicht bzw. Adipositas deutet sich vielmehr eine u-förmige Beziehung an [35]. Dies würde bedeuten, dass sowohl ein zu niedriges – wie von der Hypothese des fetalen Ursprungs postuliert – als auch ein zu hohes Geburtsgewicht das Risiko für späteres Übergewicht erhöhen kann [25].

Ein hohes Geburtsgewicht per se geht allerdings noch nicht mit einem später erhöhten Körperfettanteil einher, ähnlich wie ein niedriges Geburtsgewicht nicht unbedingt eine Mangelversorgung bedeutet. Säuglinge mit einem hohen Geburtsgewicht haben im Kindes- und Erwachsenenalter zwar einen höheren BMI, aber das höhere Geburtsgewicht hängt viel enger mit einer höheren fettfreien Masse als mit einem höheren Körperfettanteil zusammen [36]. Risikoerhöhend wäre somit nur ein hoher (abdominaler) Körperfettanteil bei der Geburt, welcher durch eine hohe Gewichtszunahme der Mutter während der Schwangerschaft sowie durch einen Schwangerschaftsdiabetes begünstigt, aber durch das Geburtsgewicht nur unzureichend abgebildet wird.

Trends im Geburtsgewicht – eine Beurteilung

Übergewicht und Adipositas haben auch bei Frauen im gebärfähigen Alter zugenommen (Steigerung des BMI bei Frauen vor der Schwangerschaft zwischen 1992 und 2000 von durchschnittlich 23,8 auf 24,2 kg/m² [38]). Dazu ist das Alter der Schwangeren angestiegen und diese nehmen während der Schwangerschaft im Mittel mehr Gewicht zu (laut KiGGS Anstieg von 13 auf 15,1 kg im Mittel [39]).

Diese Entwicklungen sollten aufgrund der Korrelation von mütterlichem Gewicht mit dem Geburtsgewicht des Kindes zu einer (deutlichen) Zunahme des Geburtsgewichts geführt haben. Beobachtet wurde jedoch nur eine „geringfügige" Zunahme des mittleren Geburtsgewichts über die letzten 20 Jahre (je nach Datenquelle in Deutschland zwischen 29 und 50 g [38, 40], in Europa 45 g [41]).

Der Blick auf mittlere Geburtsgewichtsdaten einer Bevölkerung erlaubt dabei nur bedingt einen Rückschluss auf die Häufigkeit *zu niedriger* Geburtsgewichte. Hierzu wäre es, wie bereits beschrieben, notwendig, das Gestationsalter mit zu berücksichtigen, denn Geburtsgewicht und Gestationsalter hängen eng zusammen. Daher können sich sowohl Änderungen der Inzidenz von Frühgeburten und der Verkürzung der Gestationszeit durch geplante oder gesundheitsbedingte frühere Entbindungen als auch der Anteil von Kindern mit tatsächlich zu niedrigem Geburtsgewicht (*small for gestational age*, SGA) auf das mittlere Geburtsgewicht auswirken.

Das Gleiche gilt für eine Zunahme *zu großer* Kinder (*large for gestational age*, LGA) und der Makrosomie, wie sie beispielsweise von BERGMANN et al. [39] beschrieben wurden. Sollten sich an beiden Enden der Verteilungskurve des Geburtsgewichts Veränderungen von etwa gleicher Größe ergeben, würde sich das mittlere Geburtsgewicht nur wenig oder gar nicht ändern.

Die geringfügige Zunahme des mittleren Geburtsgewichts unterhalb der Erwartungen trotz hoher Prävalenz mütterlichen Übergewichts könnte daher als Ausdruck einer gewissen Verbreitung intra-uteriner Mangelversorgung angesehen werden, d.h. dass die Hypothese des fetalen Ursprungs so, wie sie von BARKER formuliert wurde [12,13], weiterhin eine Rolle spielt.

> Zusammenfassend lässt sich festhalten, dass das Geburtsgewicht nur sehr eingeschränkt als Indikator geeignet ist, intra-uterine Milieustörungen aufzuzeigen. Derzeit kann nicht bewertet werden, ob die aktuellen mittleren Geburtsgewichte in Deutschland und deren Entwicklung während der letzten Jahre eine ausreichende Erklärung für die Zunahme des kindlichen Übergewichts bieten.

Postnatale Prägung

Schnelle Gewichtszunahme in der frühen Kindheit

Auch in der frühen postnatalen Phase gibt es einige Faktoren, die eine spätere Übergewichtsentwicklung begünstigen (◆Tabelle 1-2). Dafür könnte laut LUCAS et al. eine Fehlanpassung eine wesentliche Rolle spielen: Der an eine Unter- oder Mangelversorgung im Mutterleib angepasste Organismus des Säuglings trifft – anders als „vorhergesagt" – nach der Geburt auf eine adäquate Versorgung oder sogar auf eine Überversorgung [7]. Insbesondere bei Frühgeborenen oder Säuglingen, die zu klein bzw. zu leicht für ihr Gestationsalter waren (SGA), könnte es daher anschließend zu einer „kompensatorischen" Gewichtszunahme kommen. Diese könnte sogar hauptverantwortlich für das höhere Adipositasrisiko von Kindern mit intra-uteriner Mangelversorgung sein [25]. In den letzten Jahren belegen zahlreiche Studien, dass eine schnelle Gewichtszunahme in der frühen Kindheit das Risiko für späteres Übergewicht deutlich erhöht [42, 43].

Zunächst wurde dies für Frühgeborene oder SGA-Säuglinge berichtet; in den letzten Jahren zeigte sich jedoch auch für Kinder, die bei der Geburt normal schwer bzw. groß für ihr Gestationsalter waren, ein erhöhtes Risiko, wenn diese in den ersten beiden Lebensjahren rasch an Gewicht zunahmen [44].

Von einer schnellen Gewichtszunahme spricht man, wenn sich das Gewicht nicht entlang derselben Perzentile auf einer herkömmlichen Gewichtskurve (vgl. Abbildung 2-5a, b, S. 34/35) entwickelt, sondern zwischen der Geburt und 24 Monaten um ein Perzentilenband ansteigt (z.B. von der 75. Perzentile auf die 90. Perzentile).

Eine schnelle Gewichtszunahme beeinflusst vermutlich vor allem die Körperfettentwicklung: Auch in späteren Jahren legten Kinder, die im Säuglingsalter schnell an Gewicht zugenommen hatten, kontinuierlich mehr Fettmasse zu [44]. Als mögliche Ursachen hierfür werden intrauterin angelegte kompensatorische Neigungen zur überhöhten Nahrungsaufnahme (Hyperphagie) sowie zur Verringerung der Thermogenese

Verringerung von Übergewicht bei bestehendem Kinderwunsch

Dies begünstigt auch die Empfängnis.

In der Schwangerschaft NICHT „für zwei" essen

Der Mehrbedarf für normalgewichtige Frauen liegt erst gegen Ende der
Schwangerschaft bei 200–300 kcal/Tag.

Übermäßige Gewichtszunahme während der Schwangerschaft vermeiden

Die Empfehlungen für die Gewichtszunahme in der Schwangerschaft sind:
- untergewichtig vor der Schwangerschaft: 12,5–18 kg
- normalgewichtig vor der Schwangerschaft: 11,5–16 kg
- übergewichtig vor der Schwangerschaft: 7–11,5 kg
- adipös vor der Schwangerschaft: mind. 6 kg

Vollwertige Ernährung, um Nährstoffversorgung sicher zu stellen

Zur Programmierung von Übergewicht in utero trägt möglicherweise auch eine
Unterversorgung mit Mikronährstoffen bei.
Eine vollwerte Ernährung kann dazu beitragen, den in der Schwangerschaft
erhöhten Bedarf an Mikronährstoffen sicherzustellen.

Screening auf Schwangerschaftsdiabetes

In der 26. Schwangerschaftswoche sollte untersucht werden, ob ein Schwangerschaftsdiabetes vorliegt.
Ein verbindlich vorgeschriebenes Screening hierzu ist unbedingt zu fordern. Die Therapie und Betreuung bei
Schwangerschaftsdiabetes sollten möglichst in dafür spezialisierten Perinatalzentren durchgeführt werden.

Bei Schwangerschaftsdiabetes Lebensmittel mit niedrigem GI bevorzugen

Die gezielte Senkung des postprandialen Blutzuckeranstiegs wirkt sich günstig auf die Blutzuckereinstellung
aus, beugt einer Makrosomie vor und kann ggf. eine Insulintherapie überflüssig machen.

Stillen ist in jedem Fall empfehlenswert!

Gerade Frauen mit Übergewicht können durch Stillen einen Beitrag zur Prävention von Übergewicht bei ihrem
Kind leisten.

Übergang zur Familienkost: tierisches Protein nur in Maßen

Eine hohe Proteinzufuhr beim Übergang zur Familienernährung könnte mit einer ungünstigen Entwicklung der
Körperzusammensetzung verbunden sein. Die Bedeutung verschiedener Proteinquellen hierbei muss in weiteren
Untersuchungen noch geklärt werden. Ein mäßiger Verzehr tierischer Lebensmittel in der Familienernährung ist
jedoch empfehlenswert.

Tab. 1-2:   **Übergewichtsprävention in der frühen Kindheit [64]**

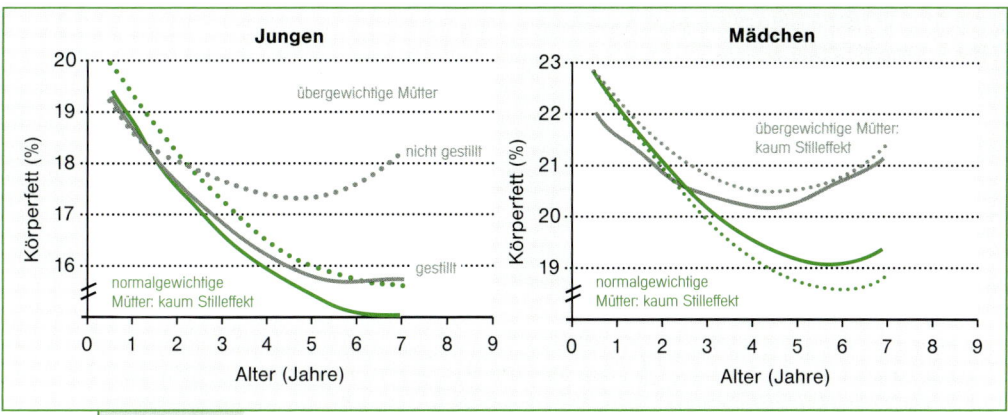

Abb. 1-1: **Der Einfluss des Stillens auf den Verlauf des Körperfetts** bei 56 Jungen übergewichtiger und 163 Jungen normalgewichtiger Mütter (links) und 61 Mädchen übergewichtiger und 154 Mädchen normalgewichtiger Mütter (rechts). Dargestellt sind Werte aus gemischten statistischen Modellen unter Berücksichtigung von Rauchen im Haushalt, Geschwistern, BMI zur Geburt und Geburtsjahr. Der Körperfettanteil wurde aus vier Hautfettfalten geschätzt. Stillen ist definiert als Vollstillen für mehr als 4 Monate [62].

(nahrungsinduzierte Steigerung des Energieverbrauchs) diskutiert [45].

Dennoch scheint diese Prägung durch die Ernährung im frühen Kindesalter beeinflussbar. Auswertungen der DONALD Studie am Forschungsinstitut für Kinderernährung in Dortmund zeigten, dass die negativen Auswirkungen einer schnellen Gewichtszunahme bei gestillten Kindern weniger ausgeprägt waren [46].

Schützt Stillen vor Übergewicht?

Zahlreiche Beobachtungsstudien legen nahe, dass Stillen gegen Übergewicht schützt. Laut Meta-Analysen ist das Risiko für Übergewicht im Kindesalter bei gestillten Kindern um ca. 20 % niedriger als bei nicht gestillten Kindern [47–49]. Allerdings wurde dieser Schutz nicht bis ins Erwachsenenalter bestätigt [50, 51]. Zudem wird immer wieder angeführt, dass die in den Beobachtungsstudien gefundenen Effekte trotz Adjustierung für Störgrößen aus einer unzureichenden Berücksichtigung des familiären Umfeldes resultieren könnten.

Daher wurde der ersten randomisierten kontrollierten Studie zum Einfluss des Stillens besondere Bedeutung beigemessen. In der PRO-BIT-Studie an über 17 000 Säuglingen aus Weißrussland fand sich jedoch kein Effekt einer *Verlängerung der Stilldauer* auf die Körperzusammensetzung mit 6,5 Jahren [52]. Einschränkend sei angemerkt, dass diese Interventionsstudie nur die Auswirkung der Verlängerung von ausschließlichem Stillen evaluierte und nicht den Effekt von Stillen im Vergleich zur Flaschenkost, sodass keine großen Effekte zu erwarten waren [53].

Zudem ist denkbar, dass sich schützende Effekte des Stillens vor allem für vulnerable Bevölkerungsgruppen finden. So zeigte eine Analyse von Daten der DONALD Studie einen protektiven Effekt von Stillen für die Söhne übergewichtiger Mütter, der so ausgeprägt war, dass er eine genetische oder metabolische Prägung in Richtung höheres Körperfett ausgleichen konnte, die evtl. aus dem Übergewicht der Mutter resultierte (◆ Abbildung 1-1) [54]. Die Tatsache, dass nur Jungen übergewichtiger Mütter deutlich vom Stillen profitierten, spricht gegen eine Erklärung der beobachteten Zusammenhänge durch sozioökonomische Faktoren bzw. durch das sonstige Ernährungsverhalten. Stattdessen sind prägende Effekte wahrscheinlich, z. B. durch Substanzen in der Muttermilch oder durch eine Programmierung des Regulationsvermögens der Energiezufuhr bei gestillten Säuglingen.

Ernährung in den ersten beiden Lebensjahren – die Weichen richtig stellen

Als ein möglicher Mechanismus der Wirkungsweise von Stillen wird der unterschiedliche Proteingehalt von Muttermilch und Säuglingsanfangsnahrung diskutiert. Demnach würde Flaschennahrung durch ihren höheren Proteingehalt die Entstehung von Übergewicht begünstigen [55]. Über eine erhöhte Ausschüttung von Insulin sowie Wachstumsfaktoren könnten diese höheren frühen Proteinaufnahmen eine erhöhte Fetteinlagerung begünstigen. In Übereinstimmung mit dieser Hypothese zeigte eine kürzlich veröffentlichte Studie des EU-Forschungsprojekts EARNEST, dass Babys, die anfangs mit eiweißreicher Flaschennahrung gefüttert wurden, nach zwei Jahren schwerer waren als jene, die eiweißarme Flaschenkost erhielten [56]. Letztere wiesen denselben geringeren BMI auf wie gestillte Kinder.

Weitere neuere Studien deuten zudem darauf hin, dass auch eine höhere Proteinzufuhr bei Einführung der Beikost mit einem erhöhten Risiko für die Übergewichtsentwicklung im Kindesalter einhergeht [57–60]. Analysen der DONALD Studie legen nahe, dass vor allem das Zeitfenster der Beikost bzw. des Übergangs zur Familienkost gegen Ende des ersten Lebensjahres längerfristig kritisch ist [61]. Der ungünstige Einfluss einer hohen Proteinzufuhr in dieser Phase ist vor allem auf eine erhöhte Zufuhr an Protein aus Milch und Milchprodukten zurückzuführen. Die möglicherweise prägenden langfristigen Auswirkungen einer proteinreichen Kost in der frühen Kindheit für das Übergewichtsrisiko im Erwachsenenalter sind derzeit jedoch noch unklar.

> Eine zu hohe Proteinzufuhr über Flaschennahrung, in der Beikost und beim Übergang zur Familienkost begünstigt vermutlich die Fettakkumulation und könnte so zu einer erhöhten Adipositasneigung beitragen.

ge für gesunde Ernährung umzusetzen und fragen diese auch gezielt nach. Eltern sind in den ersten Lebensjahren ihres Kindes meist besonders motiviert, ihre Säuglinge und Kleinkinder gesund zu ernähren (◆Tabelle 1-2). Diese günstige Situation sollte zukünftig stärker für die Prävention genutzt werden, denn die beschriebenen perinatalen Einflüsse auf Körperfett und Insulinstoffwechsel stellen vermutlich lebenslange Weichen für die Prägung des Stoffwechsels.

Nicht für alle der in ◆Tabelle 1-2 aufgeführten Empfehlungen ist die Evidenz derzeit schon überzeugend, d.h. in weiteren Studien kann sich zukünftig herausstellen, dass es sich nicht um metabolisch prägende Faktoren handelt. Allerdings ist die Beachtung dieser Praxisempfehlungen nicht mit Risiken für Mutter oder Kind verbunden. Die Ernährungstipps tragen in jedem Falle auch langfristig zu einem verbesserten Ernährungsverhalten bei.

Perinatale Übergewichtsprävention – ein Fazit

Schwangerschaft und frühe Kindheit bieten wie kaum eine andere Lebensphase die Möglichkeit, die Gesundheit des Kindes nachhaltig günstig zu beeinflussen. Während der Schwangerschaft zeigen Frauen eine besondere Bereitschaft, Ratschlä-

Herausforderungen einer gesunden Ernährung

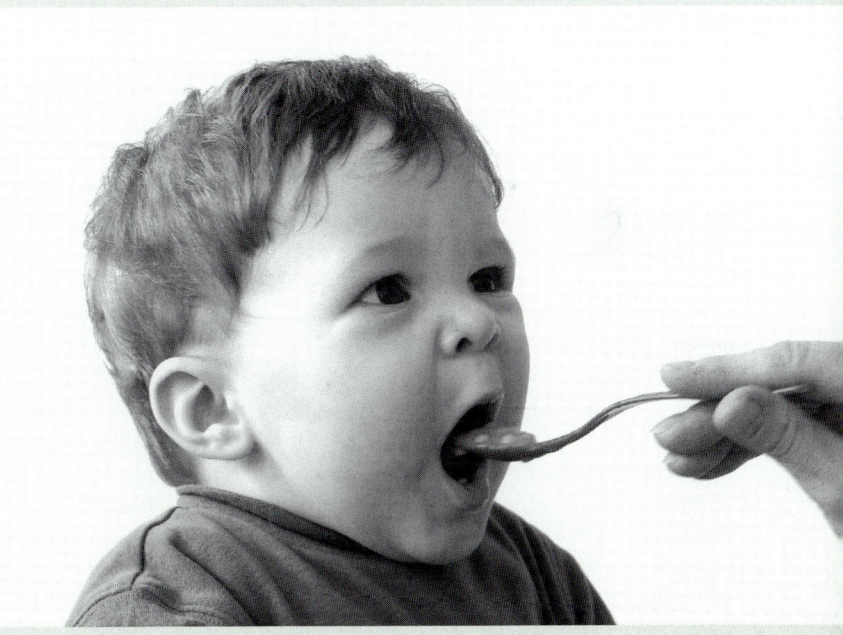

Die Ernährung des gesunden Säuglings nach dem „Ernährungsplan für das 1. Lebensjahr"

Ute Alexy, Mathilde Kersting

Bei der Ernährung im ersten Lebensjahr müssen die besonderen Bedürfnisse von Säuglingen berücksichtigt werden, z. B. der relativ hohe Energiebedarf, die teilweise noch unreifen Verdauungs- und Ausscheidungsfunktionen und die neuromotorische Entwicklung. Darüber hinaus hat schon die Ernährung im ersten Lebensjahr eine präventivmedizinische Bedeutung. Besonders umfassend wurden die Auswirkungen des Stillens untersucht. Studien zu den möglichen langfristigen gesundheitlichen Auswirkungen von Zeitpunkt und Zusammensetzung der Beikost sind dagegen selten.

Vom Forschungsinstitut für Kinderernährung (FKE) wurde Anfang der 1990er Jahre der „Ernährungsplan für das 1. Lebensjahr" entwickelt (◆Abbildung 2-1), in dem
- die ernährungs- und entwicklungsphysiologischen Anforderungen im Säuglingsalter,
- die Daten zur optimalen Dauer des ausschließlichen Stillens,
- das Angebot industriell hergestellter Lebensmittel für Säuglinge und
- die traditionellen Ernährungsgewohnheiten in Deutschland berücksichtigt werden [1].

Eine aus Studien abgeleitete wissenschaftliche „Evidenz" für den Ernährungsplan, insbesondere für die Einführung der Beikost und den Übergang zur Familienkost, ist zurzeit nicht möglich, da die verfügbaren Studien meist nur Einzelaspekte der Beikost, z. B. den Einführungszeitpunkt, betrachten. Das FKE hat daher die aktuellen Referenzwerte für die Nährstoffzufuhr [2] als wissenschaftlichen Beleg herangezogen und die Beikost am Modell der Selbstzubereitung der Mahlzeiten entsprechend gestaltet (◆Tabelle 2-1).

⊃ *Das Forschungsinstitut für Kinderernährung hat auf der Basis der Referenzwerte für die Nährstoffzufuhr den „Ernährungsplan für das erste Lebensjahr" entwickelt.*

⊃ *4- bis 6-monatiges ausschließliches Stillen unterstützt die Allergie- und Übergewichtsprävention.*

⊃ *Nicht gestillte Kinder sollten industriell hergestellte Säuglingsmilchnahrung erhalten, keine selbst gefertigten Milchen.*

⊃ *Säuglinge bestimmen selbst, wie viel und wie oft sie trinken müssen, vorgegebene Mengen sind nur ungefähre Richtlinien.*

⊃ *Als Beikost wird zunächst ein Gemüse-Kartoffel-Fleisch-Brei eingeführt, in Abständen von ca. einem Monat dann ein Milch-Getreide- und ein Getreide-Obst-Brei.*

⊃ *Einschränkungen in der Lebensmittelauswahl bei der stillenden Mutter und beim Kind zur Allergieprävention werden durch vorliegende Studien nicht gestützt.*

⊃ *Zwischen dem zehnten und zwölften Monat beginnt das Kind, nach und nach am Familienessen teilzunehmen.*

Der Ernährungsplan gliedert sich in drei ernährungs- und entwicklungsphysiologisch begründete Abschnitte:

1. Ausschließliche Milchernährung in den ersten 4–6 Monaten
2. Einführung von Beikost ab dem 5.–7. Monat
3. Einführung von Familienkost ab dem 10. Monat

Die genannten Zeitspannen berücksichtigen die interindividuelle Variabilität der Entwicklung der Kinder.

Ausschließliche Milchernährung

Während der ersten Lebensmonate benötigt ein Säugling keine anderen Lebensmittel als Muttermilch. Ausschließliches Stillen (◆Tabelle 2-2) in

den ersten 4–6 Monaten wird weltweit einhellig empfohlen. Danach kann bei altersgemäßer Beikost so lange weiter teilgestillt werden, wie Mutter und Kind es wünschen [3–5]. Nach Ablauf des ersten Lebensjahres nimmt in Deutschland aufgrund des guten Nahrungsangebots die quantitative Bedeutung der Muttermilch als Lebensmittel ab, das weitere Stillen entspricht dann vorwiegend dem Bedürfnis nach Nähe und Zuwendung.

Wann endgültig abgestillt werden sollte, kann aufgrund der derzeitigen Datenlage nicht beantwortet werden [6].

Nicht gestillte Säuglinge sollten eine industriell hergestellte Säuglingsnahrung bekommen. Die Selbstherstellung von Säuglingsmilch aus verdünnter Kuhmilch, wie sie früher üblich war, ist aus ernährungsphysiologischen und hygienischen Gründen nicht empfehlenswert [1]. Abzulehnen sind vegetarische Milchmischungen auf der Basis

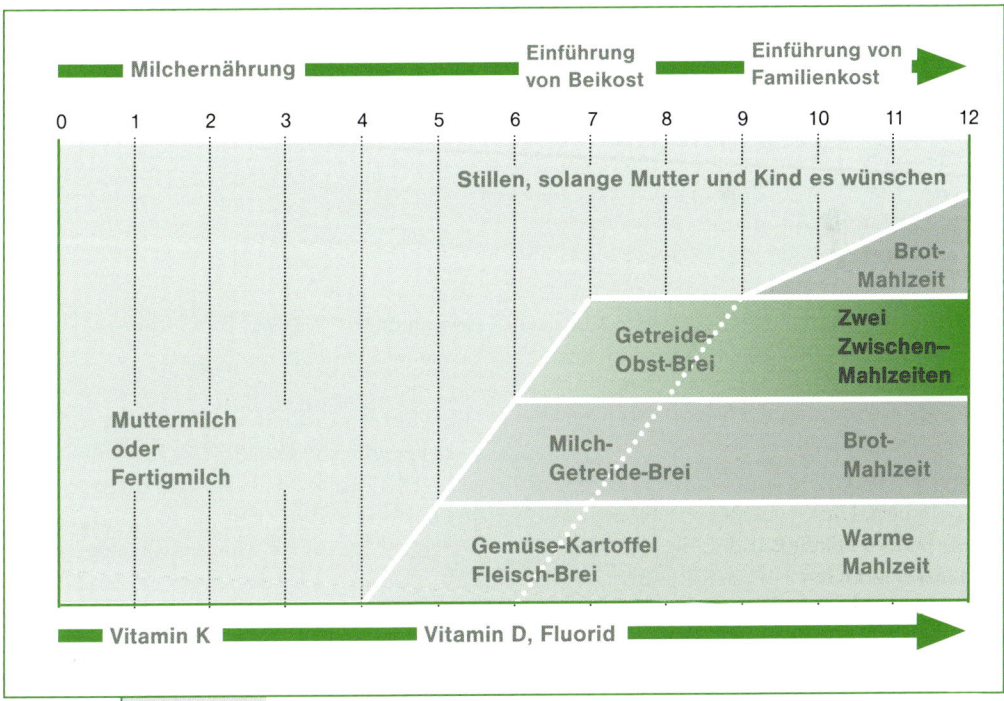

Abb. 2-1: Der Ernährungsplan für das 1. Lebensjahr des Forschungsinstituts für Kinderernährung

		Muttermilch	Gemüse-Kartoffel-Fleisch-Brei	Milch-Getreide-Brei	Getreide-Obst-Brei	Tagesnahrung (% Referenz) [2]
Menge	(g)	220	223	240	215	998
Energie	(kcal)	151	186	206	185	728 (104)
Gesamtwasser	(g)[1]	203	204	220	196	923[2]
Protein	(g)	2,4	9,7	9,4	3,4	25 (250)
Fett	(g)	8,9	10,4	8,6	6,6	34 (132–103)
Kohlenhydrate	(g)	15,4	13,5	22,9	28,1	80
Energieanteile	(%)[3]	6:53:41	21:50:29	18:37:44	7:32:61	14:42:44
Vitamin B_6	(μg)	25	438	87	186	735 (245)
Kalzium	(mg)	63	46	251	20	385 (96)
Magnesium	(mg)	7	38	53	45	143 (238)
Phosphor	(mg)	33	136	271	100	540 (180)
Eisen	(mg)	0,1	1,7	1,3	1,3	4,3 (54)
Zink	(mg)	0,3	1,8	1,6	1,0	4,8 (240)
Jod[4]	(μg)	25	8	15	2	50 (62)

Tab. 2-1: **Zusammensetzung von Einzelmahlzeiten und Tagesernährung im 8. Monat nach dem Ernährungsplan für das 1. Lebensjahr des FKE**
[1] Summe aus Wasser in Lebensmitteln und Getränken + Oxidationswasser
[2] incl. 100 ml Wasser als Getränk; Referenzwert: zwischen 1,5 ml Gesamt-wasser pro kcal (gestillte Säuglinge) und 1,2 ml/kcal (Kleinkinder)
[3] Protein : Fett : Kohlenhydrate; [4] Jodgehalt in Muttermilch bei Jodtabletten-einnahme der Mutter: 11,5 μg/100 g und in Vollmilch: 7 μg/100 g

von Getreide oder Mandeln (z. B. Reismilch oder Mandelmilch), die gravierende Nährstoffdefizite aufweisen [7].

Vorteile des Stillens

Zahlreiche Vorteile des Stillens wurden bisher dokumentiert. Unter anderem sind auch in Industrieländern Häufigkeit und Schwere von Infektionskrankheiten bei gestillten Säuglingen niedriger und das Risiko für den plötzlichen Kindstod (Sudden Infant Death Syndrome) und Allergien sinkt [4, 5]. Langfristig scheint Stillen das Risiko für die Entwicklung einer Adipositas im Kindesalter [8, 9] sowie für kardiovaskuläre Erkrankungen [10] und Bluthochdruck [11] im Erwachsenenalter zu verringern.

Die Mutter profitiert vom Stillen durch eine schnellere Rückbildung der Gebärmutter und ein geringeres Risiko für Brust- und Eierstockkrebs und postmenopausale Osteoporose [4, 5].

Darüber hinaus hat Stillen auch ökonomische (z. B. niedrigere Gesundheitskosten) und ökologische (z. B. Vermeiden von Energie- und Transportkosten) Vorteile [5].

Trotz der genannten Vorteile des Stillens sollten Mütter, die nicht stillen wollen oder können, nicht unter Druck gesetzt werden. Auch mit der Flasche ernährte Kinder wachsen und gedeihen. Körperkontakt und andere sensorische Reize sind auch für diese Säuglinge möglich und wichtig.

Prävalenz des Stillens

In der bundesweiten SuSe-Studie (1997/98) [12] begannen neun von zehn Müttern nach der Geburt mit dem Stillen. Allerdings stillten die meisten Mütter kürzer als empfohlen. Als Gründe wurden vor allem „Probleme mit der Brust/den Brustwarzen" oder „unzureichende Milchmenge" angegeben, also Probleme, die bei einem guten Stillmanagement in vielen Fällen vermeidbar sind. Ähnliche Ergebnisse fanden sich in der bayrischen Stillstudie von 2004/2005 [13]. Eine Fortführung der Stillförderung in Deutschland ist offensichtlich weiterhin notwendig.

Praxis des Stillens

Für einen guten Start in die Stillzeit sollte ein Baby direkt nach der Geburt zum ersten Mal an die Brust angelegt werden. Weil das richtige Anlegen (Erfassen eines großen Teils des Brustwarzenhofes) die beste Vorbeugung vor vielen Stillproblemen ist, sollten Mütter sich das Anlegen und verschiedene Stillpositionen von geschultem Personal zeigen lassen.

Da die Milchbildung sich der Nachfrage anpasst, sollten Säuglinge nach Bedarf gestillt werden, d.h. immer dann, wenn sie Hunger haben. Besonders in den ersten Tagen nach der Geburt kann es vorkommen, dass ein Baby häufig gestillt werden möchte.

Das gleiche gilt für Wachstumsschübe, die etwa im Alter von zwei bis drei Wochen, mit sechs Wochen und mit drei Monaten auftreten und oft von einem erhöhten Appetit begleitet sind [14].

Industriell hergestellte Säuglingsnahrung

In Deutschland sind zahlreiche Säuglingsnahrungen auf dem Markt, deren Gehalte an Energie und Nährstoffen gesetzlich geregelt sind [15]. Sie lassen sich in zwei Hauptgruppen unterteilen: Säuglingsanfangsnahrungen und Folgenahrungen (siehe Infokasten auf S. 24).

Produkte auf der Basis von Kuhmilchprotein werden als Säuglingsmilchnahrung bezeichnet.

Als weiterer Proteinträger sind Sojaproteinisolate möglich, jedoch keine anderen Tiermilchen, z.B. Ziegenmilch. Indikationen für Sojanahrungen sind z.B. eine vegane Ernährung oder Kuhmilchproteinallergie. Allerdings ist die Verwendung von Sojanahrungen nicht unumstritten. Der hohe Phytatgehalt von Sojanahrungen vermindert die Bioverfügbarkeit von Mineralstoffen, die enthaltenen Isoflavone haben eine östrogenar-

Ausschließliches Stillen	Stillen ohne zusätzliche Flüssigkeiten wie Tee oder Saft und ohne Brei; ggf. Nährstoffsupplemente
Überwiegendes Stillen	Stillen mit zusätzlicher Flüssigkeit, aber ohne Säuglingsmilchnahrung
Teilstillen	Stillen zusätzlich zu Brei oder Säuglingsmilchnahrung
Beikost	alle Nahrungsmittel für den Säugling (flüssig, breiig, fest) außer Muttermilch und Muttermilchersatz

Tab. 2-2: **Definitionen zur Säuglingsernährung**

tige Wirkung und bei Allergikern besteht zusätzlich ein leicht erhöhtes Risiko einer Sensibilisierung gegen Soja [16].

HA-Nahrungen (hypoallergene Nahrungen) sind für nicht gestillte Säuglinge mit einem erhöhten Atopierisiko im 1. Lebensjahr gedacht [17]. Durch die teilweise Hydrolyse des Proteins sind sie hypoallergen, d.h. sie lösen seltener Allergien aus als herkömmliche Flaschennahrungen. HA-Nahrungen werden als Säuglingsanfangsnahrungen („Pre" und „1") und Folgenahrungen („2" oder „3") angeboten. Als therapeutische Nahrung von Kindern mit einer Kuhmilchallergie sind HA-Nahrungen nicht geeignet, hierfür gibt es Spezialnahrungen.

Für Säuglinge mit „Befindlichkeitsstörungen" wie Spucken, Blähungen oder Verstopfung sind ebenfalls Spezialnahrungen (bilanzierte Diäten) auf dem Markt, die aber nur auf ärztliche Empfehlung hin gegeben werden und keinesfalls Mütter vom Stillen abhalten sollten [18].

Industriell hergestellte Säuglingsnahrungen

Säuglingsanfangsnahrungen („Pre" oder „1" in der Bezeichnung) dienen der alleinigen Ernährung während der ersten Lebensmonate. „Pre"-Nahrungen enthalten wie Muttermilch Lactose (Milchzucker) als ausschließliches Kohlenhydrat; in „1"-Nahrungen wurde ein Teil der Lactose durch Stärke ersetzt. Sowohl „Pre"- als auch „1"-Nahrungen sind als Flaschenmilch für das gesamte 1. Lebensjahr geeignet.

Folgenahrungen („2" oder „3" in der Bezeichnung) sind als flüssiger Anteil in der Ernährung von Säuglingen gedacht, die schon Beikost bekommen; d. h. sie können, müssen aber nicht, ab dem 5.–7. Monat gegeben werden. Folgemilchen können neben Lactose und Stärke auch andere Kohlenhydrate (Zucker) enthalten. Manche sind aromatisiert, z.B. mit Vanillin oder Fruchtbestandteilen.

Zusätze in Säuglingsnahrung

Manche Säuglingsnahrungen enthalten in Anlehnung an die Zusammensetzung von Muttermilch Zusätze von **LC-PUFA** (Long-Chain Polyunsaturated Fatty Acids). Ein Zusatz dieser Fettsäuren wird von vielen Experten als vorteilhaft für die Gehirnentwicklung und die Sehfähigkeit beim Säugling angesehen [19, 20].

Ob **Probiotika**-Zusätze einen langfristigen Nutzen bei gesunden Kindern haben, ist noch nicht eindeutig belegt. Bei Risikogruppen wie Neu- oder Frühgeborenen oder bei Säuglingen mit einem unreifen Immunsystem oder Herzfehlern sind Probiotika nicht geeignet [21].

Auch der langfristige Nutzen von **Prebiotika**-Zusätzen ist noch nicht zweifelfrei nachgewiesen. Erhöht sich der Anteil von Beikost, erhält der Säugling zunehmend weitere Ballaststoffe; Prebiotika-Zusätze bieten dann vermutlich keine weiteren Vorteile [22].

Trinkmenge und Dosierung

Ein ausreichendes Wachstum parallel zu den Referenz-Perzentilen, wie sie z.B. im gelben Untersuchungsheft dokumentiert sind, ist das beste Kriterium, ob ein Baby genug zu trinken bekommt.

Die wöchentliche Gewichtszunahme ist von Kind zu Kind unterschiedlich. Gestillte Kinder sind in den ersten drei Monaten oft schwerer als nicht gestillte, im zweiten Lebenshalbjahr ein wenig leichter.

Ebenso wie bei älteren Kindern oder Erwachsenen kann der Appetit von Säuglingen von Tag zu Tag schwanken. Die auf den Verpackungen von Milchnahrungen angegebenen **Richtwerte** für die Anzahl und die Menge von Flaschenmahlzeiten sind daher **nicht verbindlich**. Auch flaschenernährte Kinder sollten nach Bedarf gefüttert werden. Wenn ein Kind signalisiert, dass es satt ist, indem es z.B. den Kopf wegdreht, sollte die Mahlzeit beendet werden, auch wenn noch ein Rest in der Flasche ist.

Unbedingt eingehalten werden sollten die Dosierungsempfehlungen auf der Verpackung. Sowohl zu konzentrierte als auch verdünnte Milch ist der Gesundheit des Säuglings abträglich.

Die Entscheidung, wann ein Baby Beikost benötigt, sollte immer individuell erfolgen und neben dem Wachstum auch die motorischen Fähigkeiten (Schlucken) des Kindes berücksichtigen.

Einführung von Beikost

Bei guter Ernährung der Mutter deckt ausschließliches Stillen in den ersten sechs Lebensmonaten den Energie- und Nährstoffbedarf des Säuglings, allerdings kann es bei einigen Säuglingen zu einem Eisenmangel kommen. Eindeutige Vorteile von sechsmonatigem gegenüber viermonatigem ausschließlichem Stillen lassen sich in Industrieländern mit den vorliegenden Daten nicht belegen [5].

Die WHO empfiehlt zwar als bevölkerungsbezogene Maßnahme ausschließliches Stillen in den ersten sechs Lebensmonaten mit anschließender Einführung von Beikost und fortgeführtem Stillen. Allerdings erkennt die WHO an, dass manche Mütter dieser Empfehlung nicht folgen können oder möchten und diese gleichfalls bei der optimalen Ernährung ihres Kindes unterstützt werden sollten [5].

Das Beikostschema im Ernährungsplan

Die zeitliche Abfolge und die Lebensmittelauswahl der Beikostmahlzeiten im Ernährungsplan berücksichtigen die limitierenden Nährstoffe beim Stillen, vor allem Eisen, Vitamin B_6, Zink und Kalzium.

1. Brei	2. Brei	3. Brei
Selbstzubereitung von Beikost-Mahlzeiten		
Gemüse-Kartoffel-Fleisch-Brei	**Milch-Getreide-Brei**	**Getreide-Obst-Brei**
90–100 g Gemüse 40–60 g Kartoffeln 30–40 g Obstsaft 20–30 g Fleisch 8–10 g Rapsöl	200 g Milch[1] 20 g Getreideflocken 20 g Obstsaft, -püree	20 g Getreideflocken 90 g Wasser 100 g Obst 5 g Rapsöl
	oder	
	industriell hergestellte Beikost-Mahlzeiten	
Baby/Junior-Menü	**Milchfertigbrei**	**Getreide-Obst-Brei**
Gläschen	Trockenprodukte, Gläschen	Gläschen

Abb. 2-2: **Das Beikostschema im Ernährungsplan**
[1]Vollmilch o. Säuglingsmilch, oder statt des Milch-Getreide-Breis Stillen und Getreide-Obst-Brei

Begonnen wird mit einem **Gemüse-Kartoffel-Fleisch-Brei** mit hohen Gehalten an gut verfügbarem Eisen und Zink aus Fleisch. Jeweils etwa einen Monat später werden zwei weitere Milchmahlzeiten durch einen **Milch-Getreide-Brei** (Mineralstoffe, vor allem Kalzium) und einen **Getreide-Obstbrei** (Vitamine) ersetzt (◆Abbildung 2-2). Die unterschiedlichen Nährstoffprofile der Beikostmahlzeiten ergänzen sich zusammen mit der verbleibenden Milch zu einer weitgehend den Referenzwerten [2] entsprechenden Ernährung (◆Tabelle 2-1).

Der **Eisenbedarf** erreicht im 2. Lebenshalbjahr pro kg Körpergewicht ein Maximum. Der im Ernährungsplan vorgesehene eisenreiche Gemüse-Kartoffel-Fleisch-Brei enthält einen hohen Anteil an Hämeisen mit einer hohen Bioverfügbarkeit. Nicht-Hämeisen aus pflanzlichen Lebensmitteln wird dagegen erheblich schlechter absorbiert. Da Vitamin C die Absorption von Nicht-Hämeisen fördert, ist im Ernährungsplan für alle drei Beikostmahlzeiten der Zusatz von Vitamin-C-haltigem Obstsaft bzw. Obstpüree vorgesehen. Industriell hergestellte Gemüse-Kartoffel-Fleisch-Mahlzeiten (Gläschenkost) enthalten keine signifikanten Mengen an Vitamin C, daher sollte ihnen ein Esslöffel Vitamin-C-reicher Obsaft oder -püree zugesetzt werden.

Problematisch ist die **Jodzufuhr** bei ausschließlicher Selbstzubereitung von Beikost. Bei Verwendung von mit Jod angereicherten Beikostprodukten (Kaliumjodid oder -jodat in der Zutatenliste) wird die empfohlene Jodzufuhr erreicht oder überschritten. Für die Selbstherstellung von Beikost stehen zurzeit keine mit Jod angereicherten reinen Getreideflocken zur Verfügung, daher sollten Eltern ab und zu mit Jod angereicherte Milchbreie verwenden oder den Milchbrei mit einer jodangereicherten Säuglingsmilch zubereiten.

Selbst hergestellte oder industriell hergestellte Beikost

Verschiedene Argumente sind bei der Entscheidung für die Verwendung selbst hergestellter oder industriell hergestellter Beikostmahlzeiten heranzuziehen.

Industriell hergestellte Beikost ist praktisch schadstofffrei, aber auch herkömmliche Lebensmittel sind ausreichend sicher. Fertigprodukte sind teurer als die Zutaten für die Selbstzubereitung, sparen aber Zeit und Arbeit.

Bei der Selbstzubereitung von Beikost können Eltern über die Zusammensetzung selbst entscheiden.

Die Zutaten von Fertigprodukten weichen dagegen teilweise von den Rezepten des Ernährungsplans (◆Abbildung 2-2) ab. Die Nährstoffanreicherung von Fertigprodukten bietet keinen zusätzlichen Vorteil. Selbst zubereitete Breie mit frischem Gemüse oder Obst schmecken natürlicher als konservierte Fertigprodukte. In der Praxis erhalten heute die meisten Säuglinge industriell hergestellte Beikost [23].

> Nach dem ersten Lebensjahr sollten Kinder an den Familienmahlzeiten teilnehmen und so frühzeitig an eine gemischte Kost mit frischen Lebensmitteln gewöhnt werden.

Lebensmittel in der Beikost

Neue Lebensmittel werden im Abstand von zwei bis drei Tagen eingeführt, um eventuelle Unverträglichkeiten erkennen zu können.

- Gemüse, z.B. Karotte, wird in Deutschland üblicherweise als erste Beikost gegeben. Karotte ist nicht nitratreich und vor allem in gekochter Form wenig allergieauslösend [24]. Andere für die Beikost geeignete Gemüsesorten mit niedrigem bis mittlerem Nitratgehalt sind Zucchini, Blumenkohl oder Brokkoli. Abwechslung bei den Gemüsesorten in der Beikost ist für die spätere Akzeptanz neuer Lebensmittel von Vorteil [25].
- Anstelle von Kartoffeln kann der Gemüse-Fleisch-Brei auch mit Vollkorn-Nudeln oder Vollkornreis zubereitet werden.
- Als Fettzusatz ist Rapsöl zu bevorzugen, da das Verhältnis von n3- zu n6- Polyenfettsäuren (1:2) besonders günstig ist [26].

- Als Fleisch eignen sich magere Teilstücke. Rindfleisch enthält viel Eisen und Zink. Aber auch Schwein, Lamm oder Geflügel sind geeignet.
- Als Obst eignet sich frisches Obst der Jahreszeit, z.B. Äpfel, Birnen, Pfirsiche, Nektarinen oder Aprikosen. Bananen enthalten viel Zucker und sollten deshalb nicht täglich gegeben werden.
- Kuhmilch (Vollmilch, pasteurisiert oder ultrahocherhitzt) im Milch-Getreide-Brei ist ein wichtiger Lieferant für Kalzium und kann in geringer Menge als Zutat der Beikost (Milch-Getreide-Brei) eingeführt werden. Intraintestinale Blutverluste, die nach dem Verzehr größerer Mengen von Kuhmilch bei jungen Säuglingen festgestellt wurden, waren gegen Ende des 12. Monats nicht mehr nachweisbar [27, 28]. Wenn ältere Säuglinge lernen aus der Tasse zu trinken, können sie zu den Brotmahlzeiten Kuhmilch trinken. Aus der Flasche ist unverdünnte Kuhmilch wegen der zu erwartenden höheren Verzehrsmengen nicht zu empfehlen.
  Der durch die Kuhmilch hohe Proteingehalt im Milch-Getreide-Brei resultiert in der Tagesernährung in einem Proteinanteil von 14 % an der Energiezufuhr (◆Tabelle 2-1), der zurzeit als akzeptabel angesehen wird [29]. Zusätzliche Milchprodukte wie Jogurt oder Quark sollten Säuglinge nicht erhalten, da ansonsten die Proteinzufuhr weiter erhöht wird.
- Glutenhaltiges Getreide in der Beikost sollte anfangs nur in geringen Mengen und möglichst noch während der Stillzeit gegeben werden [30].

Getränke

Zusätzliche Getränke (Wasser, ungesüßter Kräuter- oder Früchtetee) werden erst bei der Einführung des dritten Breis in der Beikost erforderlich [31].

Mit der Einführung der Beikost geht der Wassergehalt der Nahrung (Wasserdichte) zurück. Zwar reift gleichzeitig der Konzentrationsmechanismus der Niere, der funktionelle Spielraum wird insgesamt aber immer enger. Bereits geringe zusätzliche Belastungen des Wasserhaushalts (Fieber, Durchfall, starkes Schwitzen) können so zu einer gefährlichen Anspannung des Wasserhaushalts führen, zumal Säuglinge in diesem Alter ihren Wunsch nach zusätzlicher Flüssigkeit nur sehr ungerichtet äußern können.

Rachitis- und Kariesprophylaxe

Unabhängig von der Art der Milch und Beikost sollten Säuglinge ab der 2. Lebenswoche während des 1. Lebenshalbjahres und in den Wintermonaten des 2. Lebenshalbjahres täglich 400–500 I. E. Vitamin D_3 bekommen [1].

Zur Kariesprophylaxe empfehlen Kinderärzte nach wie vor Fluoridtabletten (0,25 mg Fluorid/Tag bei Trink-/Mineralwasser < 0,3 mg Fluorid/Liter) in den ersten drei Lebensjahren [32].

Die vom Institut der Deutschen Zahnpflege 2006 herausgegebene Empfehlung, auf Fluoridtabletten zu verzichten und statt dessen schon Säuglingen mit fluoridierter Zahnpasta die Zähne zu putzen, wird von den Kinderärzten als nicht wissenschaftlich begründet und möglicherweise schädlich abgelehnt [32].

Allergieprävention

In der aktuellen Leitlinie zur Allergieprävention [17] wird vor allem das viermonatige ausschließliche Stillen empfohlen. Beikost sollte nicht vor dem 5. Lebensmonat gegeben werden (vgl. ◆Kapitel 6).

Eine Stillempfehlung von mindestens sechs Monaten zur Allergieprävention konnte aufgrund fehlender Daten nicht belegt werden, ebenso wenig wie der Nutzen von diätetischen Restriktionen der Mutter während Schwangerschaft und Stillzeit. Allergiegefährdete Säuglinge, die nicht gestillt werden, sollten im 1. Lebenshalbjahr eine hypoallergene (HA-) Säuglingsnahrung bekommen. Einschränkungen bei der Lebensmittelauswahl der Beikost werden durch vorliegende Studien nicht gestützt. Im Gegenteil, es gibt Hinweise, dass eine frühe Auseinandersetzung mit Allergenen aus der Nahrung die Immuntoleranz fördert [19].

Übergang zur Familienkost

Etwa ab dem Alter von neun Monaten gehen die Brei- und Milchmahlzeiten Schritt für Schritt in die Haupt- und Zwischenmahlzeiten der Familienernährung über (◆Abbildung 2-1). Wie bei der Beikosteinführung hängt der genaue Zeitpunkt von der individuellen Entwicklung des Kindes ab.

Zuerst werden aus einer Milchmahlzeit und dem Milch-Getreide-Brei jeweils eine kalte Hauptmahlzeit aus Milch, Obst oder Rohkost und Brot oder Getreideflocken.

Der Gemüse-Kartoffel-Fleisch-Brei wird zur warmen Hauptmahlzeit bestehend aus Kartoffeln, Reis oder Nudeln und Gemüse sowie dreimal pro Woche einer kleinen Portion Fleisch und einmal pro Woche einer Portion Fisch.

Der Getreide-Obst-Brei geht in zwei Zwischenmahlzeiten über, bestehend aus Obst/Rohkost und Brot/Getreideflocken; evtl. auch Milch oder Milchprodukten, falls morgens und abends nicht genug Milch verzehrt wird, sowie fakultativ an manchen Tagen Kuchen oder Süßwaren in geringen Mengen.

Auf diese Weise geht der Ernährungsplan für das 1. Lebensjahr nahtlos in das Präventionskonzept der Optimierten Mischkost optimiX® über (◆ Kapitel 2.2) [33].

Einen Überblick über vorhandene praktische Angebote von stillfördernden Verbänden und Organisationen sowie andere Informationsangebote zum Stillen gibt es im Internet unter „www.stillen-info.de".

Die Ernährung gesunder Kinder und Jugendlicher nach dem Konzept der Optimierten Mischkost

Ute Alexy, Kerstin Clausen und Mathilde Kersting

⮕ **Eine gesunde Kinderernährung hat das Ziel, ausreichend, aber nicht zu viel Energie zu liefern, die Versorgung mit essenziellen Nährstoffen sicher zu stellen und zur Prävention ernährungsmitbedingter Krankheiten beizutragen.**

⮕ **In der Optimierten Mischkost wurden die Referenzwerte für die Nährstoffzufuhr in lebensmittel- und mahlzeitenbezogene Empfehlungen für Kinder aller Altersstufen umgesetzt.**

⮕ **Drei einfache Regeln fassen die Empfehlungen zusammen: „Reichlich pflanzliche Lebensmittel und Getränke, mäßig tierische Lebensmittel, sparsam fett- und zuckerreiche Lebensmittel"**

⮕ **Die Lebensmittelpyramiden der Optimierten Mischkost zeigen die empfohlene Zusammensetzung der verschiedenen Mahlzeiten.**

⮕ **Sensorische Studien zeigen, dass Kinder auch Lebensmittel in gesünderen Varianten akzeptieren, wenn sie angeboten werden.**

⮕ **Kinder in Deutschland sollten mehr pflanzliche Lebensmittel und Vollkornprodukte verzehren, mehr trinken, fettärmere Fleisch-/Wurstsorten und Milchprodukte wählen und weniger Süßwaren und Fast Food essen.**

In der Kindheit werden die Weichen für einen gesunden Lebensstil im späteren Leben gestellt. Eine gesunde Kinderernährung hat dabei vorrangig das Ziel, ausreichend – aber nicht zu viel – Energie zu liefern, die Versorgung mit essenziellen Nährstoffen sicherzustellen und zur Prävention späterer ernährungsmitbedingter Krankheiten, z.B. Herz-Kreislauf-Erkrankungen oder Diabetes mellitus, beizutragen.

Bei der Umsetzung dieser wissenschaftlich basierten, nährstoffbezogenen Ziele in lebensmittelbezogene Empfehlungen müssen auch praktische Kriterien berücksichtigt werden, z.B. traditionelle Mahlzeitenmuster, typische Geschmacksvorlieben von Kindern und Jugendlichen oder das aktuelle Lebensmittelangebot.

Der Übergang von der speziellen Säuglingsernährung aus Milch und Brei zur Familienernährung findet gegen Ende des 1. Lebensjahres statt (◆Kapitel 2.1). Während Säuglinge in den ersten Monaten aufgrund ihres hohen Energiebedarfs pro kg Körpergewicht noch bis zu 50 % der Energie aus Fett zu sich nehmen sollen, sinkt dieser Anteil nach einer Übergangsphase im Kleinkindalter (30–40 %) auf 30–35 % ab dem Alter von vier Jahren. Der Anteil von Kohlenhydraten an der Energiezufuhr sollte nach dem Säuglingsalter mehr als 50 % betragen. Der Proteinbedarf pro kg Körpergewicht sinkt mit abnehmender Wachstumsgeschwindigkeit im Säuglingsalter und bleibt im Kindes- und Jugendalter stabil (◆Tabelle 2-3, [1]).

Die benötigten Nährstoffdichten, d.h. der Bedarf an Vitaminen und Mineralstoffen im Verhältnis zu den Richtwerten für die Energiezufuhr, bleibt vom zweiten Lebensjahr bis ins Erwachsenenalter weitgehend konstant. Für die Lebensmittelauswahl gelten deshalb für Kinder und Jugendliche aller Altersgruppen dieselben Regeln. Referenzwerte für die Zufuhr von Energie und Nährstoffen sind als Orientierung für die praktische Umsetzung im Alltag allerdings nicht geeignet.

Sie müssen in lebensmittel-bezogene Empfehlungen, sog. Food Based Dietary Guidelines (FBDG), übersetzt werden [2, 3]. Für Kinder und Jugendliche in Deutschland wurde Anfang der 1990er Jahre die „Optimierte Mischkost", kurz optimiX®, entwickelt [4]. Bei Bedarf wurde sie jeweils an den neuesten Stand der Wissenschaft angepasst, z. B. an die aktuellen Referenzwerte für die Nährstoffzufuhr (◆Tabelle 2-3, [1]).

Die Optimierte Mischkost optimiX®

Mit der Optimierten Mischkost werden die Referenzwerte für die Energie- und Nährstoffzufuhr für Kinder und Jugendliche erreicht und die aktuellen Empfehlungen zur Prävention ernährungsmitbedingter Krankheiten erfüllt [1].

Gleichzeitig wurde bei ihrer Entwicklung darauf geachtet, dass sie im Alltag von Familien umgesetzt werden kann: Die in Deutschland üblichen Mahlzeitengewohnheiten und die bekannten Essensvorlieben von Kindern und Jugendlichen wurden berücksichtigt. Außerdem werden für die Optimierte Mischkost keine speziellen Lebensmittel oder Produkte benötigt.

	1−3 Jahre		4−6 Jahre		7−10 Jahre		10−13 Jahre		13−15 Jahre	
	m	w	m	w	m	w	m	w	m	w
Energie (kcal)[1]	1100	1100	1500	1400	1900	1700	2300	2000	2700	2200
Protein (g/kg/Tag)[2]	1,0		0,9		0,9		0,9		0,9	
essenzielle FS n6/n3 (% der Energie)	3,0/0,5		2,5/0,5		2,5/0,5		2,5/0,5		2,5/0,5	
Vit. A (mg RÄ[3])	0,6		0,7		0,8		0,9		1,1	1,0
Vit. D (μg)	5		5		5		5		5	
Thiamin (mg)	0,6		0,7		0,8		1,2	1,0	1,4[4]	1,1[4]
Riboflavin (mg)	0,7		0,9		1,1		1,4	1,2	1,6[4]	1,3[4]
Vit. B_6 (mg)	0,4		0,5		0,7		1,0		1,4	
Folsäure (Nahrungsfolat, μg FÄ[5])	200		300		300		400		400	
Vit. B_{12} (μg)	1,0		1,5		1,8		2,0		3,0	
Vit. C (mg)	60		70		80		90		100	
Kalzium (mg)	600		700		900		1100		1200	
Magnesium (mg)	80		120		170		230	250	310	
Eisen (mg)	8		8		10		12	15	12	15
Jod (μg)	100		120		140		180		200	

Tab. 2-3: **Empfohlene Nährstoffzufuhr pro Tag für Kinder und Jugendliche nach DGE [1]**
[1]Richtwerte für durchschnittl. Energiezufuhr bei Kindern und Jugendlichen mit BMI im Normbereich und durchschnittl. körperl. Aktivität; [2]g pro kg Körpergewicht pro Tag; [3]Retinol-Äquivalente; [4]der hohe Wert ergibt sich durch den Bezug zur Energiezufuhr; [5]Folsäure-Äquivalente

Die Optimierte Mischkost ist geeignet
für Kinder und Jugendliche im Alter
von 1–18 Jahren. Schon Kleinkinder
(1–3 Jahre) vertragen herkömmliche
Lebensmittel und können am Familientisch essen und damit an der Optimierten Mischkost teilnehmen.

Inzwischen ist die Optimierte Mischkost zum
Standard der Kinderernährung in Deutschland
geworden: Sie wird zur Therapie von Übergewicht bei Kindern und Jugendlichen empfohlen
[5] und erfolgreich umgesetzt [6] und wird zur
Beurteilung von Verzehrserhebungen herangezogen [7] (◆Kapitel 2-3).

Da FBDG kulturspezifisch sind [3], wird zurzeit eine an die Ernährungsgewohnheiten tür-
kischstämmiger Kinder angepasste Variante der
Optimierten Mischkost entwickelt.

optimiX® wurde 2005 für Deutschland und die
Europäische Union als Marke des FKE eingetra-
gen.

Nährstoffe

Grundlage der Optimierten Mischkost sind
7-Tages-Speisepläne einer üblichen Kinderernährung [8]. Sie wurden so optimiert, dass mit ihnen
im Durchschnitt die Referenzwerte für Energie,
Hauptnährstoffe, Mineralstoffe und Vitamine [1]
für 4- bis 6-Jährige als Referenzgruppe erreicht
werden (◆Abbildung 2-3). Ausnahme sind die
Referenzwerte für Jod und Folsäure (s.u.).

Die Nährstoffdichte für Vitamine und Mineralstoffe liegt bei der Optimierten Mischkost im
Bereich der Referenzwerte [2].

Die Pläne liefern im Durchschnitt 13,8 % der
Energie aus Protein, 32,8 % aus Fett und 53,4 %
aus Kohlenhydraten. Die Anteile gesättigter, einfach und mehrfach ungesättigter Fettsäuren an
der Energiezufuhr betragen 10,3 %, 15,2 % bzw.
7,3 %. Die Energiedichte (inkl. Getränke) beträgt
71 kcal/100 g, die Ballaststoffdichte 17 g/1000
kcal, die Wasserdichte 1,17 g/kcal.

Wie die DONALD Studie zeigt, haben Milch
und Milchprodukte aufgrund steigender Jodge-
halte in den letzten Jahren einen zunehmenden
Anteil an der **Jodzufuhr** bei Kindern und Ju-

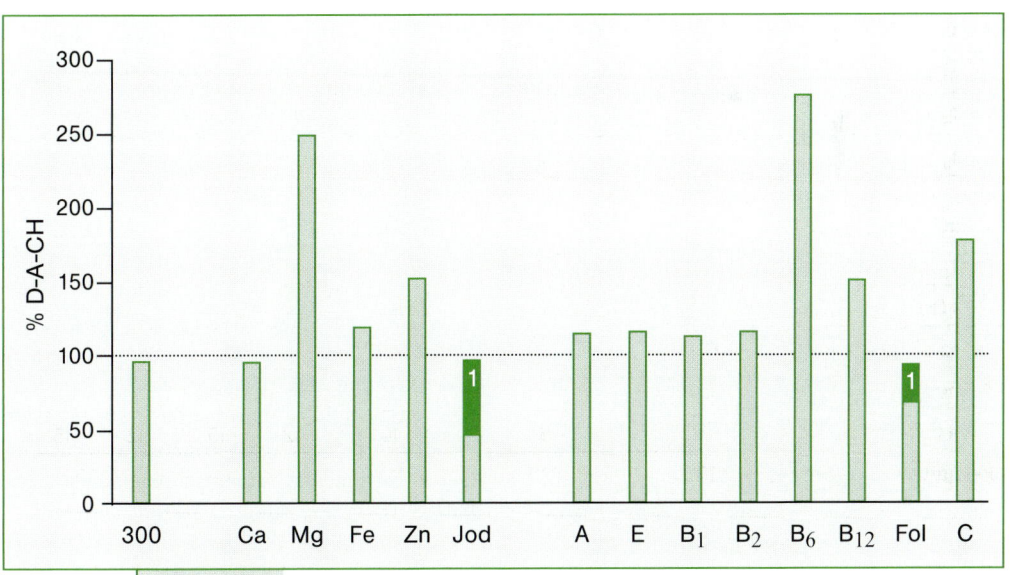

Abb. 2-3: Zufuhr von Energie, Mineralstoffen und Vitaminen mit der
Optimierten Mischkost (in % der Referenzwerte)
¹Zufuhr aus mit Jod, Fluorid und Folsäure angereichertem Speisesalz

gendlichen [9]. Auch nach der daraufhin erfolgten Reduzierung der in der Optimierten Mischkost vorgesehenen Fischmenge um etwa die Hälfte im Jahr 2006, werden die Referenzwerte für die Jodzufuhr durch Lebensmittel etwa zur Hälfte erreicht (◆Abbildung 2-3). Bei der Verwendung von Jodsalz (15–20 mg Jod/kg Speisesalz) und von mit Jodsalz hergestellten Lebensmitteln, vor allem Brot, wird diese Lücke aber geschlossen (◆Tabelle 2-4).

Obwohl der Anteil folsäurereicher Lebensmittel wie Vollkornprodukte und Gemüse in der Optimierten Mischkost höher ist als in der derzeitigen Ernährung von Kindern und Jugendlichen, wird mit der Optimierten Mischkost die empfohlene Folsäurezufuhr nur zu 70 % erreicht (◆Abbildung 2-3). Der Verzehr angereicherter Lebensmittel, z. B. von Frühstückscerealien, ist wegen der derzeit heterogenen Anreicherungspraxis und der hohen interindividuellen Variabilität der Verzehrsmengen keine allgemein empfehlenswerte Maßnahme zur Erhöhung der Folsäurezufuhr [11]. Dagegen ist die Verwendung von mit Folsäure angereichertem jodiertem und fluoridiertem Speisesalz, das in Deutschland seit 2002 auf dem Markt ist, sinnvoll. Unter Berücksichtigung der üblicherweise zum Salzen verwendeten Menge und von Zubereitungsverlusten, z. B. durch das Wegschütten von Kochwasser, werden dadurch etwa 25 % der empfohlenen Folsäuremenge geliefert, ohne dass eine Überschreitung der tolerierbaren Zufuhr zu erwarten wäre [12].

Lebensmittelverzehrsmengen

Die in den Speiseplänen der Optimierten Mischkost verwendeten Lebensmittel wurden in elf Gruppen eingeteilt. Die Verzehrsmengen jeder Lebensmittelgruppe an den sieben Tagen wurden aufsummiert und daraus altersgemäße Lebensmittelverzehrsmengen pro Tag berechnet (◆Tabelle 2-5).

Da mit zunehmendem Alter die empfohlenen Nährstoffdichten weitgehend konstant bleiben, wurden die aus dem beispielhaften Speiseplan für 4- bis 6-Jährige abgeleiteten Lebensmittelverzehrsmengen für die anderen Altersgruppen entsprechend dem durchschnittlichen Energiebedarf extrapoliert und zum Teil aus praktischen Gründen gerundet. Daher verändern sich zwar die empfohlenen absoluten Verzehrsmengen mit dem Alter, die Zusammensetzung der Nahrung, d. h. die Mengenverhältnisse der Lebensmittelgruppen untereinander, sind aber für den Altersbereich 1–18 Jahre einheitlich (◆Tabelle 2-5).

Gemäß der Forderung der FAO/WHO [3], dass lebensmittelbezogene Empfehlungen in kurzen Botschaften zusammengefasst werden sollen, wurden aus den Lebensmittelverzehrsmengen der Optimierten Mischkost drei Regeln abgeleitet (◆Abbildung 2-4), die sich auch Kinder merken können. Zur grafischen Darstellung werden sie mit den Ampelfarben **grün** für reichlich, **gelb** für mäßig und **rot** für sparsam unterlegt.

„Geduldete" Lebensmittel

In der Optimierten Mischkost werden „empfohlene" und „geduldete" Lebensmittel unterschieden (◆Tabelle 2-5). Zusammengenommen decken die empfohlenen Lebensmittel den Nährstoffbedarf zu 100 %, aber nur etwa 90 % des Energiebedarfs. Daher bleibt eine Lücke von etwa 10 % der Gesamtenergiezufuhr, die durch die geduldeten Lebensmittel gedeckt werden kann. Dazu zählen Lebensmittel mit niedrigen Nährstoffdich-

aus Lebensmitteln	59 µg Jod/Tag
aus Jodsalz im Haushalt (etwa 1 g Salz/Tag [10])	15–20 µg Jod/Tag
aus Jodsalz im Brot (1,1 g Salz in 170 g Brot)	28–37 µg Jod/Tag
Insgesamt	102–116 µg Jod/Tag
Referenz (4–6 Jahre) [1]	120 µg Jod/Tag

Tab. 2-4: Jodzufuhr in der Optimierten Mischkost

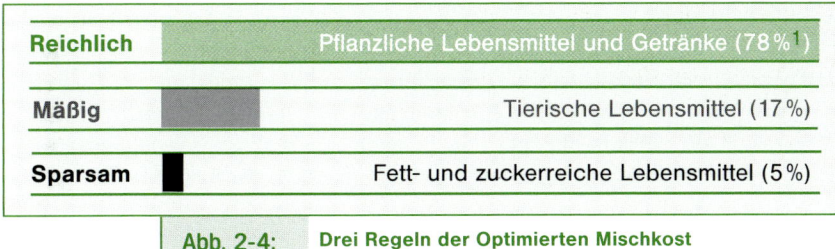

Reichlich	Pflanzliche Lebensmittel und Getränke (78 %[1])
Mäßig	Tierische Lebensmittel (17 %)
Sparsam	Fett- und zuckerreiche Lebensmittel (5 %)

Abb. 2-4: **Drei Regeln der Optimierten Mischkost**
[1] etwa zur Hälfte Getränke

ten wie Süßwaren, Knabberartikel und gesüßte Getränke (◆Tabelle 2-5). Dabei beträgt der Anteil von Zuckerzusätzen etwa 6 % der Energiezufuhr [13] und ist damit nur halb so hoch wie bei den Probanden der DONALD Studie (>12 % der Energiezufuhr).

Die Berechnung des Verzehrs geduldeter Lebensmittel basiert auf den Referenzwerten für den Energiebedarf, die von einer moderaten körperlichen Aktivität ausgehen. Bei geringerer Aktivität sinkt der Energiebedarf und der Spielraum für die geduldeten Lebensmitteln wird kleiner.

Alter [Jahre]		1	2–3	4–6	7–9	10–12	13–14[5]	15–18[5]	% der Gesamternährung[1]
Gesamtenergie	kcal/Tag	950	1 100	1 450	1 800	2 150	2200/2700	2500/3100	
Empfohlene Lebensmittel		≥90% der Gesamtnergie							
reichlich									
Getränke	ml/Tag	600	700	800	900	1000	1200/1300	1400/1500	**38,5**
Gemüse	g/Tag	120	150	200	220	250	260/300	300/350	**10,0**
Obst	g/Tag	120	150	200	220	250	260/300	300/350	**10,0**
Kartoffeln[2]	g/Tag	120	140	180	220	270	270/330	300/350	**11,2**
Brot, Getreide (–flocken)	g/Tag	80	120	170	200	250	250/300	280/350	**8,1**
									Σ **77,8**
mäßig									
Milch, -produkte[3]	ml (g)/Tag	300	330	350	400	420	425/450	450/500	**13,7**
Fleisch, Wurst	g/Tag	30	35	40	50	60	65/75	75/85	**1,9**
Eier	St./Woche	1–2	1–2	2	2	2–3	2–3/2–3	2–3/2–3	**494,8**
Fisch	g(Woche	25	35	50	75	90	100/100	100/100	**0,4**
									Σ **16,8**
sparsam									
Öl, Margarine, Butter	g/Tag	15	20	25	30	35	35/40	40/45	**1,2**
Geduldete Lebensmittel[4]		≤90% der Gesamtnergie							
	max. kcal/Tag	100	100	150	180	220	220/270	250/310	**3,5**
									Σ **4,7**

Tab. 2-5: **Altersgemäße Lebensmittelverzehrsmengen in der Optimierten Mischkost**
[1]Rest: 0,7 % (Würzmittel, z. B. Essig, Knoblauch, Senf, Soßenpulver)
[2]oder Nudeln, Reis u. a. Getreide; [3]100 ml Milch entsprechen ca. 15 g
Schnittkäse oder 30 g Weichkäse; [4]je 100 kcal = 1 Kugel Eiscreme oder 45 g
Obstkuchen oder 4 Butterkekse oder 4 EL Flakes oder 4 TL Zucker oder 2 EL
Marmelade oder 30 g Fruchtgummi oder 20 g Schokolade oder 10 Stck. Chips
oder 1 Glas (200 ml) Limonade, Fruchsaftgetränk oder -nektar; [5]Mädchen/
Jungen

Wie viel ist genug?

Die aus den Referenzwerten für den Energiebedarf abgeleiteten altersgemäßen Lebensmittelverzehrsmengen pro Tag sind für eine moderate körperliche Aktivität berechnet [1]. Sie können sowohl als Richtwerte angesehen werden, die im Laufe einer Woche erreicht werden sollten, als auch für die Beurteilung von Ernährungserhebungen in Deutschland angewendet werden.

Der Energiebedarf und damit die benötigte Lebensmittelmenge ist allerdings individuell sehr unterschiedlich und vor allem von der körperlichen Aktivität abhängig. Die altersgemäßen Lebensmittelverzehrsmengen können daher nicht als Kriterium verwendet werden, um zu beurteilen, ob ein einzelnes Kind genug, zu viel oder zu wenig isst. Dieses lässt sich nur langfristig anhand des Körpergewichts beurteilen. Hierfür bietet sich als Maß der BMI (Body Mass Index) an.

Für Kinder und Jugendliche werden als Referenz sog. Verteilungskurven (Perzentilen) des BMI für Jungen und Mädchen in den einzelnen Altersgruppen verwendet [14] (◆Abbildung 2-5). Ein normalgewichtiges Kind sollte so viel essen, dass es langfristig im Bereich seiner individuellen BMI-Perzentile bleibt.

Es stellt sich die Frage, ob in Anbetracht der heutigen geringen körperlichen Aktivität bei Kindern und Jugendlichen die empfohlenen Lebensmittelverzehrsmengen entsprechend angepasst, z. B. um 12,5 % gesenkt werden sollten [1]. Dagegen spricht, dass damit ein präventiv ungünstiges bewegungsarmes Verhalten eher unterstützt würde.

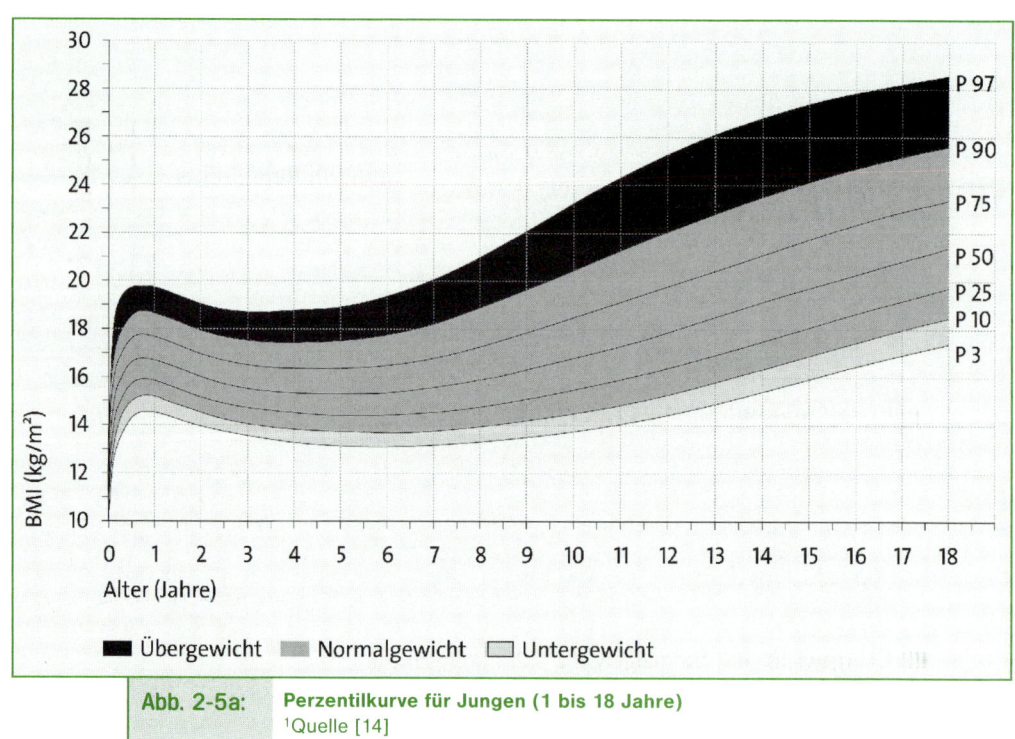

Abb. 2-5a: **Perzentilkurve für Jungen (1 bis 18 Jahre)**
¹Quelle [14]

Für die individuelle Ernährung sind die Verhältnisse der Lebensmittelgruppen untereinander wichtiger als die absoluten altersgemäßen Verzehrsmengen der Lebensmittelgruppen.

Mahlzeiten

Regelmäßige Mahlzeiten im Kindes- und Jugendalter können eine gute Ernährungsqualität fördern und bei der Prävention von Übergewicht helfen [15, 16]. Verzehrsempfehlungen für die gesamte Tagesernährung sind außerdem im Alltag oft unpraktisch. Daher wurden in der Opti-

mierten Mischkost auch Empfehlungen für die Zusammensetzung der Mahlzeiten abgeleitet. In den Referenz-Speiseplänen gibt es entsprechend den traditionellen Ernährungsgewohnheiten in Deutschland **fünf Mahlzeiten am Tag:** Drei Hauptmahlzeiten (Frühstück, Mittagessen und Abendessen) sowie zwei kleinere Zwischenmahlzeiten. Die Hauptmahlzeiten wurden zusätzlich in kalte und warme Hauptmahlzeiten eingeteilt. Aus den Referenz-Speiseplänen wurden nach demselben Verfahren wie für die Festsetzung der Verzehrsmengen pro Tag auch die Verzehrsmengen von Lebensmittelgruppen pro Mahlzeit für diese drei Mahlzeitentypen abgeleitet. Das heißt, es wurden die Mengen der Lebensmittelgruppen in den Mahlzeiten aus den sieben Tagen aufsummiert und pro Mahlzeit und Tag gemittelt (◆Abbildung 2-6).

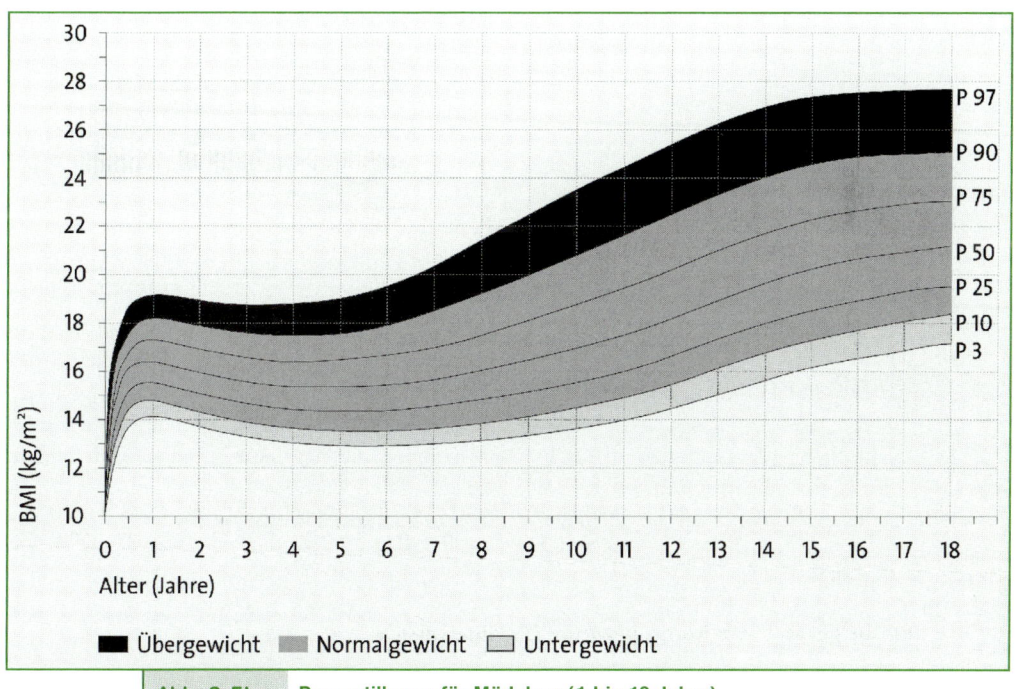

Abb. 2-5b: **Perzentilkurve für Mädchen (1 bis 18 Jahre)**
[1]Quelle [14]

In den beiden **kalten Hauptmahlzeiten** sind die mengenmäßig wichtigsten Lebensmittel Milch oder Milchprodukte. Dazu kommen Obst oder Gemüserohkost, sowie Getreideflocken (als Müsli) oder ein belegtes Brot. Beispiele für kalte Mahlzeiten sind: ein Müsli aus Jogurt, Obst und Getreideflocken, ein Wurstbrot mit einem Glas Milch und einem Apfel, ein Käsebrot mit einem Rohkostsalat oder ein Nudelsalat mit Tomaten, Gurken und Jogurtdressing.

Hauptbestandteil der **warmen Mahlzeit** sind Kartoffeln, Reis oder Nudeln, dazu reichlich Gemüse oder ein Rohkostsalat. Eine kleine Portion fettarmes Fleisch – sozusagen als „Beilage" – sollte etwa dreimal in der Woche auf dem Speiseplan stehen, eine Mahlzeit mit Fisch einmal pro Woche. An den anderen Tagen gibt es vegetarische Gerichte mit Hülsenfrüchten z.B. als Eintopf), Kartoffeln (z.B. als Gratin), Reis, Nudeln oder anderem Getreide (z.B. als Auflauf).

Die zwei **Zwischenmahlzeiten** werden üblicherweise vormittags (z.B. als Frühstück im Kindergarten oder Pausenbrot in der Schule) und nachmittags gegessen. Sie bestehen hauptsächlich aus Obst oder Gemüserohkost, Brot oder Getreideflocken und einer Portion Milch oder einem Milchprodukt. Gelegentlich können auch Süßigkeiten, Kekse oder Kuchen gegessen werden.

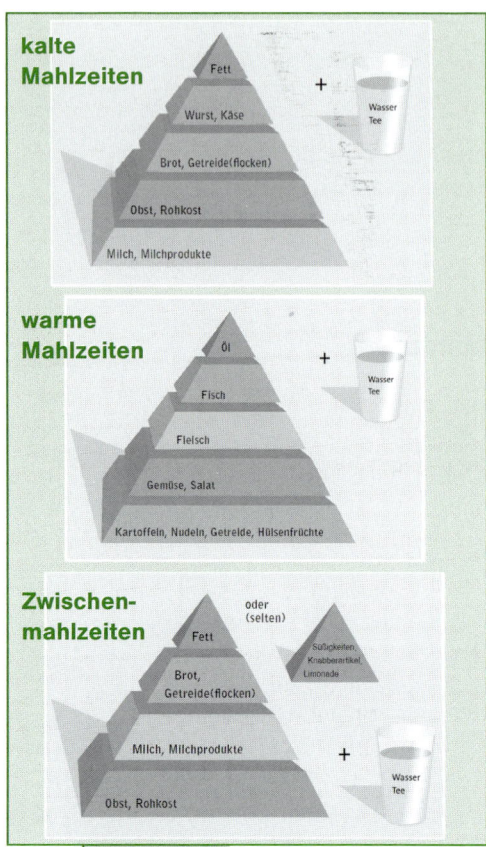

Abb. 2-6: **optimiX®-Lebensmittel- pyramiden für die einzelnen Mahlzeiten**

> Zu jeder Mahlzeit gehört ein energiefreies oder -armes Getränk, vorzugsweise Trinkwasser. Auch zwischen den Mahlzeiten sollten Kinder und Jugendliche immer Gelegenheit haben etwas zu trinken.

Die Hauptmahlzeiten in der Optimierten Mischkost liefern im Durchschnitt jeweils etwa 25 % der täglichen Energiezufuhr, die beiden Zwischenmahlzeiten jeweils etwa 12,5 %. Die Nährstoffprofile der Mahlzeiten unterscheiden sich aufgrund der unterschiedlichen Lebensmittelzusammensetzung. Die warme Hauptmahlzeit liefert z.B. viel Eisen aber weniger Kalzium als die kalten Hauptmahlzeiten.

In der dreidimensionalen optimiX® Mahlzeitenpyramide wird die Zusammensetzung der Mahlzeitentypen dargestellt. Jede Pyramidenseite stellt einen Mahlzeitentyp dar. Die Flächen der Lebensmittelgruppen zeigen deren Mengenverhältnis in der Mahlzeit an. Von den Lebensmittelgruppen, die den Sockel der Pyramide bilden, sollen größere Portionen gegessen werden, als von den Lebensmittelgruppen in der Spitze der Pyramide (◆Abbildung 2–6).

Aufgrund der großen individuellen Variabilität des Energiebedarfs wurde auf konkrete Angaben zu Portionsgrößen verzichtet. Die Ampelfarben aus den drei Regeln werden (im Original) für die Darstellung in der Pyramide übernommen.

Lebensmittelauswahl in der Optimierten Mischkost

Das Konzept der Optimierten Mischkost wird ergänzt durch Hinweise zur Lebensmittelauswahl (◆Tabelle 2-6). Wert gelegt wird vor allem auf die Bevorzugung fettarmer Lebensmittel innerhalb der „gelben" und „roten" Lebensmittelgruppen. Getränke sollten möglichst energiefrei oder energiearm sein, da zuckerhaltige Getränke (auch Fruchtsäfte) zur Entstehung von Übergewicht beitragen können [17]. Milch ist wegen des hohen Energiegehalts nicht zum Durstlöschen geeignet und zählt zu den Lebensmitteln, die nur in mäßigen Mengen verzehrt werden sollen.

Kinderlebensmittel sind in Deutschland weit verbreitet. Sie fallen durch eine kindgerechte Aufmachung, Portionierung oder Form auf, tragen in ihrer Bezeichnung Begriffe wie „Kinder" oder „Kids" oder ihnen wird Spielzeug beigepackt. Oft sind sie mit Nährstoffen angereichert. Bei einer Markterhebung des FKE 2001 waren fast die Hälfte der Kinderlebensmittel Süßwaren und Gebäck. 85 % der Produkte enthielten Aromastoffe, 73 % Zusatzstoffe. Gegenüber herkömmlichen Lebensmitteln haben solche Kinderlebensmittel keinen Vorteil [18] und sind für die Kinderernährung nicht nötig.

Fertiggerichte werden in der Optimierten Mischkost toleriert. Die von Kindern und Jugendlichen der DONALD Studie protokollierten Fertiggerichte sind im Vergleich zu den Empfehlungen für die warme Mahlzeit oft fettreicher, haben eine höhere Energiedichte und enthalten häufig Aroma- und Zusatzstoffe [19]. Sie sollten daher möglichst mit Lebensmitteln mit einer geringen Energiedichte wie Obst und Gemüse kombiniert werden. Ein Flyer mit handlungsorientierten Tipps informiert über die Verwendung von Fertiggerichten im Rahmen gesunder Mahlzeiten (www.ernaehrungsportal.nrw.de).

Fast Food, also Speisen und Getränke aus Schnellrestaurants, wurde von etwa einem Drittel der männlichen und einem Sechstel der weiblichen Jugendlichen der DONALD Studie mindestens einmal pro Woche verzehrt. Jüngere Kinder essen weniger häufig Fast Food [20]. Die bundesweite EsKiMo-Studie kommt zu ähnlichen Verzehrshäufigkeiten (95 % mindestens einmal in 4 Wochen) [7].

An Tagen mit Fast-Food-Verzehr nahmen die DONALD Teilnehmer im Mittel etwa 20 % ihrer Energiezufuhr mit Fast Food und 3 % mit außer Haus verzehrten Getränken zu sich [20]. Andere Untersuchungen zeigen, dass die hohe Energie- und niedrige Nährstoffdichte von Fast Food vielfach nicht durch die folgenden Mahlzeiten kompensiert wird [21]. Tatsächlich hatten die Fast-Food-Konsumenten in der DONALD Studie einen höheren BMI als die Nicht-Konsumenten.

Aus diesen Gründen zählt Fast Food zu den Lebensmitteln, die nur sparsam verzehrt werden sollten, nicht öfter als ein- bis zweimal pro Woche. Kindern und Jugendlichen, aber auch Eltern sollte bewusst sein, dass vor allem die typischen Fast Food Menüs aus Burger, Pommes und Limo mit im Mittel 1 350 kcal pro Menü mehr als doppelt so viel Energie liefern wie eine Hauptmahlzeit der Optimierten Mischkost (etwa 550 kcal bei 10- bis 12-Jährigen) [20].

Auch gesunde Ernährung schmeckt !

Befragungen zu Lebensmittelpräferenzen bei Kindern und Jugendlichen stützen die weit verbreitete Meinung, dass diese am liebsten Fast Food, z.B. Pommes frites, und Süßwaren mögen. Während Gemüse in der Beliebtheit weit unten

Getränke	energiearm oder energiefrei
Getreide	> 50 % Vollkorn
Obst, Gemüse	frisch, tiefgekühlt
Milch, Fleisch	fettarm
Speisefette	Pflanzenöl (Rapsöl)
Speisesalz	+ Jod, Fluorid, Folsäure

Tab. 2-6: Zusatzkriterien für die Lebensmittelauswahl

rangiert, steht Obst weiter vorn, nahe bei den Süßwaren [22]. Allerdings zeigt unter anderem die DONALD Studie, dass die tatsächliche Lebensmittelauswahl nicht vollständig die angegebenen Präferenzen widerspiegelt [23].

Bei einer Serie von sensorischen Studien in Schulen konnte darüber hinaus gezeigt werden, dass präventiv empfehlenswerte Lebensmittel von Kindern in der Praxis nicht von vornherein abgelehnt werden. Bei Tests von Lebensmitteln verschiedener Süßegrade wurden zwar erwartungsgemäß die stärksten Süßegrade, z. B. bei Müsli das Schokomüsli, oder die gewohnten Lebensmittel, z. B. bei Jogurt der handelsübliche Fruchtjogurt, am besten bewertet. Aber auch mittlere Süßegrade erhielten noch gute bis befriedigende Rangplätze [24].

Die Akzeptanz von Vollkornprodukten gegenüber hellen Varianten wurde am Beispiel von Nudeln, Reis und Rührkuchen getestet, und zwar zunächst mit offenen und einige Tage später mit verbundenen Augen. Am auffälligsten waren die Befunde bei Nudeln. Während bei offenen Augen helle Nudeln bevorzugt wurden, konnte mit verbundenen Augen öfter kein Unterschied zwischen beiden Sorten geschmeckt werden [24]. Vollkornbrot aus fein gemahlenem Mehl wurde geschmacklich genauso gut wie übliches Mischbrot beurteilt [25].

Beim Vergleich von Vollmilch und teilentrahmter Milch konnten besonders jüngere Schüler keinen Unterschied schmecken. Ältere Schüler dagegen präferierten häufiger Vollmilch gegenüber teilentrahmter Milch (unveröffentlichte Daten).

Die Ergebnisse sensorischer und anderer Studien zum Ernährungsverhalten ermutigen dazu, Kindern Lebensmittel auch in gesünderen Varianten als den gewohnten anzubieten. Für den Übergang sollte man zu Kompromissen bereit sein, z. B. helle Nudeln und Vollkornnudeln mischen.

Die Kinderernährung verbessern

Ein Vergleich von Verzehrserhebungen in Deutschland mit den Empfehlungen der Optimierten Mischkost zeigt, welche Verbesserungen der derzeitigen Ernährung hauptsächlich notwendig sind.

- Kinder und Jugendliche sollten in erster Linie mehr pflanzliche Lebensmittel, vor allem Gemüse, Brot, Kartoffeln, essen [7, 8].
- Sie sollten ungefähr eine Tasse Wasser am Tag mehr trinken [26].
- Der Anteil von Vollkornprodukten sollte erhöht werden [7, 8].
- Der Trend zu fettreduzierten Milchprodukten [27] sollte sich fortsetzen.
- Bei Fleisch und Wurstwaren sollten öfter fettarme Varianten ausgewählt werden.
- Zur Verbesserung des Fettsäuremusters sollte mehr Rapsöl verwendet werden.
- Der Verzehr von Süßwaren und gesüßten Getränken sollte verringert werden [7, 8].
- Der Fast-Food-Verzehr sollte auf max. ein- bis zweimal pro Woche beschränkt werden [20].

Um diese Ziele zu erreichen, stehen vor allem die Familien in der Verantwortung (◆Infokasten auf der folgende Seite und ◆Kapitel 3.2). Nicht nur bei Kindern, auch bei Jugendlichen hat die Familie noch einen großen Einfluss auf die Ernährungsgewohnheiten [28, 29] (◆Kapitel 3.3). Verschiedene Studien zeigen, auf welchem Wege Eltern das Ernährungsverhalten ihrer Kinder positiv beeinflussen können [30].

Da eine rigide Ernährungserziehung das Risiko für Übergewicht erhöht [31], lässt die Optimierte Mischkost einen großen Spielraum für die Umsetzung im familiären Alltag. Darüber hinaus sollten Kinder und Jugendliche eine gesunde Ernährung auch in Kindergarten, Tagesstätte und Schule als Selbstverständlichkeit erleben können. Die Optimierte Mischkost bietet durch ihren Mahlzeitenbezug hierfür eine praxisnahe Orientierung.

Tipps zur Förderung gesunder Ernährungsgewohnheiten in Familien (nach [30])

- Mahlzeiten sollten in einer angenehmen Atmosphäre stattfinden.

- Geschwister, Gleichaltrige und Eltern sind Vorbilder beim Essen und beim Ausprobieren neuer Lebensmittel.

- Kinder sollten so früh wie möglich an die natürliche Geschmacksvielfalt der herkömmlichen Lebensmittel gewöhnt werden.

- Eine anfängliche Ablehnung neuer Lebensmittel ist normal. Durch wiederholtes Probieren lässt sich die Akzeptanz von neuen Geschmacksrichtungen verbessern.

- Kindern sollte eine breite Palette von Lebensmitteln mit einer geringen Energiedichte angeboten werden.

- Ein Verbot bestimmter Lebensmittel wie Süßwaren erhöht deren Attraktivität.

- Der Zwang, bestimmte Lebensmittel zu essen (z.B. Gemüse), führt zu einer steigenden Ablehnung dieser Lebensmittel.

- Kinder sollten selbst entscheiden dürfen, wie viel sie essen und sich dabei nach ihrem Hunger-/Sättigungsgefühl richten.

- Lebensmittel mit einer hohen Energiedichte (z.B. Süßwaren) sollten nicht als Belohnung verwendet werden.

Bestandsaufnahme: Nährstoffversorgung und Lebensmittelverzehr von Kindern und Jugendlichen in Deutschland

Gert B. M. Mensink, Almut Richter, Anna Stahl, Claudia Vohmann, Helmut Heseker

In der Wachstumsphase ist der Bedarf an Energie, Proteinen, Vitaminen und Mineralstoffen, bezogen auf das Körpergewicht, besonders hoch, da sich zahlreiche Körperfunktionen entwickeln und erhebliche körperliche Veränderungen stattfinden. Aus diesem Grund ist eine adäquate und gesundheitsförderliche Ernährungsweise im Kindes- und Jugendalter von besonders großer Bedeutung.

Seitdem die auch im Kindes- und Jugendalter zunehmende Verbreitung von Übergewicht und Adipositas als bedeutsames Gesundheitsproblem öffentlich und politisch wahrgenommen wird, ist die Ernährung von Kindern und Jugendlichen zu einem zentralen Thema geworden. Dabei konnten sich die Einschätzungen des Ernährungsverhaltens der jungen Generation früher nur auf einige regional begrenzte Studien stützen.

Mit der **EsKiMo**-Studie (**E**rnährungs**s**tudie als **KiGGS-Mo**dul) wurde eine aktuelle bundesweite Bestandsaufnahme verfügbar. Der folgende Beitrag gibt einen Überblick über die Ergebnisse von EsKiMo zur Nährstoffzufuhr und zum Lebensmittelverzehr von Kindern und Jugendlichen.

EsKiMo und KiGGS

KiGGS – der Kinder- und Jugendgesundheitssurvey ist eine bundesweite, repräsentative Studie zur Gesundheit von insgesamt 17 641 Kindern und Jugendlichen im Alter von 0 bis 17 Jahren in Deutschland [1, 2]. Durchgeführt wurde er vom Robert Koch-Institut, die Basiserhebung fand von Mai 2003 bis Mai 2006 statt. Erhoben wurden umfangreiche Daten zur körperlichen und

⮩ Viele Kinder und Jugendliche nehmen zu wenig ungesättigte Fettsäuren und Ballaststoffe, aber verglichen mit den Referenzwerten zu viel Eiweiß auf.

⮩ Die Versorgung mit den meisten Vitaminen und Mineralstoffen ist im Durchschnitt ausreichend.

⮩ Die Versorgung mit Vitamin D und Folat ist generell kritisch, ebenso die Aufnahme von Kalzium, Vitamin A und E bei den 6- bis 11-Jährigen und die Eisenaufnahme bei Mädchen.

⮩ Getreide, Gemüse, Obst und Fisch werden generell zu wenig verzehrt.

⮩ Wasser ist mit durchschnittlich ca. der Hälfte der Gesamttrinkmenge das wichtigste Getränk. Limonade nimmt aber ebenfalls einen Anteil von bis zu einem Viertel ein.

⮩ Mädchen und Jungen aller Altersgruppen verzehren zu viel Fleisch und Wurstwaren, vor allem aber Jungen im Teenageralter.

⮩ Erwartungsgemäß essen Kinder und Jugendliche erheblich mehr Süßwaren als empfohlen.

⮩ Mädchen essen meist mehr Gemüse und Obst sowie weniger Fleisch und Süßwaren als Jungen und trinken im Teenageralter weniger Alkohol. Die jüngeren Mädchen verzehren dabei im Durchschnitt zu wenig kohlenhydratreiche Lebensmittel und Milch-/produkte.

psychischen Gesundheit, zum Gesundheitsverhalten, zur körperlichen Entwicklung und zur Lebensqualität sowie die Inanspruchnahme von Leistungen des Gesundheitssystems. Dazu wurden Eltern und Heranwachsende ab 11 Jahren umfassend befragt. Zusätzlich erfolgte eine ärztliche Untersuchung, die auch eine Blutabnahme einschloss [1, 2].

EsKiMo – die Ernährungsstudie als KiGGS-Modul wurde als Teil von KiGGS vom Robert Koch-Institut und der Universität Paderborn mit finanzieller Unterstützung des Bundesministeriums für Ernährung, Landwirtschaft und Verbraucherschutz (BMELV) durchgeführt. Im Rahmen von EsKiMo wurde von Januar bis Dezember 2006 die Ernährung von 6- bis 17-Jährigen in Deutschland erfasst.

Studiendesign und Forschungsmethoden der EsKiMo-Studie sind im Infokasten auf den Seiten 62–63 zusammengestellt.

Nährstoffzufuhr

Berechnungsgrundlage für die Nährstoffzufuhr waren für die 6- bis 11-Jährigen ein 3-Tage-Ernährungsprotokoll (ausgefüllt durch die Eltern, evtl. gemeinsam mit dem Kind), für die 12- bis 17-Jährigen ein standardisiertes Ernährungs-Interview (DISHES, vgl. Methodenkasten auf S. 62 f.).

In den ◆**Tabellen 2-7 und 2-8** (Seite 42 f.) sind die Mediane sowie die 5. und 95. Perzentile der täglichen Energie- und Nährstoffzufuhr der 6- bis 17-jährigen Teilnehmer dargestellt. Die erhobenen Daten ermöglichen Vergleiche mit den D-A-CH-Referenzwerten für die Nährstoffzufuhr und damit die Abschätzung der Versorgungslage auf Gruppenebene [3].

Die D-A-CH-Referenzwerte wurden so festgelegt, dass nahezu alle gesunden Personen hiermit ihren Bedarf decken. Für Einzelpersonen sind sie nur Zielgrößen, deren Unterschreiten die

Wahrscheinlichkeit einer unzureichenden Versorgung erhöht. In den ◆**Abbildungen 2-8 und 2-9** ist die tatsächliche Zufuhr im Vergleich zu den Referenzwerten dargestellt.

Energie und Makronährstoffe

Die Referenzwerte für die Energiezufuhr gelten für Personen mit einem BMI im Normalbereich und mittlerer körperlicher Aktivität [3]. Jedoch liegen Körpergewicht und Körpergröße anno 2006 insgesamt über den für die D-A-CH-Referenzwerte herangezogenen Referenzmaßen und die körperliche Aktivität der Beteiligten ist nicht genau bekannt. Deshalb gibt ein Vergleich mit den Referenzwerten nur grob an, ob die Energiezufuhr adäquat ist.

Insgesamt ist die mediane **Energiezufuhr** relativ nah an den Referenzwerten. Jedoch impliziert der Median, dass die Hälfte darüber liegt. Bei den 10- bis 11-Jährigen sowie bei den 15- bis 17-jährigen Mädchen ist der Median etwas niedriger, bei den 15- bis 17-jährigen Jungen hingegen etwas höher als die Referenzwerte.

Die bedeutendsten Quellen für Nahrungsenergie sind Brot, Süßwaren und Milchprodukte. Daneben tragen Säfte (und Limonaden bei 12- bis 17-jährigen Jungen) entscheidend zur Energiezufuhr bei (◆Abbildung 2-7).

Der über **Fett** zugeführte Energieanteil ist in allen Altersklassen mit medianen Werten zwischen 31 und 33 Energieprozent relativ ähnlich. Der betreffende Referenzwert liegt für Heranwachsende bis 14 Jahre bei 30–35 % der Energie aus Fett. Bei älteren Jugendlichen sollten weniger als 30 % der Energie über Fett zugeführt werden. Letzteres wird für die 15- bis 17-Jährigen im Median nicht erreicht. Die Fettsäurezusammensetzung ist sowohl bei Kindern als auch bei Jugendlichen nicht zufriedenstellend, da gesättigte Fettsäuren zu reichlich, einfach ungesättigte Fettsäuren gerade ausreichend und mehrfach ungesättigte Fettsäuren in zu geringem Umfang verzehrt werden.

Die **Proteinzufuhr** liegt im Median in allen Altersgruppen deutlich über den jeweiligen Referenzwerten. Dies gilt insbesondere für Kinder

	Jungen			Mädchen		
	Median	P5	P95	Median	P5	P95
Energie (kcal)	1808,9	1276,5	2565,6	1670,1	1136,7	2314,7
Energie (MJ)	7,6	5,4	10,9	7,0	4,8	9,7
Fett (g)	65,9	39,3	102,5	59,9	30,9	96,5
Fett (Energie%)	32,4	23,1	41,7	31,7	22,5	41,1
gesättigte FS (g)	28,2	15,9	45,6	25,8	13,9	40,1
polyunges. FS (g)	8,4	4,6	15,4	7,5	3,5	15,3
einfach unges. FS (g)	23,2	13,3	37,6	20,4	10,6	35,4
Protein (g)	60,3	42,3	88,2	55,7	34,4	83,3
Protein (Energie%)	13,4	10,3	17,5	13,3	10,1	18,0
Kohlenhydrate (g)	237,8	158,8	359,0	217,9	147,0	322,8
Kohlenhydrate (Energie%)	53,1	43,2	63,4	53,5	43,7	66,0
Mono-/Disaccharide (g)	119,3	69,0	202,4	107,8	55,5	183,4
Polysaccharide (g)	112,0	67,9	183,9	103,1	65,1	167,1
Alkohol (g)	0,2	0,0	1,2	0,2	0,0	0,9
Alkohol (Energie%)	0,1	0,0	0,4	0,1	0,0	0,4
Ballaststoffe (g)	16,7	10,3	26,3	16,0	9,5	26,5
Cholesterin (mg)	237,6	112,0	465,4	218,1	92,6	435,2
Wasser (l)	1,6	1,0	2,4	1,5	0,9	2,3
Vitamin A (mg RÄ)	0,8	0,4	2,1	0,7	0,3	1,7
β-Carotin (mg)	2,0	0,5	7,7	2,1	0,4	6,8
Vitamin C (mg)	96,0	31,4	234,1	93,2	28,8	225,9
Vitamin D (μg)	1,4	0,3	5,4	1,3	0,3	4,2
Vitamin E (mg TÄ)	9,2	5,1	19,7	8,7	4,4	18,4
Vitamin K (μg)	180,4	96,8	343,0	172,1	84,1	328,3
Thiamin (mg)	1,2	0,7	2,6	1,1	0,6	2,0
Riboflavin (mg)	1,5	0,9	3,0	1,3	0,7	2,5
Niacin (mg NÄ)	21,9	14,3	38,1	19,8	11,9	30,4
Vitamin B_6 (mg)	1,6	0,9	3,4	1,4	0,8	2,9
Biotin (μg)	38,2	22,2	116,0	35,7	17,9	106,5
Folat (μg FÄ)	203,5	109,1	495,7	190,1	101,0	365,2
Vitamin B_{12} (μg)	3,8	2,0	7,3	3,3	1,3	6,2
Natrium (g)	2,1	1,2	3,5	1,9	1,1	3,2
Kalium (g)	2,3	1,5	3,5	2,2	1,2	3,4
Kalzium (mg)	886,3	476,5	1406,6	833,6	406,3	1303,2
Magnesium (mg)	284,1	186,3	431,4	271,8	158,6	422,6
Phosphor (mg)	1052,1	701,4	1570,7	1018,6	604,0	1454,4
Eisen (mg)	10,8	6,8	17,4	9,9	6,2	14,9
Zink (mg)	8,4	5,6	12,8	7,8	5,1	11,6
Jod (μg)	78,1	47,0	139,9	74,8	35,3	135,9

Tab. 2-7:   **Nährstoffzufuhr pro Tag. 6- bis 11-jährige Jungen und Mädchen**
Median, 5. und 95. Perzentile

	Jungen			Mädchen		
	Median	P5	P95	Median	P5	P95
Energie (kcal)	2900,3	1545,1	5098,1	2215,5	1262,0	3722,2
Energie (MJ)	12,1	6,5	21,3	9,3	5,3	15,6
Fett (g)	111,6	54,3	219,7	79,5	40,1	144,6
Fett (Energie%)	33,5	24,4	43,7	32,3	22,3	41,7
gesättigte FS (g)	46,7	21,9	90,4	33,8	15,7	64,4
polyunges. FS (g)	15,0	7,2	37,1	11,4	5,8	23,9
einfach unges. FS (g)	38,7	18,7	76,1	26,8	14,0	51,4
Protein (g)	95,3	53,6	178,2	69,7	39,1	119,0
Protein (Energie%)	13,7	10,5	17,0	12,9	9,7	16,7
Kohlenhydrate (g)	370,8	204,1	631,7	288,7	146,4	494,8
Kohlenhydrate (Energie%)	50,8	39,4	61,5	52,9	42,7	64,0
Mono-/Disaccharide (g)	188,3	80,4	381,6	155,9	60,2	329,5
Polysaccharide (g)	168,0	91,5	302,8	130,1	62,2	224,7
Alkohol (g)	0,8	0,0	22,4	0,6	0,0	10,1
Alkohol (Energie%)	0,2	0,0	4,3	0,2	0,0	3,5
Ballaststoffe (g)	26,9	13,6	50,3	23,8	12,4	43,3
Cholesterin (mg)	387,0	178,4	781,7	264,8	127,0	557,5
Wasser (l)	2,9	1,6	5,5	2,5	1,5	5,0
Vitamin A (mg RÄ)	1,4	0,6	3,3	1,3	0,6	3,2
β-Carotin (mg)	3,8	1,2	11,4	4,2	1,2	12,5
Vitamin C (mg)	168,7	57,0	466,4	175,5	57,5	509,1
Vitamin D (μg)	2,2	0,9	6,7	1,7	0,6	4,8
Vitamin E (mg TÄ)	16,2	7,4	38,4	13,7	6,5	37,9
Vitamin K (μg)	344,2	163,7	687,7	301,8	151,7	617,9
Thiamin (mg)	2,0	0,9	4,6	1,4	0,7	4,0
Riboflavin (mg)	2,2	1,0	5,8	1,8	0,8	4,9
Niacin (mg NÄ)	38,3	19,1	83,2	27,2	15,1	62,0
Vitamin B_6 (mg)	2,5	1,2	7,0	1,9	1,0	5,8
Biotin (μg)	64,9	28,3	270,8	51,3	23,3	267,8
Folat (μg FÄ)	320,2	148,4	929,2	285,9	128,5	730,7
Vitamin B_{12} (μg)	6,2	2,8	14,9	4,3	1,7	10,3
Natrium (g)	3,6	1,9	6,5	2,7	1,5	4,8
Kalium (g)	3,7	2,0	6,7	3,1	1,7	5,5
Kalzium (mg)	1384,7	740,9	2748,0	1204,4	655,9	2251,6
Magnesium (mg)	507,7	269,9	892,5	425,1	238,4	771,8
Phosphor (mg)	1621,7	871,8	2796,1	1245,7	643,5	2184,3
Eisen (mg)	17,8	9,4	31,8	14,1	7,8	25,5
Zink (mg)	13,9	7,9	24,3	10,6	6,0	18,6
Jod (μg)	108,0	58,2	204,7	91,3	52,2	183,6

Tab. 2-8: **Nährstoffzufuhr pro Tag. 12- bis 17-jährige Jungen und Mädchen**
Median, 5. und 95. Perzentile

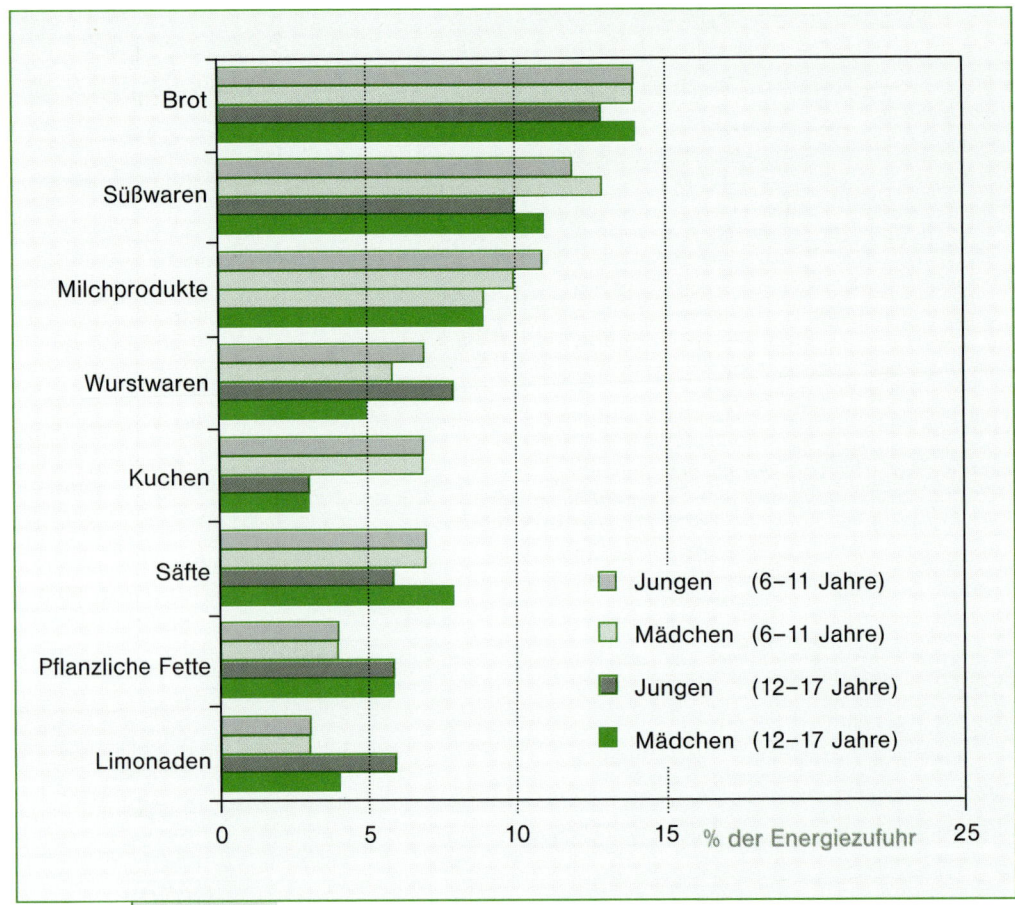

| Abb. 2-7: | **Hauptquellen für Energie bei Kindern und Jugendlichen in Deutschland** |

im Alter von 6 bis 11 Jahren, die im Median über 200 % des Referenzwertes für Protein erreichen. Mädchen im Alter von 12–17 Jahren kommen der empfohlenen Zufuhr im Median am nächsten.

Kohlenhydrate machen in fast allen Altersgruppen mehr als 50 % der Energiezufuhr aus. Bei 15- bis 17-jährigen Jungen ist der Anteil jedoch etwas niedriger. Mono- und Disaccharide übersteigen in fast allen Gruppen den Anteil der Polysaccharide.

Innerhalb der Makronährstoffe ist vor allem die Zufuhr von **Ballaststoffen** problematisch. Die überwiegende Mehrheit der Kinder und Jugend-

lichen erreicht nicht den Referenzwert der Ballaststoffzufuhr von 10 g/1000 kcal.

Kinder und Jugendliche sollten wegen der potenziell toxischen Wirkung sowie dem Abhängigkeitspotenzial generell keinen Alkohol trinken.

Erst bei den 15- bis 17-Jährigen ist ein nennenswerter **Alkoholkonsum** zu verzeichnen. Die von Jungen eingenommene Menge pro Tag ist dabei im Median höher als bei Mädchen.

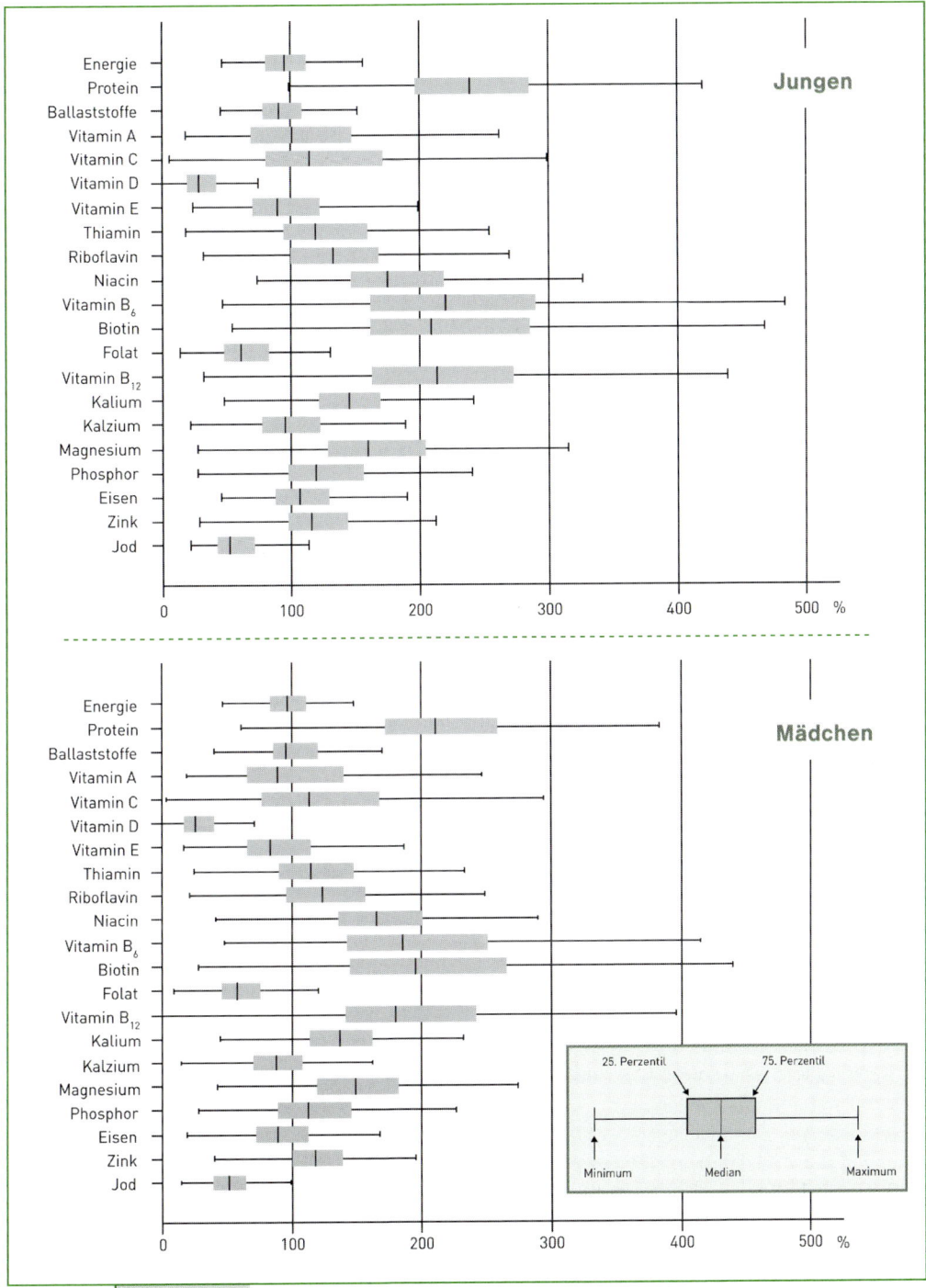

Abb. 2-8: **Nährstoffzufuhr im Vergleich zu den Referenzwerten (Prozent). Alter 6 bis 11 Jahre.**
Median, Interquartilbereich, Minimum und Maximum
(ohne Ausreißer und Extremwerte)

Der **Wasserzufuhr** kommt in der Ernährung eine besondere Bedeutung zu, da sie zur Aufrechterhaltung der Flüssigkeitsbilanz im Organismus unabdingbar ist. Zudem wird Wasser zur Ausscheidung harnpflichtiger Substanzen benötigt. Die mediane Wasserzufuhr liegt im Kindesalter etwas unterhalb der Referenzwerte. Im Jugendalter entsprechen die medianen Zufuhrmengen den Referenzwerten. Über alle Gruppen hinweg ist die Wasserzufuhr bei Mädchen im Median niedriger als bei Jungen derselben Altersgruppe. Mit steigendem Alter ist eine Zunahme der Zufuhr zu beobachten.

Vitamine

Ein erheblicher Teil der 6- bis 11-jährigen Mädchen bleibt mit ihrer **Vitamin-A-Zufuhr** unterhalb der Referenzwerte. Bei Jungen in diesem Alter entspricht der Median in etwa dem Referenzwert, das heißt, die Hälfte liegt unterhalb, die andere oberhalb des Referenzwerts. Die Mehrheit der 12- bis 17-Jährigen hat eine Aufnahme oberhalb des Referenzwertes.

Die mediane Zufuhr von **Vitamin C** liegt oberhalb des Referenzwertes und nimmt mit steigendem Alter zu. Bei Jugendlichen übersteigen die Mediane die Referenzwerte stärker als bei Kindern.

Vitamin D wird bei ausreichender Sonnenexposition in der Haut synthetisiert. Das Vitamin sollte aber zusätzlich mit der Nahrung zugeführt werden, da die UVB-Strahlung hierzulande in den Wintermonaten oder bei generell geringer Sonnenexposition zu gering ist. Die mediane Zufuhr von Vitamin D durch Lebensmittel ist viel niedriger als der Referenzwert. Alters- oder Geschlechtsunterschiede sind im Kindesalter gering.

Die medianen Zufuhrmengen von **Vitamin E** liegen bei 6- bis 11-jährigen Kindern unterhalb, bei Jugendlichen hingegen oberhalb der Referenzwerte. Während im Kindesalter keine Unterschiede zwischen Jungen und Mädchen zu beobachten sind, ist die Vitamin-E-Zufuhr im Jugendalter bei Jungen höher als bei gleichaltrigen Mädchen.

Die medianen Zufuhrmengen von **Thiamin, Riboflavin, Niacin, Vitamin B$_6$ und Vitamin B$_{12}$** sind in allen Gruppen deutlich höher als die Referenzwerte. Bei den 12- bis 17-jährigen Jungen überschreiten mehr als 75 % die Referenzwerte für Thiamin und die mediane Zufuhr von Niacin ist sogar doppelt so hoch wie der Referenzwert.

Folat nimmt während der Wachstums- und Entwicklungsphase eine bedeutende Stellung ein. Die mediane Folatzufuhr liegt in allen Gruppen deutlich unterhalb der D-A-CH-Referenzwerte. Aktuell leisten angereicherte Frühstückscerealien und Säfte den größten Beitrag zur Folatzufuhr. Folatreiche Lebensmittel, z. B. Kohl- und Blattgemüse, sind hingegen von geringer Bedeutung.

Mineralstoffe

Die Schätzwerte für eine minimale **Natriumzufuhr** werden generell überschritten. Mit höherem Alter steigt die Zufuhr, zudem ist sie bei Jungen im Median höher als bei Mädchen. Die durch Zusalzen aufgenommenen Natrium-Mengen wurden jedoch nicht erfasst.

Auch die **Kaliumzufuhr** liegt im Median oberhalb der Schätzwerte für eine minimale Zufuhr. Mit steigendem Alter ist eine Zunahme zu beobachten, wobei die Kalium-Zufuhr bei Mädchen im Median niedriger als bei Jungen derselben Altersgruppe ist.

Die Zufuhrempfehlungen für **Kalzium** werden von den meisten Kindern nicht erreicht. Während bei Jungen die mediane Kalziumzufuhr nur bei den 10- bis 11-Jährigen unterhalb des D-A-CH-Referenzwertes bleibt, wird von der Mehrheit der Mädchen – sowohl bei den 7- bis 9- als auch den 10- bis 11-Jährigen – zu wenig Kalzium zugeführt. Bei den 12- bis 17-Jährigen liegen die medianen Zufuhrmengen bei Mädchen im Bereich der Empfehlungen, während sie bei Jungen die Empfehlungen übersteigen.

Für **Magnesium** sind die medianen Zufuhrmengen höher als die Referenzwerte. Diese sind bei Jungen höher als bei Mädchen und steigen mit dem Alter an. Auch die mediane Zufuhr von **Phosphor** überschreitet, abgesehen von 10- bis

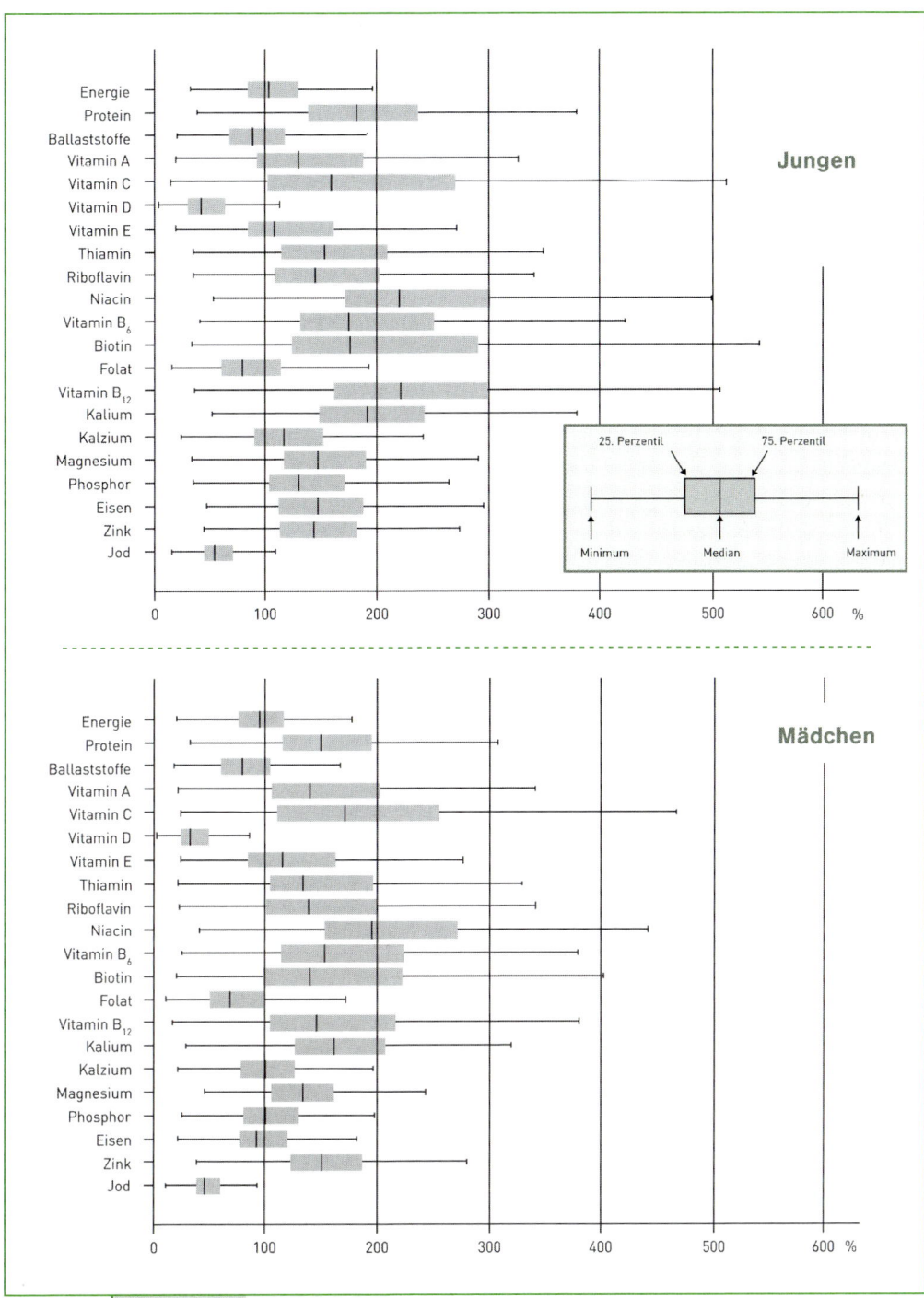

Abb. 2-9: **Nährstoffzufuhr im Vergleich zu den Referenzwerten (Prozent).**
Alter 12 bis 17 Jahre.
Median, Interquartilbereich, Minimum und Maximum
(ohne Ausreißer und Extremwerte)

11-Jährigen, die Referenzwerte. Auch hier nimmt die Zufuhr mit steigendem Alter zu und liegt bei Jungen höher als bei gleichaltrigen Mädchen.

Die mediane **Eisenzufuhr** entspricht bei 6- und 7- bis 9-Jährigen den Referenzwerten, nicht jedoch bei 10- bis 11-Jährigen. Insbesondere viele Mädchen unterschreiten ab diesem Alter die Referenzwerte, während die Jungen sie überschreiten.

Die mediane Zufuhr von **Zink** überschreitet in allen Gruppen die Referenzwerte. Eine Zunahme der Zufuhrmenge mit steigendem Alter ist nur bei Jungen zu verzeichnen.

Die mediane Zufuhrmenge für **Jod** beträgt nur etwa die Hälfte des Referenzwertes. Es ist jedoch zu beachten, dass die tatsächlichen Mengen wahrscheinlich höher liegen, da der Einsatz von jodiertem Speisesalz in der Lebensmittelindustrie und im Haushalt nicht erfasst wurde.

Diskussion: Kritisch sind Fett, Vitamin D, Folat und Eisen

Die EsKiMo-Studie zeigt, dass sich Kinder und Jugendliche sehr unterschiedlich ernähren. Die Versorgung mit den meisten Vitaminen und Mineralstoffen kann heute als ausreichend bezeichnet werden. Jedoch gibt es auch viele Heranwachsende mit einer aus gesundheitlicher Sicht ungünstigen Ernährungsweise. So ist die Fettzufuhr von Kindern und Jugendlichen heute zwar im Mittel geringer als früher, es nehmen aber ca. 10 % der Kinder und Jugendlichen mehr als 40 % der täglichen Energie in Form von Fett auf. Außerdem werden zu viele gesättigte und zu wenig ungesättigte Fettsäuren zugeführt. Die Zufuhr an Vitamin D ist auch suboptimal und kann bei Kindern, die sich kaum im Freien aufhalten, schnell zu einer echten Mangelsituation mit langfristig negativen Folgen für die Knochengesundheit führen.

Eine nicht optimale Vitamin-D-Versorgung spiegelt sich auch in den in KiGGS erfassten geringen Serumwerten wider [4]. Zudem ist bei Kindern und Jugendlichen, die Milch und Milchprodukte weitgehend meiden, eine ausreichende Versorgung mit Kalzium gefährdet. Bei Mädchen, die wenig Fleisch und daraus hergestellte Produkte verzehren, ist außerdem eine Unterversorgung mit Eisen wahrscheinlich.

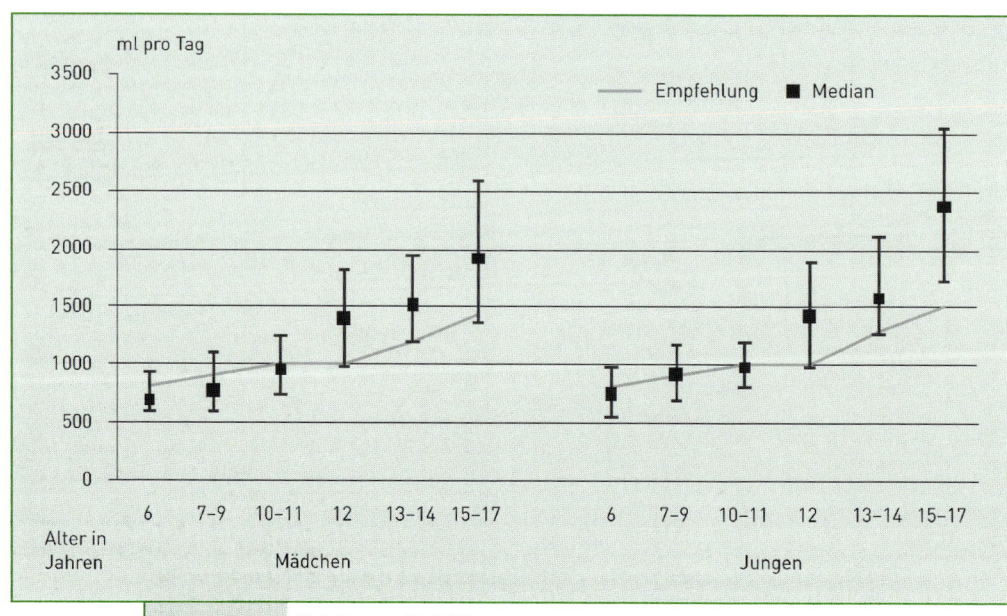

Abb. 2-10:   **Zufuhr von Getränken** (Median, 25. und 75. Perzentile) **und Empfehlung**

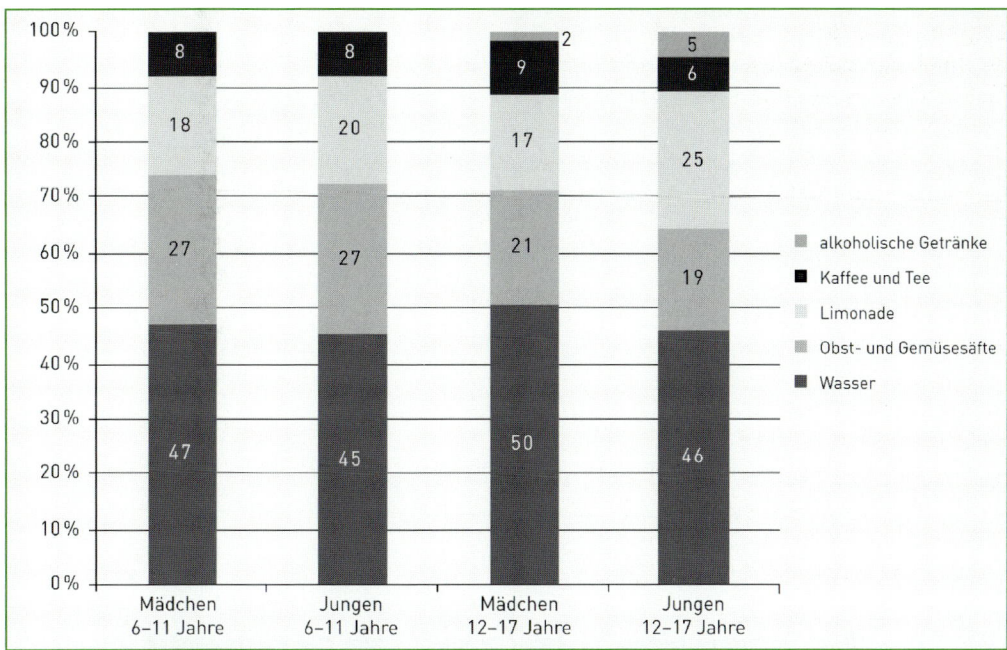

Abb. 2-11: **Anteil der Getränkearten an der Gesamttrinkmenge**

Durch einen regelmäßigen und höheren Verzehr an Gemüse und Salat könnte die Versorgung mit dem Vitamin Folat bei Kindern und Jugendlichen deutlich verbessert werden.

Lebensmittelverzehr

Der Lebensmittelverzehr der Kinder und Jugendlichen wird unterteilt in Lebensmittelgruppen dargestellt. In den ◆ **Tabellen 2-9 und 2-10** sind dazu die täglichen Verzehrsmengen in den Altersgruppen 6, 7 bis 9, 10 bis 11, 12, 13 bis 14 und 15 bis 17 Jahre, getrennt für Jungen und Mädchen als Mediane (50. Perzentile) sowie 25. und 75. Perzentile, dargestellt. Ergebnisse des Vergleichs der Verzehrsmengen in den einzelnen Lebensmittelgruppen mit den optimiX®-Empfehlungen (◆Kapitel 2.2) sind in ◆**Tabelle 2-11** dargestellt.

optimiX® empfiehlt reichlich kalorienfreie oder -arme Getränke sowie pflanzliche Lebensmittel (Obst, Gemüse, Getreideprodukte, Reis, Nudeln und Kartoffeln) zu konsumieren. Zudem sollen mäßig tierische Lebensmittel wie Milch und Milchprodukte, Fleisch, Wurst, Fisch und Eier und nur sparsam Öl, Margarine und Butter gegessen werden. Bei einer ansonsten ausgewogenen Ernährung werden bis zu 10 % der Energieaufnahme aus Süßwaren, Knabberartikeln und Limonade, den sogenannten „geduldeten" Lebensmitteln, akzeptiert [5].

Getränke

Der Getränkekonsum nimmt wie empfohlen mit dem Alter zu. Im Median werden die empfohlenen Getränkemengen in den meisten Altersgruppen erreicht (◆ Abbildung 2-10). Die 6- bis 11-jährigen Mädchen sowie die 6-jährigen Jungen liegen im Median geringfügig unter der Empfehlung und sollten etwa 50–100 ml pro Tag mehr trinken. Jugendliche trinken im Durchschnitt dagegen bis zu 900 ml mehr als empfoh-

| | Mädchen | | | | | | | | | Jungen | | | | | | | | |
| | 6 Jahre | | | 7–9 Jahre | | | 10–11 Jahre | | | 6 Jahre | | | 7–9 Jahre | | | 10–11 Jahre | | |
	P25	P50	P75	P25	P50	P75	P25	P50	P75	P25	P50	P75	P25	P50	P75	P25	P50	P75
Getränke in g	600	693	933	600	784	1093	750	957	1250	542	758	985	699	921	1167	800	986	1200
kohlenhydratreiche Lebensmittel* in g	166	204	253	189	223	274	191	238	294	176	210	252	184	237	312	199	248	307
Obst in g	65	163	212	58	133	202	57	107	208	80	113	182	57	113	184	34	112	170
Gemüse in g	42	86	128	47	94	152	56	104	175	41	69	113	52	94	148	56	89	139
Milch, -produkte** in g	251	317	466	200	328	471	192	313	497	272	393	528	238	365	526	244	341	519
Fleisch, Wurst in g	36	59	91	38	64	93	35	71	110	40	69	92	50	85	117	46	77	116
Eier in g	0	6	24	0	6	20	0	8	25	1	11	23	2	9	22	0	9	26
Fisch in g	0	0	19	0	0	18	0	0	20	0	0	10	0	0	19	0	0	28
Öl, Margarine, Butter in g	7	10	15	6	11	17	9	14	22	7	13	20	8	13	19	9	14	21
"geduldete" Lebensmittel gesamt in kcal	258	351	482	286	419	570	324	444	628	308	436	605	318	479	669	299	484	647
– Süßwaren in kcal	117	187	236	110	186	273	103	204	327	127	183	326	134	210	304	115	194	278
– Backwaren in kcal	47	99	171	37	108	222	47	112	231	24	129	267	58	122	236	43	139	264
– Limonaden in kcal	0	0	44	0	0	67	0	32	115	0	14	63	0	21	83	0	35	94
– Cerealien in kcal	0	0	38	0	0	59	0	0	51	0	6	65	0	0	103	0	0	87

Tab. 2-9: **Verzehr von Lebensmitteln (g/Tag) und Energiezufuhr über "geduldete" Lebensmittel (kcal/Tag), 6- bis 11-Jährige; 25., 50. (Median) und 75. Perzentile**

* zu den kohlenhydratreichen Lebensmitteln zählen: Brot, Getreide(-flocken), Kartoffeln, Nudeln, Reis und anderes Getreide
** Milch und Milchprodukte wurden auf Grund ihres unterschiedlichen Kalziumgehaltes mit Faktoren verrechnet

| | Mädchen | | | | | | | | | Jungen | | | | | | | | |
| | 12 Jahre | | | 13–14 Jahre | | | 15–17 Jahre | | | 12 Jahre | | | 13–14 Jahre | | | 15–17 Jahre | | |
	P25	P50	P75	P25	P50	P75	P25	P50	P75	P25	P50	P75	P25	P50	P75	P25	P50	P75
Getränke in g	977	1404	1821	1193	1531	1950	1355	1924	2586	992	1429	1900	1261	1586	2115	1730	2380	3055
kohlenhydratreiche Lebensmittel* in g	250	311	403	242	317	392	237	318	407	282	335	423	295	366	475	321	424	536
Obst in g	87	166	250	66	142	236	85	161	317	61	128	223	61	136	235	55	130	221
Gemüse in g	95	149	320	114	187	291	110	186	312	76	136	237	96	153	261	114	184	285
Milch, -produkte** in g	216	400	546	213	375	556	240	396	581	291	462	672	270	464	650	291	459	748
Fleisch, Wurst in g	58	91	119	64	93	129	53	78	128	73	105	149	84	129	192	124	172	238
Eier in g	8	16	26	10	18	26	8	15	25	12	21	31	14	22	34	13	23	37
Fisch in g	0	4	13	0	4	11	0	5	13	0	8	14	0	5	12	0	8	16
Öl, Margarine, Butter in g	19	27	43	17	28	39	17	27	37	24	32	44	21	31	47	27	45	65
„geduldete" Lebensmittel gesamt in kcal	274	374	590	292	486	744	268	436	743	298	502	753	403	621	891	423	694	1114
– Süßwaren in kcal	142	182	271	130	222	342	114	204	318	139	233	392	147	250	404	146	244	422
– Backwaren in kcal	60	106	164	53	107	176	50	95	178	45	116	172	80	138	233	67	146	296
– Limonaden in kcal	0	14	55	8	44	126	4	28	130	3	26	105	19	72	208	31	131	360
– Cerealien in kcal	0	0	63	0	0	29	0	0	0	0	0	74	0	0	104	0	0	35

Tab. 2-10: **Verzehr von Lebensmitteln (g/Tag) und Energiezufuhr über "geduldete" Lebensmittel (kcal/Tag), 12- bis 17-Jährige; 25., 50. (Median) und 75. Perzentile**

* zu den kohlenhydratreichen Lebensmitteln zählen: Brot, Getreide(-flocken), Kartoffeln, Nudeln, Reis und anderes Getreide

** Milch und Milchprodukte wurden auf Grund ihres unterschiedlichen Kalziumgehaltes mit Faktoren verrechnet

len. 21% der Jungen und 27% der Mädchen im Alter zwischen 12 und 17 Jahren erreichen die empfohlene Trinkmenge trotzdem nicht.

Im Vergleich mit den D-A-CH-Referenzwerten [3] trinken die 6- bis 11-Jährigen auch weniger **Wasser** als empfohlen (Empfehlung: 940 ml für 6-Jährige, 970 ml für 7- bis 9-Jährige, 1170 ml für 10- bis 11-Jährige). Die Älteren überschreiten die Empfehlungen aus den D-A-CH-Referenzwerten im Durchschnitt jedoch deutlich (1170 ml für 12-Jährige, 1130 ml für 13- bis 14-Jährige, 1530 ml für 15- bis 17-Jährige).

Den größten Anteil an der Getränkemenge haben Leitungs- und Mineralwasser (◆Abbildung 2-11). Kinder nehmen 46%, Jugendliche 48% ihrer Trinkmenge in Form von Wasser als Getränk zu sich. An zweiter Stelle stehen Obst- und Gemüsesäfte, gefolgt von Limonaden. Diese Reihenfolge trifft jedoch nicht auf die 12- bis 17-jährigen Jungen zu. Diese trinken nach Wasser an zweiter Stelle Limonade, welche im Mittel 25% ihrer Getränkemenge ausmacht. Damit ist auch ihre durchschnittliche tägliche Trinkmenge an Limonade mit 357 ml höher als in den anderen Gruppen. Außerdem trinken 5% von ihnen

sogar 2,4 Liter und mehr pro Tag. Tee hat für die meisten Kinder bzw. Jugendlichen nur eine geringe Bedeutung. Es werden 8% bzw. 6% der Getränkemenge als Tee konsumiert. Kaffee sowie alkoholische Getränke werden von den unter 12-Jährigen praktisch nicht getrunken. Der Anteil der Kaffeetrinker steigert sich von 8% bei den 12- bis 13-Jährigen auf 38% bei den 16- bis 17-Jährigen (33% der Jungen und 43% der Mädchen).

Alkoholische Getränke haben zwar mengenmäßig nur eine relativ geringe Bedeutung bei der Flüssigkeitszufuhr, dennoch haben 51% der Mädchen und 54% der Jungen im Alter von 12 bis 17 Jahren innerhalb der vier erfragten Wochen mindestens einmal ein alkoholisches Getränk zu sich genommen.

> Mit zunehmendem Alter, besonders ab 15 Jahren, nimmt bei beiden Geschlechtern der Alkoholkonsum mengenmäßig zu. Dabei macht vor allem der Konsum von Bier einen großen Anteil aus.

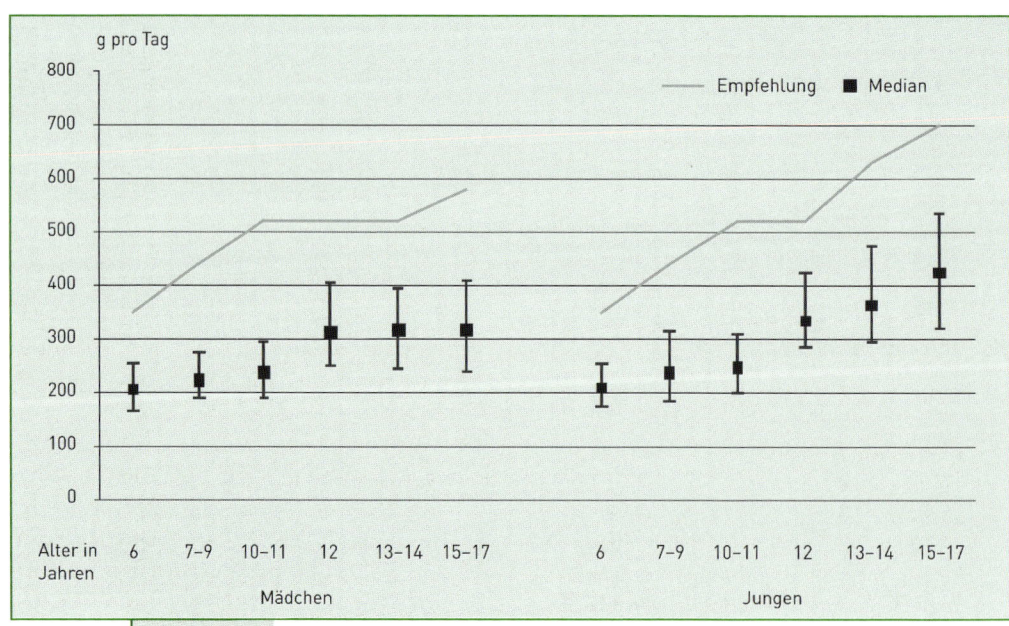

Abb. 2-12:   **Zufuhr von kohlenhydratreichen Lebensmitteln** (Median, 25. und 75. Perzentile) **und Empfehlung**

Anteil an der optimiX®-Empfehlung	Getränke	Kohlen-hydrat-reiche Lebens-mittel	Gemüse	Obst	Milch-produkte	Fleisch und Wurst	Eier	Fisch	Fett	"gedul-dete Lebens-mittel"[1]
Mädchen, 6–11 Jahre										
<25%	<1	3	29	24	8	7	44	69	26	<1
25 bis <50%	8	45	29	22	18	9	11	1	40	1
50 bis <100%	51	50	35	35	37	20	11	1	29	9
≥100%	41	2	7	19	37	64	34	29	5	90
Jungen, 6–11 Jahre										
<25%	1	2	29	25	5	3	39	67	21	<1
25 bis <50%	5	38	37	23	13	6	10	1	39	1
50 bis <100%	43	55	29	37	39	20	14	3	33	6
≥100%	51	5	6	15	44	72	37	29	7	93
Mädchen, 12–17 Jahre										
<25%	1	3	10	22	6	7	13	43	7	2
25 bis <50%	3	35	27	24	17	6	19	17	20	3
50 bis <100%	24	58	34	29	34	24	34	19	44	15
≥100%	73	5	29	25	43	63	34	21	28	79
Jungen, 12–17 Jahre										
<25%	<1	2	15	32	5	1	9	39	4	1
25 bis <50%	2	28	33	27	13	2	11	13	15	2
50 bis <100%	19	61	34	25	33	11	28	20	28	10
≥100%	79	10	18	16	49	86	52	28	43	87

Tab. 2-11: **Prozentanteile der Teilnehmer, die die optimiX®-Empfehlungen erreichen, nach Kategorien**
[1] Süßwaren, Knabberartikel, Limonade

Kohlenhydratreiche Lebensmittel

Zu den kohlenhydratreichen Lebensmitteln, die laut optimiX® reichlich verzehrt werden sollen, werden Brot, Getreide, Mehle, Müsli und Corn-flakes, Getreidebratlinge, Teigwaren, Kartoffeln und Kartoffelerzeugnisse gezählt. Dabei sind Vollkornprodukte mit einem hohen Anteil an komplexen Kohlenhydraten zu bevorzugen.

Die große Mehrheit der Kinder und Jugend-lichen isst zu wenig von diesen wichtigen Kohlen-hydratlieferanten (◆Abbildung 2-12). Besonders gering ist der Verzehr bei den 6- bis 11-Jährigen. Von ihnen erreichen nur 5 % der Jungen und 2 % der Mädchen die empfohlene Menge. Die meis-ten Kinder und Jugendlichen verzehren zwi-schen 50 % und 100 % der empfohlenen Menge (◆Tabelle 2-11) . Das anteilmäßig bedeutendste Lebensmittel ist dabei Brot, gefolgt von Kartof-feln und Kartoffelprodukten. Der durchschnitt-liche Verzehr der Mädchen ist in den Altersgrup-pen 12, 13–14 und 15–17 nahezu gleich, obwohl mit dem Älterwerden eine Steigerung des Ver-

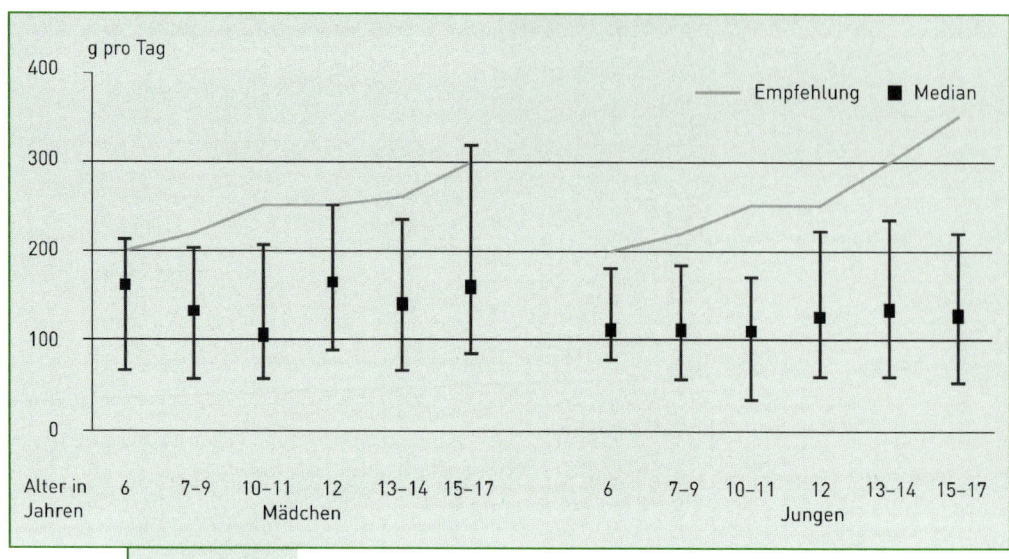

Abb. 2-13:   **Zufuhr von Obst** (Median, 25. und 75. Perzentile) **und Empfehlung**

zehrs empfohlen wird. Damit liegen die jugendlichen Mädchen mit ihrem Verzehr an kohlenhydratreichen Lebensmitteln sogar unterhalb der Empfehlung für 6-Jährige

Obst und Gemüse

> Obst und Gemüse werden von den meisten Kindern und Jugendlichen in zu geringen Mengen verzehrt.

Die durchschnittliche Verzehrsmenge liegt in allen Altersgruppen weit unterhalb der Empfehlung (◆Abbildungen 2-13, 2-14). Gemüse essen nur 6% der Jungen und 7% der Mädchen im Alter zwischen 6 und 11 Jahren gemäß der empfohlenen Mengen (◆Tabelle 2-11).

Beim Obstverzehr sieht die Bilanz bei den Kindern etwas besser aus als beim Gemüseverzehr. Dennoch erreichen nur 15% der Jungen und 19% der Mädchen in diesem Alter die empfohlenen altersgemäßen Mengen.

Zwischen 12 und 17 Jahren erreichen 18% der Jungen und 29% der Mädchen die Empfehlung für denGemüseverzehr. Ein ähnliches Bild zeigt sich beim Obstverzehr. Die empfohlene Obstmenge erreichen nur 16% der Jungen und 25% der Mädchen. Besonders deutlich müssten die 15- bis 17-jährigen Jungen ihren Verzehr erhöhen. Um die für sie vorgeschlagene Menge von 350 g Obst und 350 g Gemüse zu erreichen, müssten sie im Mittel etwa 220 g Obst und 170 g Gemüse pro Tag mehr essen. Die mengenmäßig wichtigste Gemüseart ist Fruchtgemüse (z.B. Gurken, Tomaten). Beim Obst wird vor allem Kernobst (z.B. Äpfel) gegessen.

Milch und Milchprodukte

Milch und Milchprodukte zählen zu den Lebensmitteln, die laut optimiX® mäßig verzehrt werden sollen. Um die Gesamtverzehrsmenge dieser im Kalziumgehalt sehr inhomogenen Produktgruppe bewerten zu können, wird im Rahmen von optimiX® die Umrechnung mittels eines Faktors empfohlen, der den unterschiedlichen Kalziumgehalt von Milch, Käse und Quark widerspiegelt.

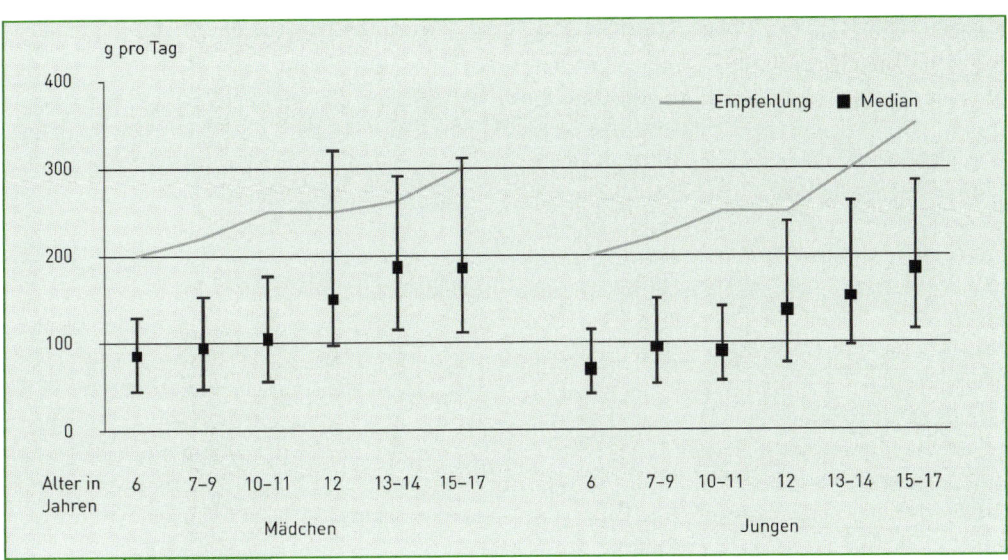

Abb. 2-14: **Zufuhr von Gemüse** (Median, 25. und 75. Perzentile) **und Empfehlung**

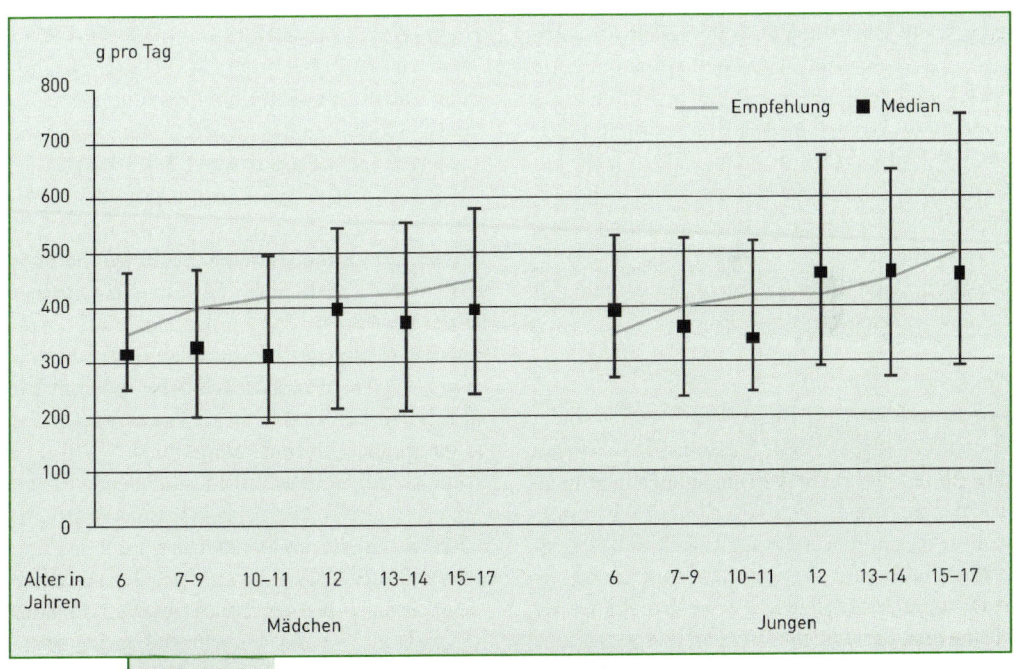

Abb. 2-15: **Zufuhr von Milch und Milchprodukten**
(Median, 25. und 75. Perzentile) **und Empfehlung**

Um den Faktor möglichst exakt an den tatsächlichen Kalziumgehalt in den verzehrten Milchprodukten anzugleichen, wurde dieser Faktor für die in EsKiMo definierten Lebensmittelgruppen speziell berechnet. Dazu wurden die individuelle Verzehrsmenge und der Kalziumgehalt der verzehrten Milchprodukte ins Verhältnis gesetzt. Somit ergibt sich für Weichkäse, Frischkäse und Quark der Faktor 2,4 und für Schnittkäse und Hartkäse ein Faktor von 7,4 – Milch erhält den Faktor 1. Die Verzehrsmengen für die einzelnen Milchprodukte wurden mit diesen Faktoren verrechnet und anschließend pro Person als kalziumadjustierte Gesamtverzehrsmenge der Milchprodukte aufsummiert.

Die mediane Verzehrsmenge für Milch und Milchprodukte liegt nach diesen Berechnungen in den meisten Altersgruppen nur geringfügig unterhalb der Empfehlung (◆Abbildung 2-15). Am geringsten ist der Median bei 6- bis 11-jährigen Mädchen, von denen nur 37% die empfohlene Menge erreichen. Außerdem konsumiert jeder fünfte Junge weniger als die Hälfte der empfohlenen Menge (◆Tabelle 2-9).

Das mengenmäßig wichtigste Lebensmittel in dieser Gruppe ist Milch. Es wird empfohlen, fettärmere Milchsorten zu wählen (z.B. mit 1,5% Fett), da somit weniger Fett und insbesondere weniger gesättigte Fettsäuren aufgenommen werden. Bei den 6- bis 11-Jährigen ist die Hälfte der getrunkenen Milch fettarm, bei den 12- bis 17-Jährigen sind es etwa 40%.

Fleisch und Wurst

Mit zunehmendem Alter essen sowohl Jungen als auch Mädchen mehr Fleisch, Fleischwaren und Wurst. Insbesondere bei männlichen Jugendlichen nimmt der Fleisch- und Wurstkonsum in den höheren Altersgruppen deutlich zu (◆Tabelle 2-10).

Die mit Abstand wichtigste Wurstsorte ist Brühwurst. Den größten Anteil an Fleisch machen Schweine- und Rindfleisch in unterschiedlichen Anteilen, gefolgt von Geflügelfleisch, aus. Die meisten Kinder und Jugendlichen überschreiten die Verzehrsempfehlungen für diese tierischen Lebensmittel. Besonders hoch ist der Konsum bei

den 12- bis 17-jährigen Jungen. Von ihnen isst sogar fast jeder Zweite mehr als das Doppelte der empfohlenen Menge von 85 g/Tag (◆Abbildung 2-16). Auch bei den 6- bis 11-Jährigen überschreiten mehr Jungen als Mädchen (72% gegenüber 64%) die Verzehrsempfehlung.

Eier

Die durchschnittliche Verzehrsmenge von Eiern entspricht bei Jugendlichen in etwa der Empfehlung, bei jüngeren Kindern ist sie dagegen geringer. Dennoch überschreiten im Alter von 6 bis 11 Jahren 37% der Jungen und 34% der Mädchen die empfohlene Menge an Eiern pro Woche. Im Alter zwischen 12 und 17 Jahren sind das 52% der Jungen und 34% der Mädchen.

Fisch

Jugendlichen wird empfohlen 100 g Fisch pro Woche zu essen. Das entspricht etwa einer Fischmahlzeit. Für 6-Jährige genügt laut Empfehlung eine halb so große Portion pro Woche.

> Fleisch wird in allen Altersgruppen im Durchschnitt zu viel,
> Fisch im Durchschnitt zu wenig verzehrt.

Da weniger als die Hälfte der 6- bis 11-Jährigen an den drei Erhebungstagen Fisch verzehrt hat, ist der Median hier wenig aussagekräftig, weshalb der Mittelwert herangezogen wird. Für die 6- bis 11-Jährigen ergibt sich dabei eine mittlere tägliche Verzehrsmenge von 12 g bei Jungen und 11 g bei Mädchen (nicht dargestellt).

Für die Jugendlichen kann eine längerfristige Angabe zum Fischverzehr getroffen werden, da diese über ihren Lebensmittelverzehr in den letzten vier Wochen befragt wurden. Der Fischkonsum der Jugendlichen erreicht nur bei 28% der Jungen und 21% der Mädchen die empfohlene Verzehrsmenge.

Der mediane Fischverzehr pro Woche beträgt 49 g Fisch bei Jungen und 35 g bei Mädchen. Damit müsste die Hälfte der Jungen ihren Fischkonsum mindestens verdoppeln und die Hälfte

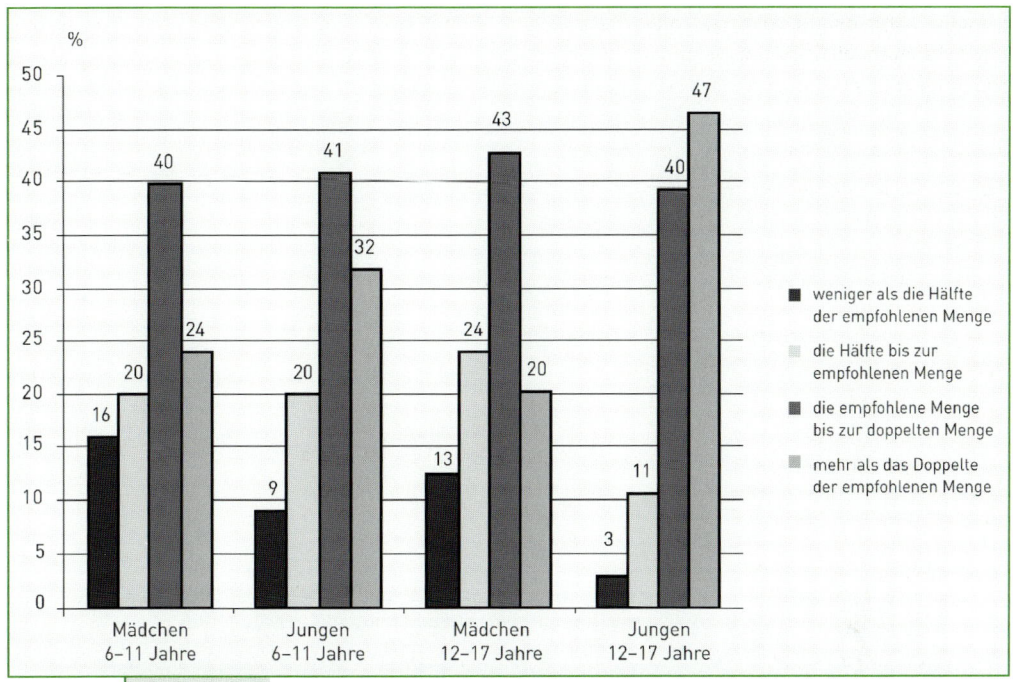

Abb. 2-16:   **Erreichter Anteil der Empfehlung für Fleisch und Wurst in Kategorien**

der Mädchen nahezu verdreifachen, um die Empfehlung zu erreichen. 17 % der Jungen und 21 % der Mädchen zwischen 12 und 17 Jahren gaben an, generell keinen Fisch zu essen.

Pflanzenöle, Margarine, Butter
Die Verzehrsmengen an pflanzlichen und tierischen Fetten (z. B. Pflanzenöle, Streich- und Bratfette) liegen im Median in allen Altersgruppen unterhalb der Empfehlung (◆Tabellen 2-9, 2-10). Dennoch konsumieren 43 % der 12- bis 17-jährigen Jungen mehr als die für sie empfohlenen Mengen.

Süßwaren, Knabberartikel und Limonade
Laut der optimiX®-Empfehlung sollte nicht mehr als 10 % der Gesamtenergie aus der Gruppe der „geduldeten" Lebensmittel aufgenommen werden. Zu diesen Lebensmitteln zählen Schokolade, Fruchtgummi, süße und pikante Backwaren, süße Brotaufstriche, Kuchen, Knabberge-

bäck, Limonaden und auch Cerealienspezialitäten (z. B. Smacks, Pops). Für 6-Jährige liegt damit die Grenze bei 150 kcal pro Tag, bei 17-Jährigen bei 310 kcal.

Nahezu alle Kinder und Jugendliche nehmen deutlich mehr als 10 % ihrer Energie über „geduldete" Lebensmittel auf. Die meisten Kinder und Jugendlichen beziehen hieraus sogar mehr als das doppelte der vorgeschlagenen Kalorienmenge (◆Abbildung 2-17). Bei den 6- bis 11-Jährigen nehmen 65 % der Jungen und 60 % der Mädchen mehr als 20 % ihrer Energie aus dieser Lebensmittelgruppe auf.

Die bedeutendsten Kalorienlieferanten sind dabei Süßwaren (z. B. Schokolade, andere Süßigkeiten, süße Brotaufstriche) gefolgt von süßen und pikanten Backwaren (z. B. Kuchen, Torten, Knabbererzeugnisse) (◆Abbildung 2-18).

In den meisten Altersgruppen nehmen Jungen im Median etwas mehr Kalorien über Süßwaren auf als Mädchen. Die Unterschiede nach

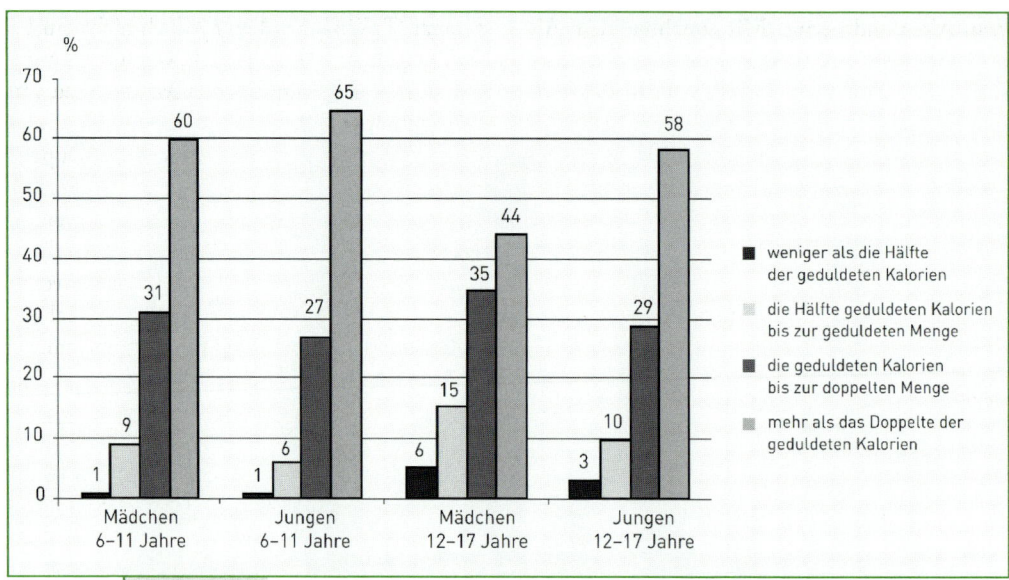

Abb. 2-17: **Erreichter Anteil der nach optimiX® geduldeten Kalorienmengen für Süßwaren, Knabberartikel und Limonade in Kategorien**

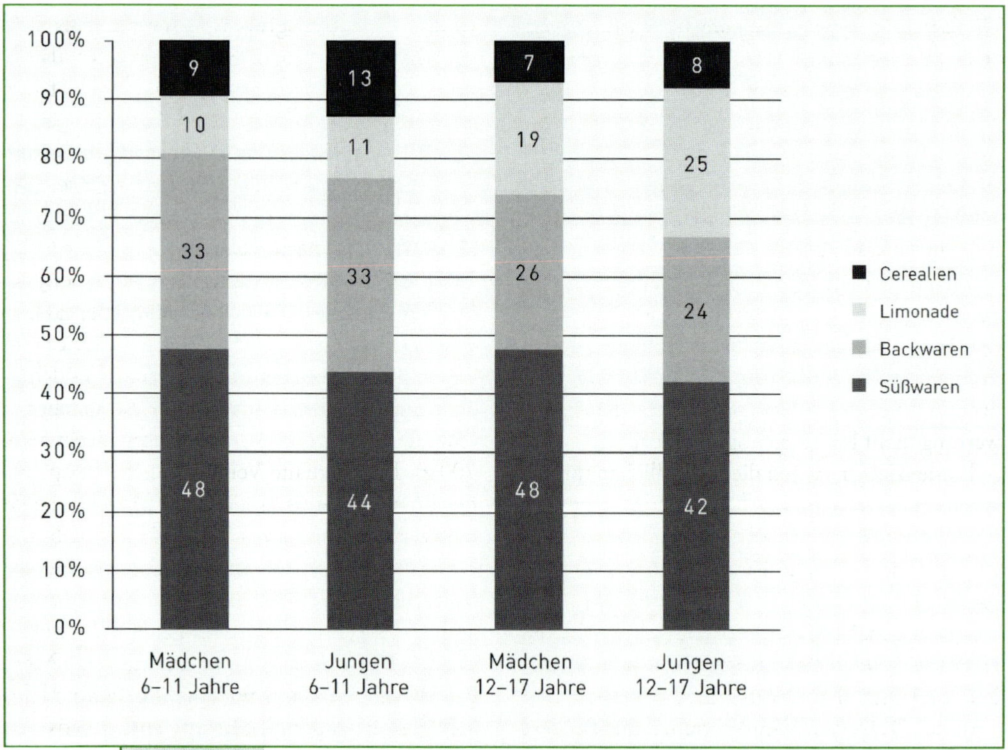

Abb. 2-18: **Anteil der einzelnen Lebensmittelgruppen an der Gesamtkalorienaufnahme über „geduldete" Lebensmittel**

dem Alter sind gering. Mit zunehmendem Alter nehmen Jungen allerdings deutlich mehr Kalorien über Limonade auf (siehe dazu auch unter „Getränke"). Aufgrund dessen erhöht sich bei Jungen die Gesamtaufnahme von Kalorien aus „geduldeten" Lebensmitteln von durchschnittlich 502 kcal pro Tag mit 12 Jahren auf 694 kcal mit 15–17 Jahren.

> Jungen zwischen 15 und 17 Jahren beziehen fast fünfmal mehr Kalorien über Limonade als gleichaltrige Mädchen.

Diskussion: Zu wenig Getreide, Obst, Gemüse und Fisch

Die EsKiMo-Ergebnisse zum Lebensmittelverzehr untermauern die Tendenzen in der Ernährung von Kindern und Jugendlichen, welche sich bereits in der Basiserhebung des Kinder- und Jugendgesundheitssurveys (KiGGS) [6] zeigten. Auch Erkenntnisse aus der longitudinalen DONALD Studie im Raum Dortmund [7] können mit EsKiMo zum Teil bestätigt werden.

Bei der Interpretation der Ergebnisse ist zu beachten, dass sich die optimiX®-Empfehlungen auf den Bedarf bei mäßiger körperlicher Aktivität beziehen. Ob diese von allen Kindern und Jugendlichen erreicht werden, konnte in dieser Auswertung nicht berücksichtigt werden.

Tendenziell erreichen die Jugendlichen mit ihren insgesamt höheren Lebensmittelverzehrsmengen eher die Empfehlungen als jüngere Kinder. Jedoch konsumieren Jugendliche (insbesondere die 16- und 17-jährigen Jungen) gleichzeitig auch mehr von den Lebensmitteln, die nur mäßig bzw. möglichst wenig verzehrt werden sollen, wie Fleisch bzw. Wurst und Limonade.

In der DONALD Studie wurde ebenfalls ein hoher Verzehr an Fleisch und Fleischwaren bei den männlichen Heranwachsenden festgestellt.

Gemäß EsKiMo ist dieser jedoch nicht nur bei den Jungen, sondern ebenfalls, wenn auch weniger stark ausgeprägt, bei den Mädchen zu verzeichnen.

Mädchen essen in fast allen Altersgruppen mehr Obst und Gemüse als Jungen. Außerdem essen sie etwas weniger Süßwaren sowie weniger Fleisch bzw. Wurst. Jedoch essen vor allem die 6- bis 11-jährigen Mädchen zu wenig kohlenhydratreiche Lebensmittel und sie erreichen auch am seltensten die Empfehlung für den Konsum von Milchprodukten.

> Die meisten Kinder und Jugendlichen verzehren zu wenige pflanzliche Lebensmittel wie Obst und Gemüse sowie Brot und Getreide. Außerdem wird von den meisten zu wenig Fisch gegessen.

In fast allen Altersgruppen essen mehr als 50 % der Kinder und Jugendlichen weniger als die Hälfte der empfohlenen Menge an Obst und Gemüse. Nicht berücksichtigt wurde hierbei das Trinken von Säften, was die Bilanz insgesamt verbessern würde. Bei Hinzurechnung von getrunkenen Obst- und Gemüsesäften bis zu maximal 200 ml erreicht etwa ein Drittel der 6- bis 11- Jährigen (33 % der Mädchen, 27 % der Jungen) die empfohlenen Mengen für Obst und Gemüse (je nach Alter 400–500 g). Bei den 12- bis 17- Jährigen erreichen sogar 47 % der Mädchen, aber lediglich 29 % der Jungen die entsprechende Empfehlung (je nach Alter und Geschlecht 500–700 g). Die mediane Verzehrsmenge entspricht bei 12- und 13- bis 14- jährigen Mädchen sowie bei 6- jährigen Jungen in etwa der Empfehlung, bei den anderen Altersgruppen liegt der Median unterhalb der Empfehlung.

Die optimiX®-Empfehlung erlaubt bis zu einem Glas (200 ml) Saft als anrechenbare Menge. Saft enthält zwar ähnlich viele günstige Nährstoffe, liefert aber gleichzeitig auch relativ viel Energie ohne die gleiche sättigende Wirkung zu haben wie normales Obst und Gemüse.

Ebenso ist das Zusammenfassen von Obst und Gemüse als Gesamtmenge dort nicht vorgesehen. Des Weiteren wurde nicht vollständig zwischen Säften, Nektaren und Fruchtsaftgetränken unterschieden, sodass es sich z. T. vermutlich nicht um reinen Saft handelt.

Die Versorgung mit Milchprodukten ist überwiegend gut. Jedoch werden Defizite im Milchkonsum bei EsKiMo nicht nur bei Mädchen im Jugendalter (wie in der DONALD Studie), sondern auch für die im Kindesalter, dort sogar noch deutlicher, sichtbar. Während, im Gegensatz zu den Ergebnissen der DONALD Studie, die Empfehlungen für den Getränkekonsum von den 12- bis 17-Jährigen im Durchschnitt deutlich überschritten werden, sollten viele Kinder etwas mehr trinken. Dabei sollten vor allem Wasser, Tee und verdünnte Säfte bevorzugt werden.

In EsKiMo wurden vergleichbare Mengen an konsumierten Süßwaren für Kinder und Jugendliche festgestellt. Bei KiGGS wurde dagegen eine Abnahme der Verzehrshäufigkeit und in der DONALD Studie eine Abnahme der verzehrten Menge mit zunehmendem Alter festgestellt. Im KiGGS-Verzehrshäufigkeitsfragebogen wurde jedoch nur eine eingeschränkte Auswahl an Süßigkeiten berücksichtigt, bei EsKiMo ist dieser Begriff indessen relativ weit gefasst und enthält u.a. auch süße Brotaufstriche, Puddings und Getränkepulver. In der DONALD Studie könnten auf Grund der langen Teilnahmedauer die Studienteilnehmer beeinflusst worden sein und damit im Laufe der Erhebung weniger Süßigkeiten konsumiert haben.

Kritische Betrachtung der Methoden und Ergebnisse

EsKiMo ermöglicht eine umfangreiche und detaillierte Beschreibung der Ernährungssituation von 6- bis 17-Jährigen in Deutschland. Bedingt durch die Veränderungen in dieser Lebensphase war es notwendig, unterschiedliche Erhebungsinstrumente einzusetzen und auf die beiden Zielgruppen der Kinder und Jugendlichen

anzupassen, die sich in ihren Fähigkeiten (z. B. Erinnerungsvermögen, Lebensmittelkenntnisse) sowie in ihrem Lebenswandel (z. B. Außer-Haus-Verzehr) unterscheiden (vgl. Infokasten zur Methodik auf S. 62–63).

Die Vorteile einer prospektiven Erfassung der Ernährung mit Hilfe eines Ernährungstagebuchs liegen in der Detailliertheit der Angaben (z. B. zu Ort und Uhrzeit des Verzehrs, genaue Produktbezeichnung). Gleichzeitig kann es aber zu einer Beeinflussung und mehr oder weniger bewussten Änderung des Verzehrsverhaltens an den protokollierten Tagen kommen (z. B. reduzierter Verzehr als ungesund erachteter Lebensmittel). Ebenso ist es möglich, dass Mengen oder Lebensmittel falsch angegeben werden (Under-, Overreporting). Um dem entgegenzuwirken, wurde im Ernährungstagebuch ausdrücklich auf folgendes hingewiesen: „Essen und trinken Sie und Ihr Kind bitte an diesen 3 Tagen genauso wie immer!" und „Tragen Sie im Tagesverlauf alle verzehrten Lebensmittel und Getränke während oder unmittelbar nach dem Essen und Trinken in das Ernährungstagebuch ein. Auch Süßigkeiten und Leitungswasser gehören dazu!"

Mögliche Auffälligkeiten in den Tagebucheintragungen wurden telefonisch mit den Eltern geklärt und Verzehrsprotokolle schlechter Qualität von den Auswertungen ausgeschlossen.

Da Underreporting in Verzehrsprotokollen insbesondere ein Problem bei Jugendlichen darstellt [8], kam bei den 12- bis 17-Jährigen ein Ernährungsinterview mit DISHES zum Einsatz.

Bei DISHES handelt es sich um ein bereits bei Erwachsenen erprobtes Erhebungsinstrument. Das Konzept dieses Instruments ist die Erfassung der mittelfristigen, üblichen Ernährung über einen längeren Zeitraum (vier Wochen). Ein Vorteil ist, dass hiermit auf Individualebene ein differenziertes Bild der Verzehrsgewohnheiten erstellt werden kann, inklusive Verzehrshäufigkeiten, Mahlzeitenmuster etc. Außerdem erfordert die Befragung weniger persönlichen Einsatz der Teilnehmer als bei einem Verzehrsprotokoll. Nachteile sind die weniger detaillierte Erfassung der verzehrten Lebensmittel und die Abhängigkeit vom Erinnerungsvermögen der Teilnehmer (u. a. für die Schätzung der Portionsgrößen).

Im DISHES-Interview wird versucht, dieses Erinnerungsvermögen zu unterstützen, indem die Befragten systematisch durch ihren Tagesablauf geführt werden, wobei zu jeder Mahlzeit üblicherweise verzehrte Lebensmittelgruppen (z. B. Brot, Käse) und im Anschluss daran die dazugehörigen Lebensmittel (z. B. Weißbrot, Mischbrot, Vollkornbrot) genannt werden. Außerdem werden verschiedene Hilfsmittel zur Portionsgrößenschätzung eingesetzt. Dazu zählen ein Mustergeschirr und ein Fotobuch mit Portionsgrößen.

Bei der Interpretation der Ergebnisse sollten die unterschiedlichen Erhebungsmethoden berücksichtigt werden. So könnte der deutliche Anstieg in der Energieaufnahme ab 12 Jahren, insbesondere bei Jungen, zum Teil auf die unterschiedlichen Methoden zurückzuführen sein. Trotz der genannten methodischen Unterschiede sind viele Kernaussagen bei Kindern und Jugendlichen aber identisch. Auch liegt die Energiezufuhr relativ nahe an den für die Individuen empfohlenen Referenzwerten. In beiden Altersbereichen wurden vergleichbare Ernährungsprobleme festgestellt.

Ausblick und Forderungen

Der Vergleich der vorgestellten Ergebnisse von KiGGS mit den Empfehlungen zeigt, dass Kinder in Deutschland mit den meisten Vitaminen und Mineralstoffen ausreichend versorgt sind. Insbesondere bei den Vitaminen D und E sowie Folat, bei Ballaststoffen, Kalzium und – bei Mädchen – Eisen wurden die D-A-CH Referenzwerte für die Nährstoffzufuhr jedoch von den meisten Kindern und Jugendlichen unterschritten. Die Jodversorgung hat sich gegenüber älteren Erhebungen verbessert, sollte aber noch weiter optimiert werden. Es sind also nach wie vor ganz bestimmte Vitamine und Mineralstoffe, die kritisch sind.

Die geringe Vitamin-D-Zufuhr mit der Nahrung zeigt noch einmal deutlich, wie wichtig die regelmäßige **Vitamin-D-Prophylaxe** im Säuglingsalter ist. Auch skeptische Eltern müssen immer wieder mit Nachdruck auf die große Bedeutung dieser Maßnahme hingewiesen werden. Auswertungen der KiGGS-Studie zeigen, dass die Vitamin-D-Konzentrationen im Serum (gemessen als 25-Hydroxycholecalciferol) bei mehr als der Hälfte der Kinder und Jugendlichen suboptimal sind, besonders bei bestimmten Migrantengruppen [9]. Regelmäßige körperliche Aktivitäten im Freien erhöhen nicht nur den Energieverbrauch, sondern tragen auch maßgeblich zur Verbesserung der Vitamin-D-Versorgung bei.

Die **Energiezufuhr** entspricht im Durchschnitt den Empfehlungen. Dass trotzdem ca. 15 % der Kinder übergewichtig sind, mag daran liegen, dass der hier verwendete Median eben impliziert, dass die Hälfte der Kinder über den Empfehlungen liegt. Diese Kinder sind es, an die sich Bemühungen zur Prävention von Übergewicht richten müssen.

Die Kohlenhydratzufuhr sowie die Energieprozente aus Fett entsprechen im Durchschnitt ebenfalls den Empfehlungen. Die **Fettsäuren- und Kohlenhydratmuster** sind aber noch nicht optimal (zu viel tierische Fette, zu wenig komplexe Kohlenhydrate) und die Proteinzufuhr ist verhältnismäßig hoch.

Letzteres ist insofern bedenklich, da vermutet wird, dass sich eine frühkindliche hohe Proteinzufuhr ungünstig auf die spätere Entwicklung des Körpergewichts auswirken kann. Hierzu sowie zur Bedeutung einer hohen Proteinzufuhr im Jugend- und jungen Erwachsenenalter auf die spätere Entwicklung von chronischen Erkrankungen (z.B. Osteoporose, Nierensteine, Niereninsuffizienz) sind dringend weitere Untersuchungen notwendig.

Die festgestellte **hohe Natriumzufuhr** bedeutet nicht nur eine frühe Gewöhnung an eine hohe Kochsalzaufnahme. Ein übermäßiger Verzehr kochsalzreicher Lebensmittel kann bereits im Kindes- und Jugendalter zu einem Anstieg des Blutdrucks führen [10]. Auch vor dem Hin-

Lesen Sie weiter auf S. 64

EsKiMo – Methoden

EsKiMo ist eine repräsentative Ernährungsstudie bei 6- bis 17-jährigen Kindern und Jugendlichen, durchgeführt im Jahr 2006. Die 2 506 Teilnehmer (1 248 Jungen, 1 258 Mädchen) haben bereits bei KiGGS mitgemacht und wurden deutschlandweit in 150 Orten – nach Alter und Geschlecht stratifiziert – zufällig erneut ausgewählt.

Für die 6- bis 11-Jährigen führten die Eltern zusammen mit ihrem Kind über drei Tage ein Ernährungsprotokoll mit detaillierten Angaben zu Lebensmittelbezeichnung, Menge, Ort und Zeitpunkt des Verzehrs sowie Zubereitung und Rezepten. Die Familien wurden während der Protokollierungsphase telefonisch von der Universität Paderborn aus betreut. Mit dieser Erhebungsmethode wurden bereits Erfahrungen in der VELS-Studie gesammelt [16].

Mit den 12- bis 17-Jährigen wurde dagegen ein standardisiertes Ernährungsinterview auf der Grundlage von DISHES geführt [17]. Diese Erhebungsmethode wurde bereits in früheren Surveys bei Erwachsenen eingesetzt [18, 19] und ermittelt das übliche Ernährungsverhalten.

Zusätzlich wurden allen Teilnehmern Fragen unter anderem zu sozioökonomischem Hintergrund, Freizeit- und Diätverhalten, der Nutzung von Schulverpflegung, gemeinsamen Familienmahlzeiten und vorhandenen Kochkenntnissen gestellt. Bei den 12- bis 17-Jährigen wurde darüber hinaus erneut der KiGGS-Ernährungsfragebogen eingesetzt [6, 20]. Eine detaillierte Beschreibung der Methoden findet sich an anderer Stelle [21, 22].

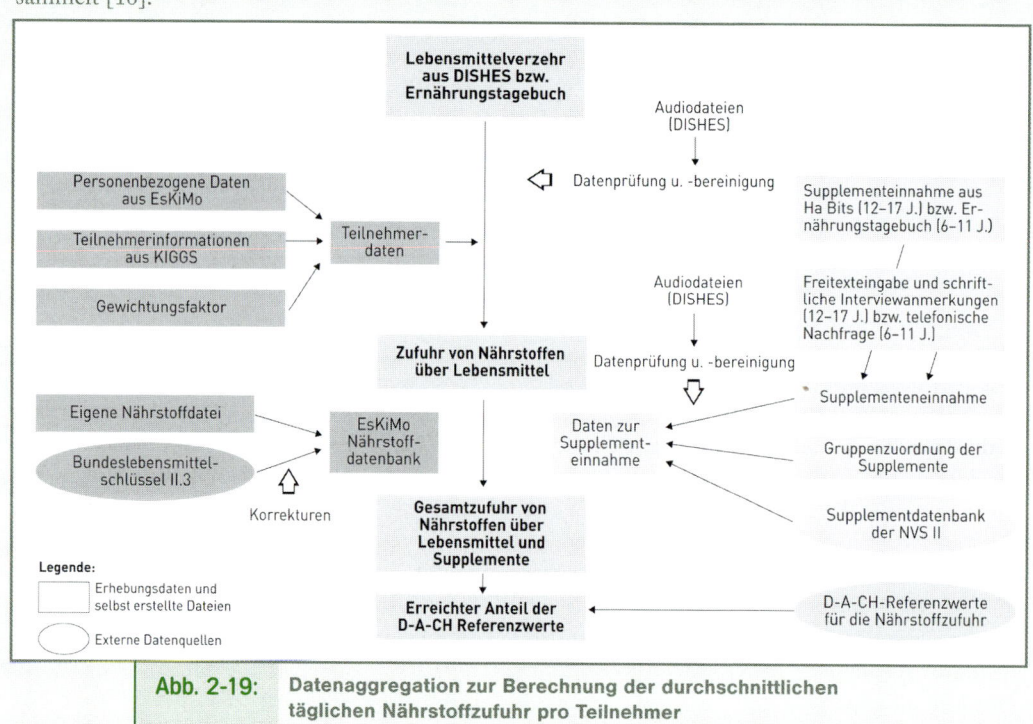

Abb. 2-19: **Datenaggregation zur Berechnung der durchschnittlichen täglichen Nährstoffzufuhr pro Teilnehmer**

Nährstoffberechnungen

Die Grundlage für die Nährstoffberechnungen bildete der Bundeslebensmittelschlüssel (BLS) Version II.3 [23, 24]. Diese Version enthält nicht alle Lebensmittel, die sich momentan auf dem Markt befinden, und keine Differenzierung nach Herstellern. Informationen über Markenprodukte sind jedoch unter anderem wichtig im Zusammenhang mit Nährstoffanreicherungen.

Deshalb wurden für Produkte wie Säfte, Milchprodukte, Cerealien, Fast Food und Süßigkeiten Nährwertdaten recherchiert und in einer Datenbank zusammengefasst. Als Datenquellen dienten Herstellerangaben (Verpackungsangaben, Informationen über das Internet, schriftliche Auskünfte) und ausländische Nährstoffdatenbanken (z. B. [25, 26]). Auch erfolgte ein Austausch mit anderen Arbeitsgruppen wie der Bundesforschungsanstalt für Ernährung und Lebensmittel in Karlsruhe und dem Institut für Ernährungswissenschaft der Justus-Liebig-Universität Gießen.

Da die Herstellerangaben nicht alle im BLS enthaltenen Nährstoffe umfassen, wurden für die fehlenden Nährwertangaben jeweils die Werte eines ähnlichen BLS-Codes übernommen oder es wurde aus BLS-Codes ein Rezept erstellt, das den Herstellerangaben so weit wie möglich entsprach, und mit dem die Nährstoffmengen berechnet wurden.

Für die Berechnung des Gesamtfolats wurde synthetische Folsäure aus angereicherten Lebensmitteln und Supplementen mit dem Faktor 1,7 multipliziert, da diese eine höhere Bioverfügbarkeit hat als Nahrungsfolat [27, 28].

Supplementendatenbank

Im Ernährungstagebuch der 6- bis 11-Jährigen wurde nach dem Verzehr von Supplementen und Medikamenten an den drei Protokolltagen gefragt. Bei den 12- bis 17-Jährigen wurde im Interview die Verwendung von Supplementen während der letzten 4 Wochen erfragt. Die marken-spezifischen Präparate konnten direkt in einer Datenbank ausgewählt oder als Freitext notiert werden. Dazu wurden Menge und Häufigkeit der Einnahme vermerkt. Zur Nährstoffberechnung wurde die Supplementdatenbank der Nationalen Verzehrsstudie II (NVS II) verwendet.

Aggregation der Verzehrsdaten

Die umfangreichen Verzehrsdaten wurden durch Kombination mit externen Datenquellen in personenbezogene tägliche Nährstoffzufuhrmengen umgerechnet (◆Abbildung 2-19). Vergleiche mit den Referenzwerten wurden auf individueller Ebene berechnet und nach Altersgruppen dargestellt.

Gewichtungsfaktor

Um die Repräsentativität zu erhöhen, wurde bei den Auswertungen ein Gewichtungsfaktor verwendet [29]. Dieser passt unter anderem die Altersstruktur der EsKiMo-Teilnehmer an die zum Zeitpunkt der KiGGS-Erhebung gültige, aktuelle Bevölkerungsstruktur an (Stichtag: 31.12.2004) und gleicht die disproportional höher gewählte Zahl von Personen in den neuen Bundesländern aus. Dieser Faktor berücksichtigt auch die protokollierten Wochentage bei den Ernährungstagebüchern. Die Auswertungen erfolgten mit den Statistikprogrammen SPSS (Version 12.0.1) und SAS (Version 9.1.3).

tergrund der mit einem Bluthochdruck einhergehenden Folgeerkrankungen sind verstärkte Anstrengungen zur Reduktion des Kochsalzverzehrs erforderlich.

Der Vergleich der Ergebnisse zum **Lebensmittelverzehr** mit den Empfehlungen der Optimierten Mischkost zeigt unter anderem, dass die meisten Kinder und Jugendlichen ausreichend trinken, jedoch zu wenig Obst und Gemüse, Brot und fettarme Kartoffelprodukte, Fisch sowie Lebensmittel, die reich an komplexen Kohlenhydraten sind, essen. Mit zunehmendem Alter werden auch zu viele fettreiche tierische Lebensmittel gegessen. Der Konsum von Süßigkeiten und zuckerreichen Getränken ist bei fast allen Kindern und Jugendlichen hoch.

Der in den höheren Altersgruppen zunehmende **Fleischverzehr** zeigt, dass Jugendliche ab einem bestimmten Alter die Verzehrsgewohnheiten der Erwachsenen in diesem Bereich annehmen, ist aber aus mehreren Gründen ungünstig: Der diesem Verzehrsmuster entsprechende hohe Anteil gesättigter, tierischer Fette und der niedrige Anteil pflanzlicher, ungesättigter Fette an der Fettzufuhr wirkt sich ungünstig auf den Stoffwechsel aus und erklärt die unzureichende Zufuhr mit Vitamin E. Auch unter dem Aspekt, dass in zahlreichen Studien ein Zusammenhang zwischen einem hohen Verzehr von rotem Fleisch (u.a. Schweine-, Rind-, Schaffleisch) und dem späteren Dickdarmkrebsrisiko beobachtet wurde, sollte angestrebt werden, dass der Fleischverzehr im Jugendalter nicht überproportional steigt [11].

Eine Steigerung des Verzehrs von **Gemüse** und anderen pflanzlichen Lebensmitteln hingegen ist aus präventivmedizinischer Sicht schon im frühen Kindesalter zu empfehlen. Gemüse liefert wichtige Vitamine, Mineralstoffe, Ballaststoffe sowie sekundäre Pflanzenstoffe und ist bei entsprechender Zubereitung energiearm. Insbesondere die Zufuhr von Folat und Ballaststoffen, die sich als besonders kritisch gezeigt hat, könnte durch einen höheren Gemüsekonsum deutlich verbessert werden.

Bis auf die gezeigten Unterschiede treten unabhängig von den Erhebungsmethoden über die ganze Kinder- und Jugendzeit ähnliche Probleme im Lebensmittelverzehr und in der Nährstoffaufnahme auf. So zeigen VELS, EsKiMo und die DONALD Studie [7, 12, 13, 16] übereinstimmend, welche Änderungen der derzeitigen Ernährung hauptsächlich notwendig sind, um die Nährstoffversorgung von Kindern und Jugendlichen zu verbessern:

Auf dem Speiseplan sollten mehr pflanzliche Lebensmittel, vor allem Gemüse, Obst, Brot und Kartoffeln stehen, es sollten mehr Vollkornmehl, -brot, -nudeln oder -reis anstelle von hoch ausgemahlenen Getreideprodukten verzehrt werden, Trink- bzw. Mineralwasser anstelle energiereicher Limonaden getrunken werden, fettreduzierte Milchprodukte gegenüber den Vollmilchprodukten oder mit Sahne angereicherten Produkten bevorzugt werden, fettreichere Wurst- und Fleischsorten durch fettärmere Varianten ersetzt und insgesamt die Menge reduziert und vermehrt Rapsöl anstelle von anderen Ölen und Fetten im Haushalt und in der Lebensmittelindustrie verwendet werden.

Bei der Umsetzung der Qualitätsstandards für Kindertagesstätten und Ganztagsschulen werden diese Aspekte bereits berücksichtigt [14, 15].

Essverhalten und seine Einflussfaktoren

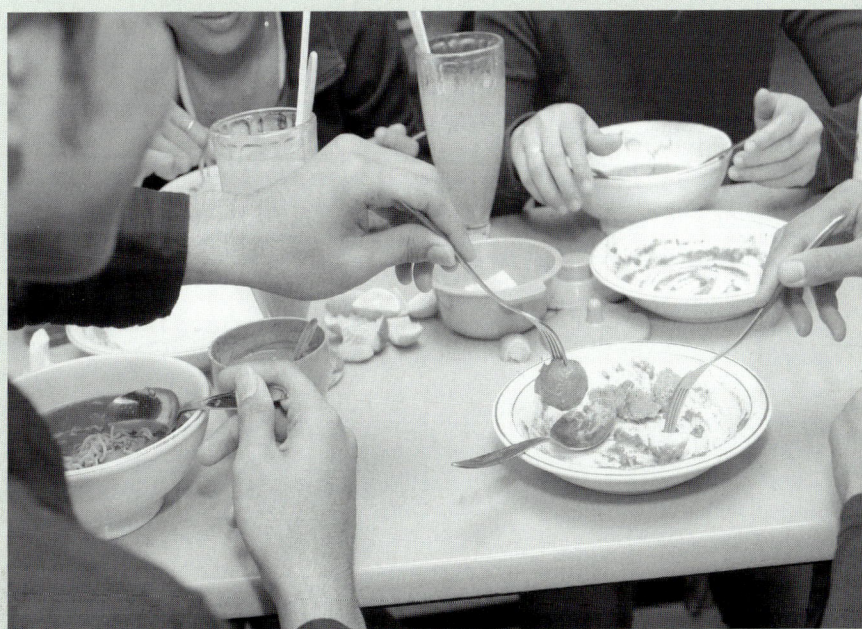

Die Entwicklung des Essverhaltens im Kindes- und Jugendalter

Thomas Ellrott

Übergewicht und Essstörungen bei Kindern und Jugendlichen haben in Deutschland in den letzten Jahren stetig zugenommen [1]. In der öffentlichen Diskussion werden daher Möglichkeiten der Einflussnahme auf die Entwicklung des kindlichen Ess- und Bewegungsverhaltens diskutiert. Dafür sind detaillierte Kenntnisse der Rahmenbedingungen notwendig, unter denen sich das individuelle Essverhalten ausbildet. Dieser Beitrag gibt eine Übersicht über biologische und pädagogische Mechanismen, die die Entwicklung des kindlichen Essverhaltens steuern, und zeigt Ansatzpunkte für erzieherische/präventive Interventionen.

Einflussfaktoren auf das kindliche Essverhalten

Schon im Mutterleib hat bzw. erwirbt ein Kind Vorlieben für bestimmte Geschmacksrichtungen: Vererbte sowie durch Prägung erworbene Präferenzen. Ab der Geburt werden Vorlieben und Abneigungen durch einen lebenslangen sozio-kulturellen Lernprozess ausge-

⮞ Die Vorliebe von Kindern für süße Lebensmittel ist genetisch fixiert, weitere Vorlieben werden schon während Schwangerschaft und Stillzeit durch das mütterliche Essverhalten geprägt.

⮞ Mere exposure effect, sensorisch-spezifische Sättigung und Aversionsbildung sind evolutionsbiologische Programme, die die Entwicklung von Vorlieben und Abneigungen beeinflussen.

⮞ Essverhalten wird zunächst nur durch Innenreize wie Hunger und Sättigung (Primärbedürfnisse) gesteuert, schon bald kommen Sekundärbedürfnisse in Form von Außenreizen hinzu. Erst im höheren Lebensalter wirken auch rationale Einstellungen.

⮞ In jeder Esskultur findet beginnend mit der Geburt ein lebenslanges Training auf bevorzugte Lebensmittel und Speisen statt, das wesentlich über Lernprozesse und gewohnheitsbildende Erfahrungen gesteuert wird.

⮞ Wichtige Lernprozesse sind z.B. Imitationslernen und positive Verstärkung.

⮞ In der Ernährungserziehung eingesetzte rationale Strategien, die mit dem Gesundheitsargument werben, bewirken bei Kindern aufgrund ungünstiger Kontingenzverhältnisse eher das Gegenteil. Das gleiche gilt für strikte Ver- und Gebote.

⮞ Ernährungswissen beeinflusst (nicht nur) bei Kindern kaum das Verhalten.

⮞ Qualitativ gute Schul- und Kindergartenverpflegung und eine Ernährungsbildung nach modernen, verhaltensorientierten Prinzipien sind Chancen zur positiven Beeinflussung des Essverhaltens.

⮞ Das beginnende Diätverhalten bei Jugendlichen bahnt Essstörungen an. Flexible Verhaltenskontrolle ist hier eine bessere Strategie als rigides Diätverhalten.

formt. Dabei spielen zunächst einzelne durch die Evolution begründbare Programme eine wichtige Rolle, wie der *mere exposure effect* oder die spezifisch-sensorische Sättigung (s.u.). Zeitgleich setzen verschiedene Lernprozesse ein, die durch die sozialen und kulturellen Rahmenbedingungen vor Ort entscheidend gesteuert werden. Von Eltern, Lehrern und Erziehern wird versucht, das kindliche Essverhalten durch Ernährungserziehung zu beeinflussen. Schon bei Jugendlichen kann es schließlich zur Ausbildung von klassischem Diätverhalten kommen. ◆Abbildung 3-1 zeigt die wesentlichen Einflussfaktoren auf die Entwicklung des Essverhaltens im chronologischen Überblick. Sie werden im Folgenden erläutert.

Genetische Süßpräferenz

Es gibt eine angeborene Vorliebe für die Geschmacksqualität süß. Neugeborene überall auf der Welt mögen süße Speisen und Getränke, lehnen sauer, stark salzig und bitter ab. Paul ROZIN spricht vom „Sicherheitsgeschmack der Evolution", denn es gibt nichts Süßes auf der Welt, das gleichzeitig giftig ist [2]. Aber nicht nur diese Sicherheits-Hypothese lässt es sinnvoll erscheinen, dass Neugeborene süß präferieren. Auch Muttermilch schmeckt durch ihren Laktose-Gehalt leicht süß. Lebensmittel mit süßem Geschmack sind oftmals auch energiereich (z.B. Honig). Somit ist der Süßgeschmack auch ein Signal für hohe Energiedichte und schnell abrufbare Kohlenhydrat-Energie.

In Zeiten knapper Nahrungsressourcen war die Bevorzugung von Lebensmitteln mit diesen Eigenschaften über Jahrtausende ein entscheidender Überlebensvorteil. Neuere Experimente haben gezeigt, dass die Präferenz für süß in sehr tiefen Hirnregionen (Hirnstamm) verankert und bereits bei der Geburt vorhanden ist [3].

So wie es eine angeborene Vorliebe für den Süßgeschmack gibt, so lässt sich für den Bittergeschmack genau gegenteilig eine Aversion beschreiben. Speisen mit Bittergeschmack werden von Neugeborenen systematisch abgelehnt [2]. Aus evolutionsbiologischer Sicht erscheint diese Aversion hoch sinnvoll, da bitter der typische Geschmack natürlicher Giftstoffe ist. Salzig wird von Neugeborenen nur in geringen Konzentrationen akzeptiert. Höhere Salzgehalte werden abgelehnt.

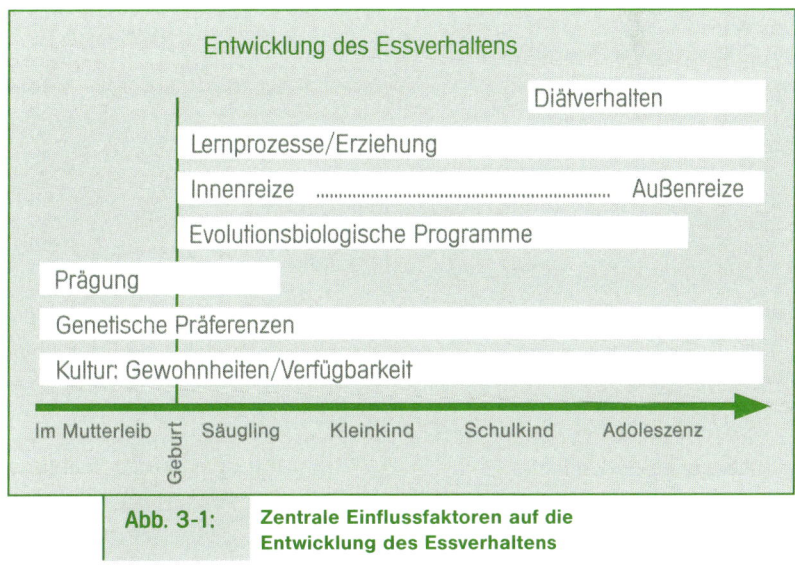

Abb. 3-1:   **Zentrale Einflussfaktoren auf die Entwicklung des Essverhaltens**

Perinatale Geschmacksprägung

Pränatale Prägung

Erst seit jüngerer Zeit ist bekannt, dass Vorlieben für bestimmte Geschmacksrichtungen von Neugeborenen auch durch das Essverhalten der Mutter während der Schwangerschaft mitgeprägt werden. Dies wird auch als **In-utero-Programmierung** bezeichnet. Durch den indirekten Kontakt mit den Aromastoffen der verzehrten Speisen über Nabelschnur und Fruchtwasser lernt das Kind Lebensmittel geschmacklich bereits im Mutterleib kennen und bevorzugt diese bekannten Geschmackseindrücke auch nach der Geburt [5]. So kann eine Mutter, die während der Schwangerschaft bevorzugt nährstoffreiche Lebensmittel auswählt, evtl. schon entsprechende Präferenzen beim Kind bahnen (vgl. ◆ Kapitel 1).

Postnatale Prägung

Der Prägungsprozess setzt sich postnatal fort [6]. Muttermilch ist geschmacklich deutlich vielfältiger als Flaschenmilch, weil sie in niedriger Konzentration die Geschmacksstoffe der von der Mutter zuvor verzehrten Speisen enthält. Daher ist die spätere **Neophobie** (= Ablehnung neuer Speisen, ◆ Kapitel 3.2) bei gestillten Kindern vermutlich geringer und sie entwickeln eine höhere Präferenz für pflanzliche Lebensmittel mit niedriger Energiedichte (Gemüse, Obst u.a.), wenn diese von der Mutter im Stillzeitraum bevorzugt verspeist wurden.

> Der sog. mere exposure effect beschreibt das gewohnheitsbildende „Hineinschmecken" in die lokal vorherrschende Esskultur. So ist zu verstehen, dass Menschen unterschiedlicher Herkunft völlig andere Geschmacksvorlieben haben.

Evolutionsbiologische Programme

Mere Exposure Effect

Auch nach der Geburt trägt wiederholter Kontakt mit neuartigen Geschmackseindrücken zur Ausbildung von Vorlieben bei. Neugeborene lernen, das zu schmecken, was ihnen angeboten wird, und mit der Zeit mögen sie diesen Geschmack dann auch; genannt wird dies „*mere exposure effect*". Der Geschmacksvorliebe für bereits verzehrte und damit bekannte Speisen liegt ein zentrales biologisches Sicherheitsprinzip zugrunde: „Ich esse nur, was ich kenne!" Denn werden Speisen ohne negative Konsequenzen vertragen, dann erkennt der Esser sie am Geschmack wieder, identifiziert sie durch die guten Vorerfahrungen als sicher (nicht giftig!) und kann sie beruhigt ein weiteres Mal essen [4, 7].

Dieser Effekt ist ein wichtiges evolutionsbiologisches Programm für eine Maximierung der Sicherheit bei der Speisenauswahl in einem entwicklungsgeschichtlichen Lebensumfeld, in dem nicht jede potenzielle Speise auch genießbar und verträglich war.

Menschen, die erstmals eine ihnen zuvor unbekannte tropische Frucht probieren, können dieses Sicherheitsprinzip an sich selbst entdecken: Man nimmt nur eine kleine Probe auf die Zunge und schmeckt vorsichtig, schluckt aber nicht. Erst nach einiger Zeit – wenn der Geschmack zwischen bereits als sicher bekannten Entitäten eingeordnet ist („schmeckt zwischen Stachelbeere und Erdbeere") – wird das Fruchtstückchen hinunter geschluckt.

Spezifisch-sensorische Sättigung

Dem *mere exposure effect*, der für langfristige Geschmacksvorlieben sorgt, wirkt ein anderes evolutionsbiologisches Programm entgegen, die spezifisch-sensorische Sättigung [4, 7]. Dieses Programm baut gegenüber einer sich ständig wiederholenden Geschmacksqualität eine zunehmende Abneigung auf. Dieses Phänomen kennen alle Menschen, denn niemand isst täglich sein Leibgericht – es würde ihm bald nicht mehr munden.

Der Volksmund kennt für die spezifisch-sensorische Sättigung Redewendungen wie „Das hängt mir zum Hals heraus", „Das kommt mir schon zu den Ohren heraus" oder „Damit kannst Du mich jagen".

Kinder, die wochenlang morgens, mittags und abends den immer gleichen warmen roten Tee zum Trinken vorgesetzt bekommen, können diesen bald „nicht mehr sehen" und lehnen ihn zukünftig ab (◆ Abbildung 3-2).

Während der mere exposure effect dazu führt, dass Kinder wiederholt gerade das essen, was sie kennen, beugt die spezifisch-sensorische Sättigung einer zu einseitigen Nahrungsauswahl und damit einem potenziellen Nährstoffmangel vor. Beide biologischen Prinzipien zusammen maximieren zum einen die Sicherheit der Lebensmittelauswahl und minimieren zum anderen das Risiko einer Mangelversorgung mit essenziellen Nährstoffen.

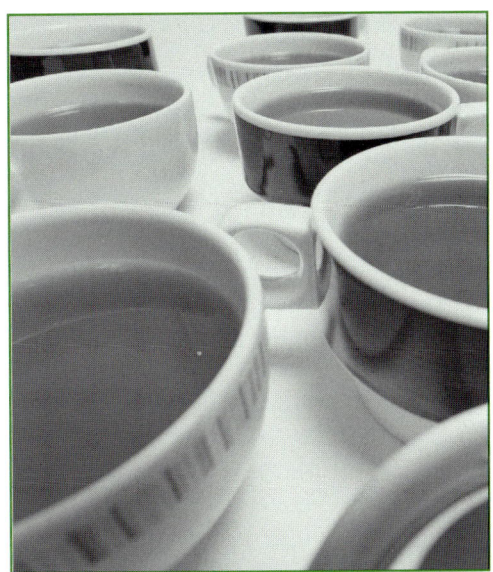

Abb. 3-2: Permanente Wiederholung führt zur Ausbildung von Abneigungen

Wie gut beide Programme interagieren, zeigte ein berühmtes Experiment von Clara DAVIS im Jahr 1929 [8]. Babys nach dem Abstillen durften ihre Speisen für mindestens sechs Monate selbst auswählen. Die Babys aßen phasenweise zwar sehr einseitig (mere exposure effect), diese einseitigen Vorlieben wurden aber nach einiger Zeit durch gänzlich andere Vorlieben komplett abgelöst (spezifisch-sensorische Sättigung). Im Monatsdurchschnitt war die Kost erstaunlicherweise ausgewogen!

Aversionsbildung

Aversionen sind starke Abneigungen gegen bestimmte Lebensmittel, die bei vielen Menschen zu finden sind. Neben ständiger Wiederholung (spezifisch-sensorische Sättigung s.o.) resultieren Aversionen zumeist aus einer unangenehmen Erfahrung im gleichen zeitlichen Fenster wie der Verzehr der entsprechenden Speise [4]. Die unangenehme Erfahrung kann kausal durch den

Verzehr der Speise ausgelöst sein: Isst ein Kind z. B. verdorbenen Fleischsalat und erlebt sehr zeitnah die unangenehme Konsequenz Übelkeit und Erbrechen, ist eine Aversionsbildung gegen Fleischsalat wahrscheinlich, weil der Verzehr dieses Lebensmittels nun immer mit den unangenehmen Erfahrungen verknüpft ist. Die resultierende aversive Besetzung des Geschmackseindrucks soll den Menschen vor einer wiederholten unangenehmen und potenziell lebensgefährlichen Konsequenz schützen.

Es kann aber auch dann Aversionsbildungen geben, wenn die Kopplung zwischen Speise und unangenehmer Erfahrung lediglich zeitlich ist, nicht aber ursächlich: Erhält ein Kind, bei dem wegen einer schweren Erkrankung eine Chemotherapie durchgeführt werden muss, zeitnah zu den unangenehmen Nebenwirkungen der Therapie seine Lieblingsspeise, führt allein der zeitliche Zusammenhang mit sehr hoher Wahrscheinlichkeit zur Ausbildung einer Abneigung gegen die bisherige Lieblingsspeise: Der Geschmack der Speise wird an die negativen körperlichen Folgen der Therapie geknüpft.

Innen- und Außenreizsteuerung des Essverhaltens

Über die Innenreize Hunger, Durst und Sättigung wird eine adäquate Nahrungs- und Flüssigkeitsaufnahme für das Überleben eines Neugeborenen sichergestellt (vgl. auch ◆Kapitel 3.2). Sie zählen zu den lebensnotwendigen Primärbedürfnissen des Organismus Mensch. Für die Nahrungsaufnahme in den ersten Lebensmonaten spielen sie – in Verbindung mit den oben beschriebenen angeborenen sowie erworbenen Vorlieben und Abneigungen – eine entscheidende Rolle.

Mit zunehmendem Lebensalter lässt die Bedeutung von Primärbedürfnissen für die Speisenwahl dann nach und es kommen immer mehr darüber hinaus gehende sog. Sekundärbedürfnisse in Verbindung mit Essen und Trinken hinzu [4]. Diese sind von Hunger, Durst und Sättigung entkoppelt. Sekundärbedürfnisse werden im Gegensatz zu den angeborenen Primärbedürfnissen in einem langjährigen sozio-kulturellen Lernprozess erworben.

> So wie ein Kleinkind Tag für Tag den Gebrauch verschiedener Wörter, Phrasen, Sätze erlernt, so erlernt das Kind auch den Gebrauch verschiedener Speisen zu bestimmten (Mahl-) Zeiten, in bestimmten Kombinationen, zu bestimmten Anlässen usw.

Dabei treten Innenreize wie Hunger und Sättigung als Regulatoren des Verzehrs immer weiter in den Hintergrund und werden von Außenreizen abgelöst: So wird z.B. „Essen, wenn man hungrig ist" durch das „Essen zu von außen festgelegten Essenszeiten" abgelöst. Statt eine Esspause einzulegen, wird dennoch gegessen, weil Essen gerade da ist. Statt die Portion dem Hunger anzupassen, gibt eine extern vorgegebene Portions- oder Verpackungsgröße die Essmenge vor: Es wird so viel gegessen, wie im Becher, in der Packung, in der Tüte oder auf dem Teller ist [9, 10].

Im höheren Lebensalter schließlich werden für die Wahl von Speiseart und -menge zunehmend Einstellungen und Erfahrungen wichtiger [4]. ◆Abbildung 3-3 zeigt die Abhängigkeit des Essens von Innen- und Außenreizen, Einstellungen und Erfahrungen über die Lebenszeit.

Lernprozesse

Die Esskultur am Ort bestimmt den Rahmen

Kinder lernen im sozialen Kontext der Esskultur zu essen, in die sie hineingeboren wurden. Diesen Lernprozessen kommt für die weitere Entwicklung des Essverhaltens und die Ausbildung von Geschmacksvorlieben eine entscheidende Bedeutung zu (◆Kapitel 3.2).

Nach dem Hineinwachsen in das gesellschaftliche Umfeld am Ort (Sozialisation) ist der kulturelle Rahmen durch fortwährende Lernprozesse soweit verinnerlicht, dass selbst auf unbeabsichtigte Überschreitungen mit Unwohlsein, Abneigung oder gar Ekel reagiert wird, z.B. wenn ein Mitteleuropäer erfährt, dass er gerade Hundefleisch verzehrt hat.

Imitationslernen: Das wichtigste Lernprinzip

Das wichtigste Lernprinzip für Kinder ist das Beobachtungslernen: Kinder sehen Vorbildern beim Essen zu und übernehmen deren Verhalten. Allerdings müssen die Vorbilder zum einen von den Kindern gemocht werden (Sympathie ausstrahlen), zum anderen müssen sie mit ihrem Verhalten Erfolg haben und so Macht und Stärke demonstrieren. In der Regel erfüllen Eltern diese Voraussetzungen (◆Kapitel 3.2).

Lernen durch positive Verstärkung

Operantes Konditionieren ist Lernen durch direkt erlebbare positive Verhaltenskonsequenz. Isst ein Kind Schokolade aus einer bestimmten Verpackung, werden der angenehme Geschmack der Schokolade und die gekoppelte positive physiologische Wirkung [11] mit dem Aussehen der Verpackung verkoppelt (geschmackliche Verstärkung). In der Folge kann allein der Anblick die-

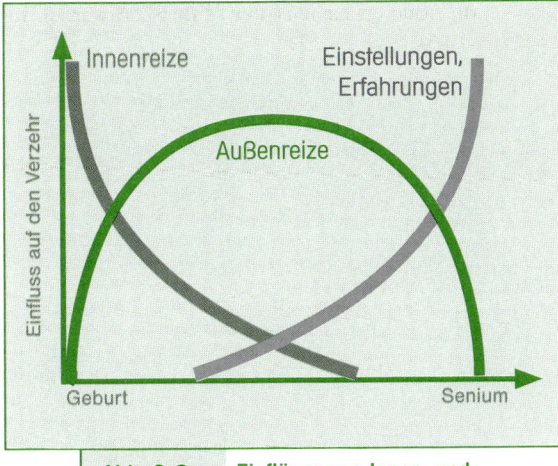

Abb. 3-3: **Einflüsse von Innen- und Außenreizen auf das Essverhalten**

ser oder einer ähnlichen Verpackung zum Signal für eine zu erwartende positive Erfahrung werden und einen Verzehr bzw. den Wunsch nach Verzehr auslösen.

Eine Verstärkung kann auch atmosphärisch erfolgen, z.B. wenn ein Kind bei Streuselkuchen oder Bohnensuppe immer an die schönen Besuche bei Oma denkt, bei denen es Omas „berühmten" Kuchen und Omas leckere Bohnensuppe in höchst positiver Atmosphäre zu schätzen gelernt hat (atmosphärische Verstärkung).

Ungünstige Zeitverhältnisse für Ernährungserziehung und Abschreckungspädagogik

Eltern und Lehrer versuchen häufig, Kindern zu erklären, dass der Verzehr bestimmter Lebensmittel in der Zukunft ungünstige Folgen haben kann. So wird versucht, das Kind vom Verzicht zu überzeugen, z.B. „Iss nicht so viel Schokolade, davon wirst du dick!" oder um-

gekehrt „Trink bitte deine Milch, damit du, wenn du so alt bist wie Tante Frieda, keine Osteoporose bekommst!"

Gerade jüngere Kinder begreifen dieses Prinzip des Belohnungsaufschubs nicht, da zwischen Handlung (z.B. Verzicht auf Süßwaren) und versprochener positiver Konsequenz (z.B. kein Übergewicht) ein unüberschaubar langer Zeitraum liegt. Umgekehrt bietet der Genuss solcher Lebensmittel sofortige positive Verstärkung (s.o.): Ein angenehmes Geschmackserlebnis.

Obwohl die postulierte negative Konsequenz, d.h. die Entstehung von Übergewicht, „größer" ist als die direkte positive Konsequenz Genuss, führt die chronologische Dissoziation des Eintreffens zu einer Höherbewertung zeitnaher Konsequenzen [4]. Das Verhalten wird viel stärker durch zeitnahe Konsequenzen (z.B. Genuss und Geschmack) bestimmt als durch zeitferne unbestimmte Konsequenzen (z.B. Übergewicht und Karies). Dies zeigen die unterschiedlichen Winkel α und β in ◆Abbildung 3-4.

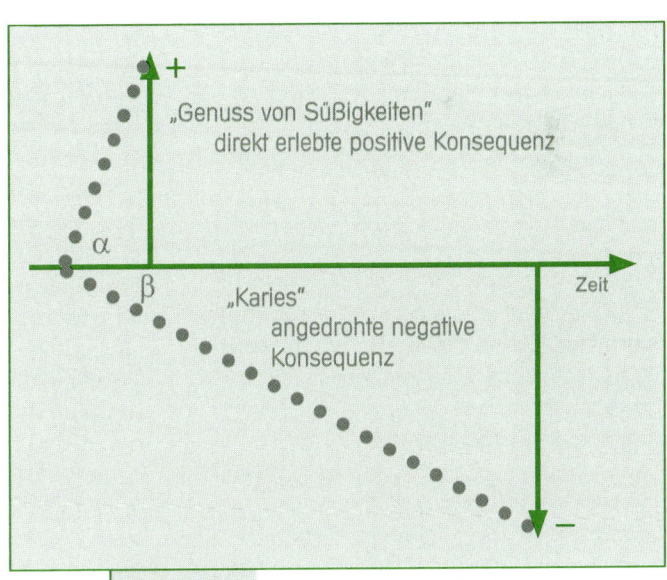

Abb. 3-4: **Ungünstige Zeitverhältnisse beeinträchtigen die Wirksamkeit der Ernährungserziehung**

Ein Kind kann so leicht erleben, dass die elterliche Aussage „Süßigkeiten machen die Zähne kaputt" nicht stimmen kann: Auf einem Kindergeburtstag isst es sehr viele Süßigkeiten. Am Tag darauf kommt per Zufall der Schulzahnarzt in die Schule, schaut dem Kind in den Mund und sagt: „Du hast gesunde Zähne – weiter so!"

Die starke Verzögerung bis zum möglichen Eintreten einer negativen Folge ist besonders für jüngere Kinder weder vorstell- noch erlebbar. So erwarten Kinder nach dem Verzehr entsprechender Lebensmittel zunächst zwar durchaus die vorhergesagten Folgen. Treten diese aber nicht kurzfristig nach dem Verzehr auf, bildet sich eine Primärerfahrung, die der Aussage der Lehrer bzw. Eltern widerspricht: „Ich habe Süßes gegessen und bin am nächsten Tag gar nicht dick geworden."

Letztlich gibt es auch keine gesunden oder ungesunden Lebensmittel, da der Gesamtverzehr über einen längeren Zeitraum darüber entscheidet, ob die Kost gesundheitsfördernd ist oder ob es zu einer positiven Energiebilanz kommt. Das einzelne Lebensmittel kann somit nicht verantwortlich gemacht werden.

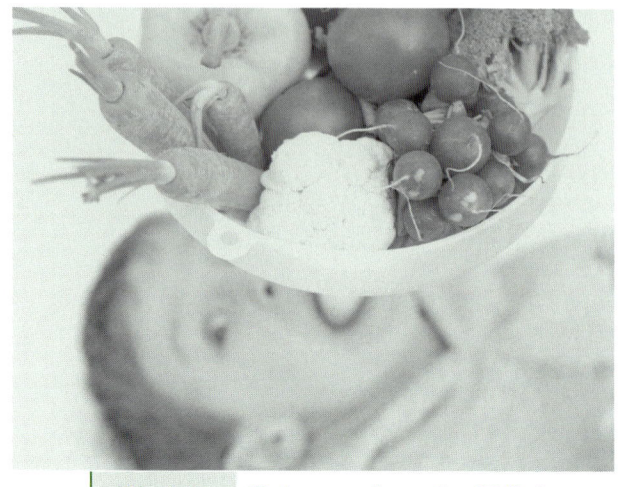

Abb. 3-5:   **Kinder assoziieren das Attribut „gesund" bei Lebensmitteln mit Zwang und Bevormundung**

Eine Ernährungserziehung, die mittels Abschreckungspädagogik auf die Vermeidung negativer Konsequenzen in ferner Zukunft aufbaut, wird vor allem bei jüngeren Kindern keinen Erfolg haben. Durch ungünstige Kontingenzverhältnisse, d.h. lange Zeitverzögerung zwischen positiver und negativer Verhaltenskonsequenz, ist ein derartiger Erziehungsstil kaum wirkungsvoll.

Das problematische Wort „gesund"

Von Eltern, Großeltern, Erziehern und Lehrern wird häufig das Wort „gesund" als Argument gebraucht, um Kinder vom (Nicht-)Verzehr bestimmter Lebensmittel zu überzeugen: „Iss bitte das Gemüse, denn das ist gesund." „Ungesund" wird für den gegenteiligen Zweck verwendet: „Streich bitte die Butter dünner, so viel Butter ist nicht gesund".

Kinder lernen den Gebrauch des Wortes „gesund" als Attribut für Lebensmittel in diesem Zusammenhang negativ kennen. So werden mit dem Begriff „gesund" im Erziehungsprozess besonders die Speisen betitelt, die den Kindern spontan typischerweise nicht gut schmecken.

Außerdem sind gerade solche Lebensmittel „gesund", die Kindern von Autoritäten (Eltern, Lehrer, Erzieher, Großeltern u.a.) „vorgeschrieben" werden. „Gesund" wird so meist mit der Primärerfahrung „Schmeckt sowieso nicht!" sowie mit Zwang und Bevormundung assoziiert. „Gesund" verliert jedweden positiven Verzehrsanreiz für die Kinder (◆Abbildung 3-5). So kann es durchaus passieren, dass Lebensmittel, die von

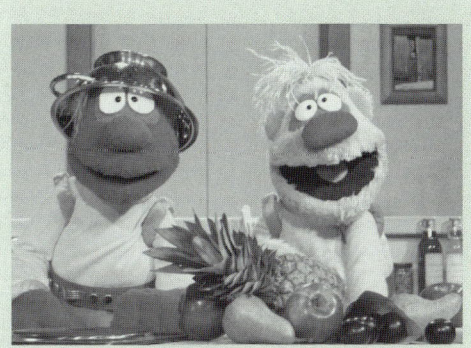

Peb und Pebber

Von der Plattform Ernährung & Bewegung (peb) wurde für das Medium Fernsehen eine Serie von kurzen Clips für Kinder im Vorschul- und Grundschulalter entwickelt: „Peb und Pebber" sind zwei kuschelige Figuren, die Kindern ohne erhobenen Zeigefinger (die Worte „gesund" und „Ernährung" kommen nicht vor) mit Witz und Spaß Lust auf „gesundes" Essen und mehr Bewegung machen sollen. Die Clips sind mit drei Minuten kurz und Kinder finden sie toll – beste Voraussetzungen für erfolgreiches Beobachtungslernen.

Eltern und anderen „Vorgesetzten" in guter Absicht mit „gesund" betitelt werden, von Kindern allein aus diesem Grunde gerade nicht gemocht werden (s.u.).

Guter Geschmack ist der beste Verzehrsanreiz

Deutlich Erfolg versprechender wäre die Verwendung des Motivs „schmeckt richtig lecker, probier doch mal", um Kindern Lust auf „gesunde" Lebensmittel zu machen. Wenn auch die Eltern diese Lebensmittel mit Genuss im Beisein des Kindes verspeisen (Imitationslernen, s.o.), bestehen bestmögliche Rahmenbedingungen für ein erfolgreiches Übernehmen des elterlichen Verhaltens (vgl. ◆Kapitel 3.2). Auf die Verwendung des Attributs „gesund" für Speisen und Getränke sollte in der Ernährungserziehung verzichtet werden.

Diskrepanz zwischen Wissen und Tun

Eine Untersuchung mit Grundschulkindern für den Ernährungsbericht 1984 zeigte, dass Kinder schon vor 25 Jahren grundsätzlich sehr gut zwischen vermeintlich „gesunden" und „ungesunden" Lebensmitteln unterscheiden konnten [12]. Eine vorgegebene Auswahl von Produkten sortierten sie zielsicher in „gesunde Lebensmittel" wie Vollkornbrot, Salat oder Mineralwasser und „nicht gesunde Lebensmittel" wie Limonaden, Süßigkeiten und Hamburger. Im nächsten Schritt wurden die Kinder gebeten, die gleichen Lebensmittel noch einmal nach „mag ich" und „mag ich nicht" zu sortieren. Praktisch alle vorher als „gesund" einsortierten Produkte ordneten die Kinder in die Kategorie „mag ich nicht" und umgekehrt alle zuvor als „nicht gesund" erkannten Produkte in die Kategorie „mag ich". Das kognitive Wissen um sogenannte „gesunde" sowie „ungesunde" Produkte beeinflusst Vorlieben und Essverhalten bei Kindern also eher in gegenteiliger Hinsicht.

> Eine ausgewogene Lebensmittelauswahl kann nicht durch die Vermittlung von möglichst viel Ernährungswissen erzwungen werden [13]. Die Verwendung der Begriffe „gesund" und „ungesund" ist in diesem Zusammenhang eher kontraproduktiv.

Verbote fördern Ausbildung von Vorlieben

Kinder aus Elternhäusern, in denen Kindern kaum oder kein Zucker bzw. süße Lebensmittel erlaubt sind, essen entsprechend dieser Vorgabe im häuslichen Umfeld nur sehr geringe Mengen zuckerhaltiger Lebensmittel.

In einer experimentellen Studie wurde diesen Kindern in einem Esslabor süße Limonade mit verschiedenen Zuckergehalten angeboten. Bei 55 % der restriktiv erzogenen Kinder zeigte sich eine deutliche Vorliebe für die Limonade mit dem höchsten Zuckergehalt [14]. Keines der restriktiv erzogenen Kinder bevorzugte die Limonade mit dem niedrigsten Zuckergehalt. In einem

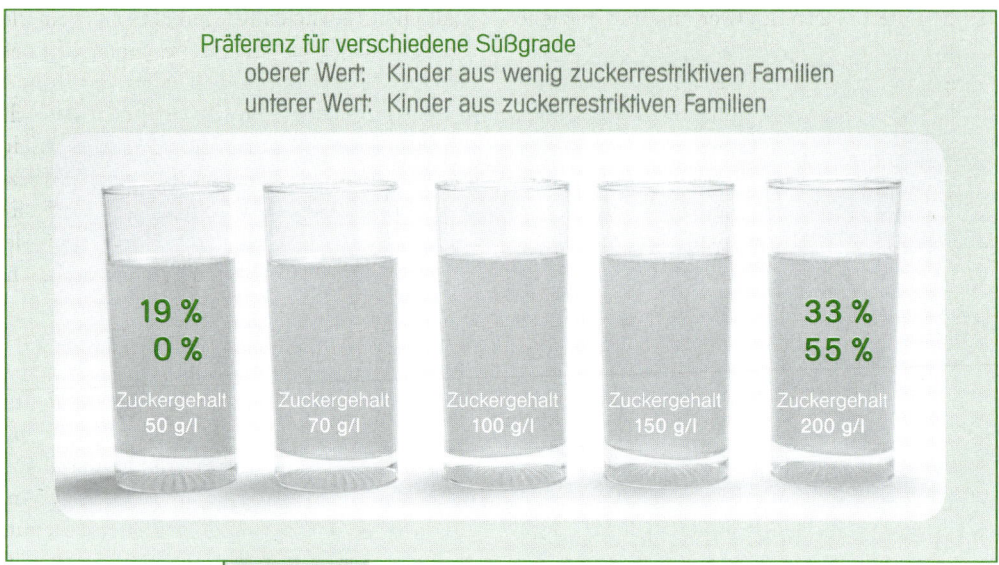

Abb. 3-6: **Restriktionen fördern Präferenzen [14]**

Kontrollexperiment wurden die Limonaden Kindern aus Elternhäusern angeboten, die ihren Kindern Zucker und süße Lebensmittel erlaubten. Hier bevorzugten immerhin 19 % die Limonade mit dem niedrigsten Zuckergehalt und nur 33 % die Variante mit dem höchsten Zuckeranteil (◆Abbildung 3-6). Nach diesen Befunden scheinen elterliche Verbote eher gegenteilige Vorlieben zu fördern: Eine extreme Verknappung löst ein besonders starkes Verlangen nach den verknappten Produkten aus. Die verbotenen Produkte werden so überaus attraktiv für die Kinder.

Diese These konnte in einem aktuellen Experiment von JANSEN et al. [15] bestätigt werden. Hier wurden Schüsseln mit Schokolinsen in gelber und roter Farbe in einem Spielraum für Kinder aufgestellt. Die Erzieher erklärten den Kindern, dass sie die gelben Schokolinsen essen dürfen, die roten aber nur angesehen, nicht aber gegessen werden dürfen. In dieser ersten Phase des Experiments aßen die Kinder ausschließlich gelbe Schokolinsen. Beim nächsten Besuch im Spielraum erklärten die Erzieher, dass die Kinder diesmal ausnahmsweise sowohl gelbe als auch rote Schokolinsen essen dürfen. Die in der zweiten Phase von den Kindern verzehrte Menge an gelben und roten Schokolinsen wurde registriert. Die Kinder verzehrten nun ein Vielfaches an roten Schokolinsen und nur wenige gelbe Schokolinsen, obwohl es sich um das ansonsten gleiche Produkt (gleicher Fett- und Kaloriengehalt) handelte.

Da Kinder in einem größtenteils offenen System leben, besteht grundsätzlich die Möglichkeit, außerhalb des Elternhauses (z. B. bei den Großeltern, in der Schule, bei Freunden, vom eigenen Taschengeld) besonders viele gerade der Lebensmittel zu essen, die zu Hause stark verknappt werden. Aus diesen Befunden kann gefolgert werden, dass ein zu restriktiver Umgang mit genussbetonten Lebensmitteln in einem offenen System zu gegenteiligen Effekten führen kann.

Essen und Fernsehen

Kinder und Jugendliche verbringen heute je nach Lebensalter im Durchschnitt mehrere Stunden täglich vor dem Fernseher. Es ist wissenschaftlich zweifelsfrei erwiesen, dass Kinder, die viel fernsehen, häufiger übergewichtig sind.

Die Ernährungspsychologische Forschungsstelle an der Universität Göttingen führte für den Ernährungsbericht 2000 eine Studie durch, in der geklärt werden sollte, ob für diese Sachlage ursächlich die Lebensmittelwerbung für spezielle Kinderprodukte verantwortlich ist [16].

Die Fernsehzeit der Kinder wurde durch Werbeerkennungstests gemessen: Kinder, die viele Lebensmittelwerbespots richtig erkannten, mussten viel ferngesehen haben und umgekehrt. Dann wurde untersucht, ob die Kinder, die viele Werbespots im Werbeerkennungstest erkannt hatten (Viel-Fernseher), anders essen als die schlechten Werbeerkenner. Es gab jedoch praktisch keinen Unterschied im Essverhalten. Auch die schlechten Werbeerkenner (Wenig-Fernseher) aßen regelmäßig die im Fernsehen beworbenen Lebensmittel. Dafür sind wahrscheinlich die gute Verfügbarkeit und prominente Positionierung solcher Produkte im Handel sowie andere Werbekanäle (Plakatwerbung, Radiowerbung, Werbung in Zeitungen und Zeitschriften u. a.) verantwortlich. Auch Anstoßeffekte (beim Freund kennen gelernt) dürften eine Rolle spielen.

Eine Gewichtszunahme begünstigt Fernsehen in erster Linie durch die lange Zeit, in der Kinder inaktiv vor dem Fernseher sitzen. Fernsehwerbung für Kinderlebensmittel ist für die Entstehung von Übergewicht sekundär, zumal die Werbezeit nur wenige Prozent der gesamten Fernsehzeit beträgt [16].

Eine wichtige Maßnahme, um das Gewichtsproblem vieler Kinder und Jugendlicher in Deutschland zu lösen, wäre demnach eine deutliche Einschränkung der Medienzeit (Fernsehen, Spielekonsolen und Computer), nicht aber ein alleiniges Verbot der Lebensmittelwerbung im Fernsehen. Praktisch alle Alternativbeschäftigungen zum Fernsehen sind mit höherer körperlicher Aktivität und weniger parallelen Konsumanreizen verbunden. Ein alleiniges Verbot von Fernsehwerbung unter Beibehaltung der Fernsehdauer (Medienzeit) dürfte, wie Beispiele aus dem werbefreien Schweden und werbefreien ka-

nadischen Provinzen belegen [17–19], keinerlei messbare Wirkung auf das Körpergewicht zeigen.

In jedem Fall sollten Kinder möglichst nicht vor dem Fernseher essen und trinken, da die starke Ablenkung durch die bewegten Bilder zu einer deutlichen Verminderung der Selbstbeobachtung beim Essen und zur Überlagerung der Wahrnehmung von Sättigungssignalen (Innenreize s. o.) führt.

Gemeinschaftsverpflegung

Das zunehmende Angebot an Gemeinschaftsverpflegung in Kindergärten und Schulen ist eine Chance, das Essverhalten von Kindern positiv zu beeinflussen. Fünfmal pro Woche kann die Einrichtung durch ein gutes Speisenangebot, gute Rahmenbedingungen und eine hohe Wertschätzung des Essensangebotes (durch die Vorbilder Eltern + Lehrer) das kindliche Essverhalten günstig beeinflussen. Wenn die Angebote stimmen, dann prägen sie die Geschmacksvorlieben der Schüler.

Häufiges Training im positiven Kontext wirkt nachhaltig auf das Essverhalten [20]. Gute Essgewohnheiten können sich durch die Erfahrung mit gutem Essen entwickeln [21]. Wird das Speisenangebot allerdings allein durch Convenience und Preis bestimmt, sind die Rahmenbedingungen für eine erfolgreiche Verhältnisprävention denkbar schlecht.

Ernährungsbildung

Auch Ernährungsbildung im öffentlichen Raum kann die Entwicklung des kindlichen Essverhaltens günstig beeinflussen. Wenn jedoch allein Wissensvermittlung im Vordergrund steht, sind Angebote zur Ernährungsbildung nicht wirksam, da sie theoretisches Wissen anhäufen, das von den Kindern nicht – oder gerade nicht – in entsprechendes praktisches Handeln übersetzt wird [12].

Auch rationale, vernünftige Gebote und Verbote bewirken eher das Gegenteil. Lehrer und Erziehungsberechtigte können Vorlieben bei Kindern besonders gut erzeugen, wenn sie mit vielen klugen Worten bestimmte Lebensmittel verbieten, oder Aversionen anlegen, wenn sie mit Gesundheitsargumenten den Verzehr bestimmter

Speisen einfordern. Cola-Getränke auf der einen und Spinat auf der anderen Seite sind klassische Beispiele dafür. Ungünstige Kontingenzverhältnisse, d.h. der lange Zeitraum, der zwischen Handlung und Konsequenz liegt, limitieren die kognitive Ernährungserziehung erheblich. Am erfolgversprechendsten hingegen ist das Lernen vom positiv besetzten Vorbild über das zentrale Motiv Genuss und Geschmack.

Moderne Bildungskonzepte sind daher deutlich handlungsorientiert. Bei ihnen stehen das Selbermachen, Entdecken, Schmecken, Genießen, Experimentieren und Teilhaben (Partizipation) im Vordergrund (vgl. ◆ Kapitel 3.4). Weil in solchen Ansätzen alle Kinder – auch solche aus sozial benachteiligten Milieus – erreicht werden können, wird Chancengleichheit gefördert [22]. Öffentliche Einrichtungen können aber auch mit noch so guten Angeboten nicht alles kompensieren, was im familiären Umfeld falsch geprägt wurde. Im besten Fall werden daher die Eltern und sogar Kommunen in einen übergreifenden gesundheitsfördernden Ansatz einbezogen [23].

In der Diskussion um Ernährungsbildung wird bisweilen der Aspekt der körperlichen Aktivität vergessen. Diese ist für die Prävention von Übergewicht und vielen anderen Störungen ein Schlüsselaspekt, der oft nicht unter „Ernährungsbildung" fällt. So fördert körperliche Aktivität auch den Lernerfolg in klassischen Schulfächern.

Beginnendes Diätverhalten im Jugendalter

Bei Heranwachsenden wird die Bedeutung der eigenen Figur vor dem Hintergrund eines extrem schlanken Schönheitsideals für die Selbstbewertung, Anerkennung und Integration in die Peer-Group (Freundeskreis) immer wichtiger (vgl. ◆Kapitel 3.3). In der Folge kann es zur Entwicklung klassischen Diätverhaltens kommen: Um ab- oder nicht zuzunehmen, zügeln viele – vor allem weibliche – Jugendliche dann bewusst ihr Essverhalten. Es wird nicht mehr nach Innenreizen (s.o.) bis zur Sättigung gegessen, sondern an selbst auferlegten strikten Diätgrenzen willentlich gestoppt.

Lebensmittel werden dabei typischerweise starr und zweigleisig in „erlaubt" und „nicht erlaubt" eingeteilt. Genussbetonte und energiereiche Lebensmittel wie Süßwaren, Desserts und Snacks fallen zumeist in die Kategorie „nicht erlaubt". Ein typischer Vorsatz im Rahmen von Diätverhalten lautet: „Ab morgen keine Süßigkeiten mehr". Mit einem hohen Maß an Kontrolle über das eigene Essverhalten ist es möglich, derartige starre Diätgrenzen über einen gewissen Zeitraum durchzuhalten. Dies gelingt aber nur, solange es von außen keine Störungen gibt [4].

Rigide Kontrolle fördert Essanfälle

Unvermeidliche Störungen von außen wie der Verzehr des „nicht erlaubten" Lebensmittels aus sozialen Gründen (z.B. wenn Freunde die Lieblingssüßigkeiten als Dankeschön schenken), die Herabsetzung des Kontrollvermögens durch Stress oder die physiologische Reduktion des Kontrollvermögens durch Alkoholkonsum führen wiederholt zum Fall der selbst vorgegebenen Diätgrenze und lösen Gegenregulationen aus, die von den Betroffenen oft als unstillbare Essanfälle erlebt werden und in denen große Mengen der vorher verbotenen Lebensmittel verspeist werden (◆Abbildung 3.7). Nach solchen „Deichbrüchen" fühlen sich die Betroffenen oft schlecht und schuldig. Abhängig von Ausmaß und Häufigkeit der Essanfälle kann rigides Diäthalten bis hin zu krankhaften Essstörungen führen (Bulimia nervosa, Binge Eating Disorder, vgl. ◆ Kapitel 5.1).

Flexible Kontrollvorgaben können Essanfälle verhindern

Die Einplanung von energiereichen Lebensmitteln mit Genusswert im Rahmen flexibler Kontrollvorgaben kann dagegen Essanfällen und Essstörungen vorbeugen und ermöglicht durch eingeplanten Verzehr auch von energiereichen Lebensmitteln mehr Lebensqualität.

Flexible Kontrolle ist die dem Überfluss angepasste Variante des gezügelten Essverhaltens. Hier kommt es weniger auf die Kontrolle der einzelnen Esssituation als vielmehr auf den durchschnittlichen Verzehr innerhalb eines längeren Zeitraums (z.B. einer Woche) an [4]. Wenn ein Vorsatz im Durchschnitt einer Woche erreicht werden soll, dann gibt es für den einzelnen Tag oder gar die einzelne Mahlzeit einen großen Verhaltensspielraum. Durch diesen Verhaltensspielraum wird die Wahrscheinlichkeit von Essanfällen geringer, das Körpergewicht günstig beeinflusst und gleichzeitig dem wesentlichen Motiv Genuss/Geschmack beim Essen Rechnung getragen.

Untersuchungen im Rahmen der Vier-Jahreszeiten-Kur [24] zeigen, dass Menschen, die ihr Essverhalten durch besonders viele rigide Vorsätze steuern, ein höheres Gewicht aufweisen als diejenigen, die vermehrt mit flexiblen Vorsätzen und Verhaltensspielräumen agieren (◆Abbildung 3-8).

Die rigide Methode, das Essen quasi „mit der Brechstange" zu kontrollieren, ist zwar theoretisch erfolgreich. In der Praxis erweist sie sich jedoch als zu instabil. Der wiederholte Zusammenbruch der Kontrolle („Jetzt ist es auch egal!") mit nachfolgenden Essanfällen führt sogar zu einer höheren Kalorienaufnahme. Rigide Vorsätze sind für das Management des permanenten Überflusses nicht geeignet.

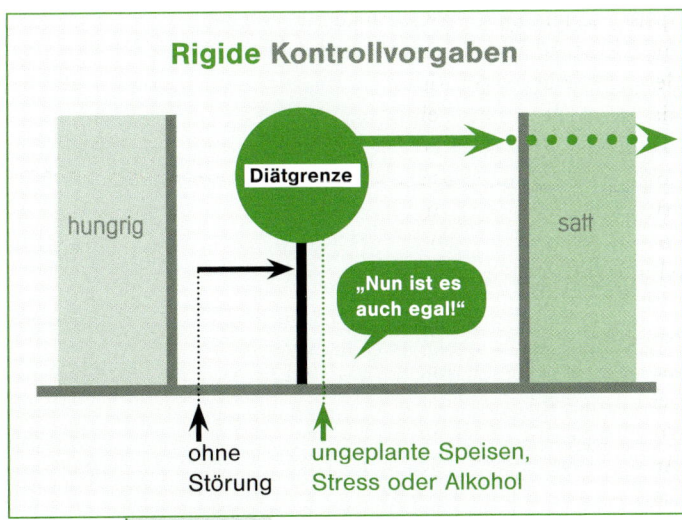

Abb. 3-7: Starres Diäthalten löst Essanfälle aus

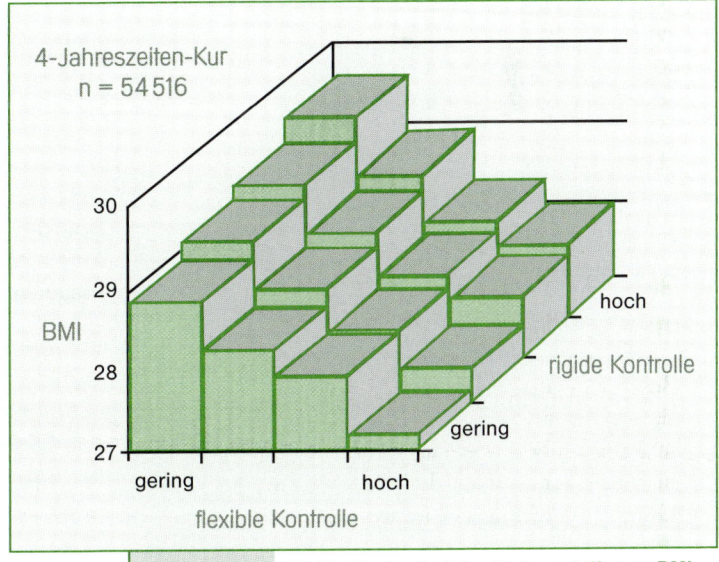

Abb. 3-8: Rigide Kontrolle ist mit einem höheren BMI assoziiert als flexible Kontrolle [20]

Wie Essverhalten in der Familie geprägt wird

Sabine Schmidt

Wie ein Kind durch genetische, physiologische und Lernprozesse Vorlieben und Abneigungen erwirbt, zeigte ◆Kapitel 3.1. Welchen Einfluss das familiäre und das gesellschaftliche Umfeld dabei haben, wie also Einstellungen, Erziehungshaltungen und soziales Miteinander in Familien Essverhalten auf der Grundlage biologischer und psychosozialer Mechanismen prägen und welche Schlüsse daraus für die Gesundheitsförderung sowie für Ernährungsforschung und -bildung gezogen werden können, erläutert dieses Kapitel.

Essen wird, wie im vorigen Kapitel ausgeführt, vorwiegend in der Kindheit gelernt, und zwar durch und beim Essen. Neben den angeborenen (genetischen und pränatal geprägten) und den biologischen Einflussfaktoren spielt dabei die häusliche Essumgebung eine große Rolle, denn das Essen spielt sich in der frühen Kindheit überwiegend in Form von häuslichen Mahlzeiten ab, fast immer in Begleitung von erwachsenen Bezugspersonen und überwiegend in der Familie. Auch wenn Familien heute weniger oft zusammen essen als früher, spielt die gemeinsame Mahlzeit in der Familie – wie auch immer eingenommen – nach wie vor eine wichtige Rolle, v. a. bei kleinen Kindern [1, 2]. Die Familie wirkt daher entscheidend bei der Prägung des Essverhaltens von Kindern mit [3, 4].

Ein Modell der Einflussfaktoren auf die häusliche Essumgebung

Die häusliche Essumgebung wird von einer Vielzahl von kulturellen, sozialen und individuellen Faktoren geprägt. ◆Abbildung 3-9 zeigt einen modellhaften Ansatz von ROSENKRANZ und DZEWALTOWSKI, der die Vielfalt möglicher Einfluss-

➲ Essverhalten wird stark von der häuslichen Essumgebung geprägt.

➲ Eltern sind die „Pförtner" des Lebensmittelangebots in der Familie, sie entscheiden verantwortlich über das, was zu Hause verfügbar ist.

➲ Eltern spielen eine große Rolle als „Modell". Ihr Verhalten wird von den Kindern im Lernprozess unbewusst imitiert.

➲ Verpflichtende Esserziehungsstrategien („Iss noch eine Kartoffel und das Gemüse auf") stören die angeborene Hunger-Sättigungs-Regulation und wecken Gegenwehr. Sie sind für die Überflussgesellschaft ungeeignet.

➲ Beschränkung von unerwünschten Lebensmitteln (z. B. Süßigkeiten) ist eine aus psychologischer Sicht riskante, aber – flexibel gehandhabt – wohl unumgängliche Strategie.

➲ Angebot oder Entzug von (Lieblings-)Speisen als Belohnung oder Bestrafung einzusetzen, instrumentalisiert Essen zum Manipulationsmittel.

➲ Ein „autoritativer" Erziehungsstil zusammen mit einem gut ausgewählten häuslichen Lebensmittelangebot und Eltern, die als Vorbilder auftreten, scheint am ehesten geeignet, Kindern ein gesundheitsförderliches, selbstverantwortliches Essverhalten zu vermitteln.

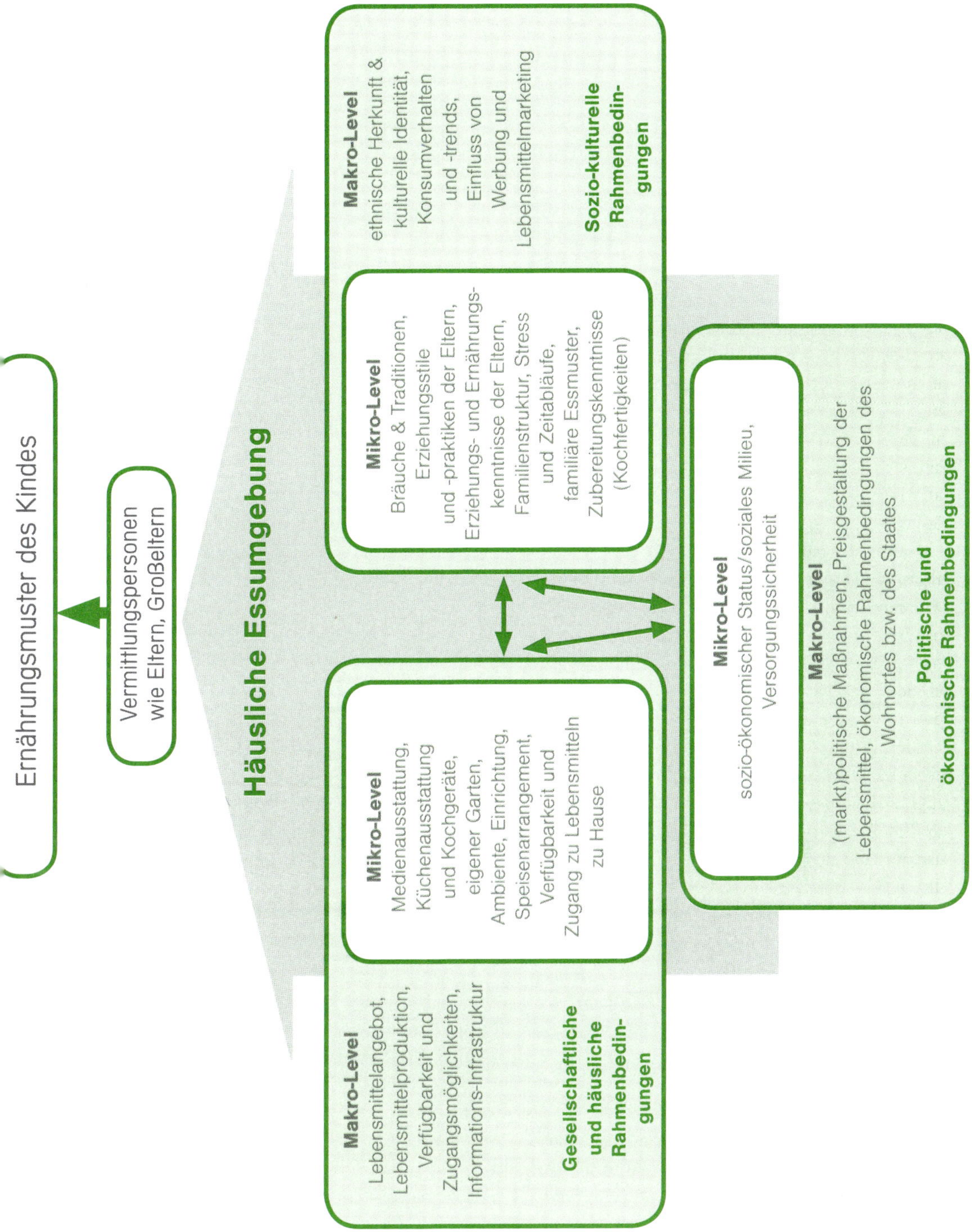

Ernährungsmuster des Kindes

Vermittlungspersonen wie Eltern, Großeltern

Häusliche Essumgebung

Makro-Level
ethnische Herkunft & kulturelle Identität, Konsumverhalten und -trends, Einfluss von Werbung und Lebensmittelmarketing

Sozio-kulturelle Rahmenbedingungen

Mikro-Level
Bräuche & Traditionen, Erziehungsstile und -praktiken der Eltern, Erziehungs- und Ernährungskenntnisse der Eltern, Familienstruktur, Stress und Zeitabläufe, familiäre Essmuster, Zubereitungskenntnisse (Kochfertigkeiten)

Mikro-Level
sozio-ökonomischer Status/soziales Milieu, Versorgungssicherheit

Makro-Level
(markt)politische Maßnahmen, Preisgestaltung der Lebensmittel, ökonomische Rahmenbedingungen des Wohnortes bzw. des Staates

Politische und ökonomische Rahmenbedingungen

Mikro-Level
Medienausstattung, Küchenausstattung und Kochgeräte, eigener Garten, Ambiente, Einrichtung, Speisenarrangement, Verfügbarkeit und Zugang zu Lebensmitteln zu Hause

Makro-Level
Lebensmittelangebot, Lebensmittelproduktion, Verfügbarkeit und Zugangsmöglichkeiten, Informations-Infrastruktur

Gesellschaftliche und häusliche Rahmenbedingungen

Abb. 3-9: **Modell der Einflussfaktoren auf die häusliche Ernährungsumgebung mod. nach ROSENKRANZ und DZEWALTOWSKI [5]**

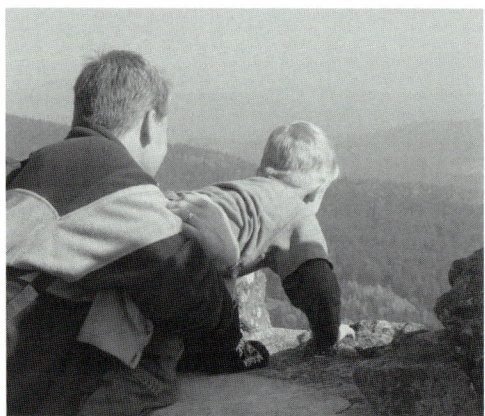

Abb. 3-10:   **Kinder lernen die Welt zunächst so kennen, wie Eltern sie ihnen zeigen**

den kann (Sushi vs. Labskaus) und in welchem Zusammenhang es verzehrt wird (Hühnersuppe oder Brötchen zum Frühstück). Kinder lernen dabei „zu mögen, was sie essen" [9]. Dieser sog. *mere exposure effect* [10] wurde bereits in ◆ Kapitel 3.1 beschrieben.

Darüber hinaus liefert die Esskultur aber auch Regeln dafür, in welchem Rahmen Mahlzeiten normalerweise stattfinden, d.h. zum Beispiel wer teilnimmt (Klein- oder Großfamilie) oder wo und wie gegessen wird. Schließlich nimmt sie durch tradierte Übereinkünfte („Essen, was auf den Tisch kommt") oder wissenschaftlich begründete Ansichten („Kinder müssen Gemüse essen") Einfluss auf das Essverhalten des Einzelnen [8].

faktoren veranschaulicht [5]. Einfluss nehmend sind demnach z. B. bei den *gesellschaftlichen und familiären Rahmenbedingungen* auf Makroebene die Verfügbarkeit von Lebensmitteln auf dem Markt, auf Mikroebene die Küchenausstattung und die Nahrungsmittelauswahl der haushaltsführenden Person. Beim *politisch-ökonomischen Umfeld* sind es auf Makroebene u.a. Nahrungsmittelpreise und die Ernährungspolitik, auf Mikroebene der sozio-ökonomische Status und damit die Kaufkraft der Familie. Bei den *sozio-kulturellen Faktoren* spielen auf Makroebene kulturelle Zugehörigkeit und Konsumtrends eine Rolle, auf Mikroebene familiäre Essmuster, das eigene Essverhalten der Eltern sowie deren Erziehungspraktiken und Einstellungen. Beispielhaft werden hier kulturelle Zugehörigkeit und familiäre Rahmenbedingungen näher betrachtet.

Kulturelle Zugehörigkeit

Unsere kulturelle Zugehörigkeit bildet den prägenden äußeren Rahmen für Gewohnheiten, Einstellungen und Lebensweisen, die wir entwickeln, darunter auch die Essweise [6–8]. Die uns umgebende Kultur bestimmt zunächst, was als essbar angesehen wird (Hundefleisch oder Hühnerfüße vs. Schimmelkäse), wie es zubereitet wer-

Familiäre Gegebenheiten

Eingebettet in die umgebende Kultur ist das Elternhaus die „Welt" des Kindes. Durch die zunächst vollständige Versorgung in der Familie als Mikrokosmos lernen und glauben Kinder, dass das Leben so ist, wie es in diesem Elternhaus gelebt wird (◆ Abbildung 3-10). Diese Erfahrung wird später durch zunehmende Einflüsse von außen, z. B. durch Schule und Besuche bei Freunden, neu eingeordnet. Das Essen betreffend beeinflusst die Familie den Heranwachsenden z.B. durch:

- Das **häusliche Nahrungsmittelangebot**: Was zu Hause regelmäßig verfügbar ist, wird auch häufiger gegessen (das gilt z. B. für Obst [11]).
- Die **Geschmackspräferenzen der Eltern**: Eltern sind die „Pförtner" des Lebensmittelkonsums, es wird vorwiegend gekauft und zubereitet, was den Eltern schmeckt [5, 12].
- Die **familiäre Wertschätzung des Essens**: für das Essen verwendete(r) Zeit/Aufwand, gemeinsame Rituale, Atmosphäre, Kochfertigkeit etc.
- Die **Alltagsorganisation der Mahlzeiten**: Wann, wie oft, wie wird gegessen, wer isst wann und wie mit?
- Die **familiäre Interpretation von Tischregeln**: „Manieren" (= bürgerliche Benimmregeln) vs. „Wertevermittlung" (= Reflexion darüber, was mit bestimmten Regeln bezweckt werden soll) [13].

- Die **Vorbildwirkung der Eltern** durch ihr eigenes Verhalten und Einstellungen.
- Bewusste und unbewusste **Esserziehung** bei Tisch und im Alltag.

Der Einfluss der engeren familiären Essumgebung (auf Mikroebene), d.h. der familiären Ernährungssozialisation, auf das Essverhalten von Kindern steht seit Jahren in der wissenschaftlichen Diskussion – allerdings nicht in Deutschland, sondern vorwiegend in den USA, ansatzweise auch in einzelnen anderen Ländern. In vielen Studien zu verschiedenen Einzelaspekten wurde von amerikanischen Forschungsgruppen versucht, sich dem komplexen Zusammenspiel elterlicher Einflussfaktoren auf das Essverhalten von Kindern und die Entwicklung von Übergewicht zu nähern. Immer wieder in den Mittelpunkt rücken dabei die beiden letzten genannten Punkte familiärer Einflüsse: die Vorbildwirkung der Eltern durch eigenes Verhalten und ihr Esserziehungsstil. Der aktuelle Erkenntnisstand hierzu ist Gegenstand der weiteren Ausführungen.

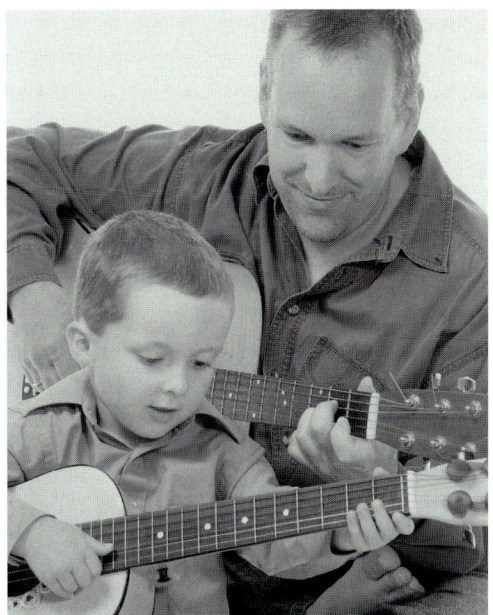

Abb. 3-11: **Kinder ahmen Eltern in Gestik und Verhalten nach**

Die Vorbildwirkung der Eltern durch eigenes Verhalten

Ihre eigene Rolle als „Modell" wird von Eltern oft unterschätzt, v. a. wenn sie ihren Kindern „bessere" Eigenschaften beibringen wollen als sie selbst leben können. Dabei ist die Vorbildwirkung ein nicht zu unterschätzender Faktor in der Sozialisation – das Nachahmungslernen ist eine der wichtigsten Lernformen im Kindesalter. Es beginnt mit dem Nachahmen mütterlicher Mundbewegungen und Gesichtsausdrücke (Lächeln) durch den Säugling und setzt sich in allen Bereichen, auch beim Essen, fort.

Babys z. B. greifen früh auf die Teller ihrer Eltern, um genau das zu essen, was die Eltern auch essen. Kleinere Kinder übernehmen Gestik und Mimik ihrer Eltern, oft ohne dass es diesen bewusst ist (◆Abbildung 3-11). Ein starkes Vorbild z. B. ist ein Vater, der selbst kein Gemüse isst. Die Bemühungen der Mutter, dem Kind Gemüse in allen erdenklichen Formen anzubieten, scheitern leicht angesichts dieses lebendigen und sichtlich gesunden Vorbilds. In einer Longitudinalstudie von GALLOWAY et al. mit 173 Mütter-Töchter-Paaren stellte sich heraus, dass der Gemüse- und Obstverzehr der Mädchen mehr durch den Gemüse- und Obstverzehr der Mutter als durch deren Esserziehungspraktiken vorhersagbar war [14]. Viele Autoren weisen der Modellrolle der Eltern bezüglich des Essverhaltens der Kinder zunehmend Gewicht zu [8, 12, 15–19].

Die eigene Vorbildrolle kann von Eltern natürlich auch gezielt genutzt werden, um bestimmte Werte zu vermitteln und Verhaltensweisen weiterzugeben, z.B. indem sie selbst nährstoffreich und genussvoll essen und entsprechende Lebensmittel im Haus verfügbar haben. In der Ernährungserziehung, nicht nur zu Hause, sondern auch in Kindergarten und Schule, wird dieser Aspekt noch nicht ernst genug genommen.

Esserziehungsverhalten der Eltern

Versuche der Einflussnahme von Eltern auf das aktuelle oder langfristige Essverhalten des Kindes sind Teil seiner allgemeinen Ernährungsbildung (◆Kapitel 3.4). Sie können sowohl reflektiert und gezielt als auch nicht reflektiert bzw. unbewusst sein.

Gerade in der Esserziehung werden oft unreflektiert Regeln und Gewohnheiten weitergegeben, die selbst als Kind gelernt wurden, d.h. in diesem Bereich verbleibt Erziehung immer noch oft im funktionalen, also unbewussten Bereich (im Gegensatz zum intentionalen, d.h. bewussten, gezielten Bereich) [20, 21]. Durch diese fehlende Bewusstmachung wird häufig auf (tradierte) autoritäre Normen wie Gehorsam und Unterordnung (oder, um es anders zu machen, als man es selbst erlebt hat, auf das entgegengesetzte Laissez-faire-Prinzip) gesetzt [22]. Gleichzeitig werden gerade in Deutschland unbedacht Werte aus Notzeiten weitergegeben [8, 13, 23], z.B. dass – aus Prinzip – gegessen werden muss, „was auf den Tisch kommt" (◆Abbildung 3-13, vgl. auch „kontrollierende/verpflichtende Strategien").

Durch die grundlegende Veränderung der Ernährungssituation und der pädagogischen Prinzipien in den letzten 60 Jahren wirkt ein solches Verhalten überholt, Änderungen finden jedoch nur langsam statt.

Verschiedene Erziehungsstrategien

Die von Eltern bei Tisch oder im alltäglichen Miteinander angewandten Esserziehungs-Strategien lassen sich inhaltlich wie folgt unterteilen:

- kontrollierende/verpflichtende Strategien,
- Restriktion (Beschränkung),
- Belohnung/Bestrafung,
- rationale Argumente und
- autoritativer Erziehungsstil.

Alle pädagogischen Einflussnahmen zusammen wirken dabei vermutlich weniger stark auf das kindliche Essverhalten als das Modellverhalten der Eltern. Bisher konnten nur in wenigen Studien signifikante Zusammenhänge zwischen elterlichem Erziehungsverhalten und BMI bzw. Übergewicht der Kinder gefunden werden, zu vielfältig sind die komplexen Einflüsse auf das Essverhalten [24]. Der Einfluss des Erziehungsverhaltens der Eltern auf die kindliche Entwicklung und gelernte Verhaltensweisen, die nicht mit solchen „harten" Daten gemessen werden können, ist trotzdem nahe liegend und obliegt weiterer Forschung.

Kontrollierende/verpflichtende Strategien

Eltern neigen natürlicherweise dazu, ihr Kind in dem, was und wieviel es isst, kontrollieren zu wollen. Damit stellen sie sie – v. a. wenn Nahrungsknappheit oder Überfluss den Ernährungszustand ihres Kindes bedrohen – in ihrem Bewusstsein sicher, dass das Kind ausreichend versorgt ist. Beispiele für solche Kontrollversuche zeigt ◆Abbildung 3-12. Aufforderungen oder Gebote, dass bestimmte Speisen zu probieren oder aufzuessen sind (= verpflichtend und kontrollierend), gehören ebenso dazu wie Überredungs- und Verhandlungsversuche bezüglich Essmenge und Speisenauswahl (kontrollierend).

Störung der Hunger-Sättigungs-Regulation Bei dieser Strategie übergehen die Eltern die angeborene Hunger-Sättigungs-Regulation des Menschen. Diese Selbstregulation der Energieaufnahme funktioniert bei Säuglingen noch am besten und nimmt mit zunehmenden Einflüssen von außen ab. Ist beim Säugling noch das innere Hungersignal der einzige Auslöser für die Nahrungsaufnahme (primäre Bedürfnisse), treten im Laufe der Sozialisation vielerlei zusätzliche Reize aus der Umwelt hinzu – zunächst der gute Geschmack, dann sehr schnell auch soziale Reize – (sekundäre Bedürfnisse, vgl. ◆Kapitel 3.1) [18, 19]. In einer Reihe von Experimenten, v. a. der Arbeitsgruppe um BIRCH, stellte sich heraus, dass Kinder eine unterschiedlich ausgeprägte, aber bessere Selbstregulation der Energieaufnahme besitzen als Erwachsene, und dass kleinere Kinder dabei besser abschneiden als größere [25–27].

Zu viel elterliche Kontrolle stört die innere Regulation [15, 28], denn sie ersetzt Innen- durch Außenreize: Die Kinder werden dazu angeleitet, die Autorität der Eltern über ihr eigenes inneres Empfinden zu stellen. In Notzeiten mag es

Kontrollierende/verpflichtende Strategien

Hintergrund:

Eltern neigen dazu, kontrollieren zu wollen,
was und wie viel das Kind ist

Beispiel:

Aufforderung: „Das halbe Brötchen isst du noch auf!"
„Es wird von allem probiert!"

Verhandlung: „noch vier Gabeln ..."

Überredung: „noch ein Löffel für Omi"

Wirkungen:

Zu viel elterliche Konrolle stört die angeborene
Hunger-Sättigungs-Appetit-Regulation

Verpflichtung/Zwang weckt Gegenwehr, verdirbt Genuss

⇨ **Kurzfristig wirksame, aber die Atmosphäre verschlechternde
Strategie – langfristig kontraproduktiv**

Abb. 3-12:   **Kontrollierende und verpflichtende
Strategien**

dazu keine Alternative geben, aber in einer Gesellschaft, in der der Überfluss mittlerweile die Gesundheit der Menschen bedroht, ist die Verpflichtung zum Essen durch Eltern sehr kritisch zu sehen.

Bedenkt man die kontraproduktiven Wirkungen dieser Strategie, stellt sich die Frage, warum Eltern überhaupt auf diese Idee kommen und ihr Kind nicht einfach essen lassen.

Das könnte – neben der natürlichen elterlichen

Sorge, wie oben beschrieben – etwas mit der heutigen Umwelt zu tun haben, in der (zu) oft von Fehlernährung bei Kindern zu hören ist (s. Kasten unten).

Zwang weckt Gegenwehr   In der Kinderpsychologie gilt, dass Kinder von sich aus gerne kooperieren und angeboren zunächst authentisch, d.h. nach echter Überzeugung oder Empfindung handeln. Dazu müssen sie sich aber ernst genom-

Verunsicherte Eltern trauen ihren Kindern nicht zu, ihren Nahrungsbedarf selbst einschätzen zu können. Das große Angebot an „ungesunden" Lebensmitteln verführt.
Auch kindliche Verhaltensweisen („ich esse nur so viel, bis ich einigermaßen satt bin, um dann schnell wieder spielen zu können, auch wenn ich dann bald wieder Hunger habe", „das schmeckt mir gut, deswegen esse ich davon, so viel ich kriegen kann, auch wenn ich dann den Rest des Tages keinen Hunger mehr habe" oder „ich bin misstrauisch gegenüber unbekannt aussehenden, riechenden oder schmeckenden Speisen") werden im Alltag von Müttern und Vätern z. T. nicht erkannt oder aus pädagogischen Gründen nicht akzeptiert. Hier gilt es, Regeln zu finden, mit denen Eltern sich identifizieren können.

men und wertgeschätzt fühlen [13]. Zwang führt dagegen zu Gegenwehr (◆Abbildung 3-12), auch beim Essen [14, 29]. Nebenbei verdirbt Zwang auch den Genuss, die Freude am Essen – entscheidende Faktoren für ein gesundes Essverhalten, die in der bisherigen Gesundheitsdiskussion unterschätzt werden [8].

Exkurs: „Bei uns wird von allem wenigstens ein bisschen probiert"

Die Regel, „von jeder Speise wenigstens ein bisschen zu probieren" – als unbedingte Verpflichtung – ist weit verbreitet, aber eine kontrollierende, verpflichtende Strategie. Zwar lernen Kinder hierdurch gemäß dem *mere exposure effect*, Speisen zu mögen, die sie probieren und nicht nur anschauen [30]. Allerdings haben Kinder genau wie Erwachsene bereits vom Ansehen und Riechen einer Speise und nicht erst nach dem Probieren eine genaue Vorstellung davon, ob sie diese essen möchten [13]. Sie sind aber misstrauischer – „neophobischer" – weil sie beim Essen weniger von der Ratio als von Gefühlen gesteuert sind (vgl. ◆Kapitel 3.1).

Bei der Probier-Regel sollte daher Folgendes beachtet werden:

- Probieren sollte in einer „nicht-zwanghaften" Atmosphäre stattfinden [28], damit es nicht auf Kosten der Esslust geht und den Weg für unnötige Machtkämpfe bei Tisch ebnet [13]. Zuwendung, verbunden mit einem freundlichen Angebot, und Wahrnehmung der eigenen Vorbildfunktion („Willst du wirklich nicht probieren, das schmeckt lecker, finde ich") wirkt hier besser.
- Erst vielfach und häufig wiederholte Geschmackseindrücke bewirken einen Gewöhnungseffekt [28]. Dadurch, dass ein Kind alle paar Wochen eine andere Zubereitungsart von z. B. Porree probieren muss, findet keine ausreichende Gewöhnung statt.
- Die Gewöhnung an einen neuen Geschmack funktioniert bei energiedichteren, beliebteren Speisen besser als bei energieärmeren, neutralen [16, 32], d.h. gerade beim ungeliebten Gemüse, um das es häufig geht, könnte diese Strategie versagen.

> Gerade in Deutschland scheint das Probieren-Müssen auch einen sozio-kulturellen Hintergrund zu haben: Wählerische, „schnücksche" Kinder passen hierzulande nicht in das traditionelle Bild eines wohlerzogenen Kindes, welches alles isst, „was auf den Tisch kommt". Dagegen könnte sich die Strategie, das eigene Essen bewusst oder sogar „picky" (pickend) auszuwählen, im Überfluss sogar als vorteilhaft erweisen [8, 29].

Der *mere exposure effect* kann also als Begründung dafür dienen, sich um das Kennenlernen vieler neuer Speisen in der Kleinkindzeit zu bemühen, nicht aber als Begründung dafür, alle Speisen probieren zu müssen.

> Kontrollierende und/oder verpflichtende Vorgehensweisen sind kurzfristig wirksame, aber dabei die Essatmosphäre verschlechternde und langfristig kontraproduktiv wirkende Strategien, deren Einsatz wohlüberlegt sein sollte [18, 24, 28].

Restriktive Strategien

In der heutigen Wohlstandsgesellschaft scheint die Beschränkung unerwünschter Lebensmittel Eltern die einzige Strategie gegen den Überfluss „ungesunder" Lebensmittel, allen voran der Süßigkeiten, zu sein. Diese werden in unterschiedlichem Ausmaß in Menge und Häufigkeit beschränkt (◆Abbildung 3-14).

Psychologisch erwiesen und in Marketinginstrumenten häufig genutzt ist dabei, dass alles, was beschränkt zugänglich, verknappt oder verboten ist, allein durch die Restriktion an Attraktivität gewinnt (vgl. Kapitel 3.1). Umgekehrt gilt, dass ein Wunsch oder Bedürfnis, der/das vollständig erfüllt bzw. gestillt ist, uninteressant wird.

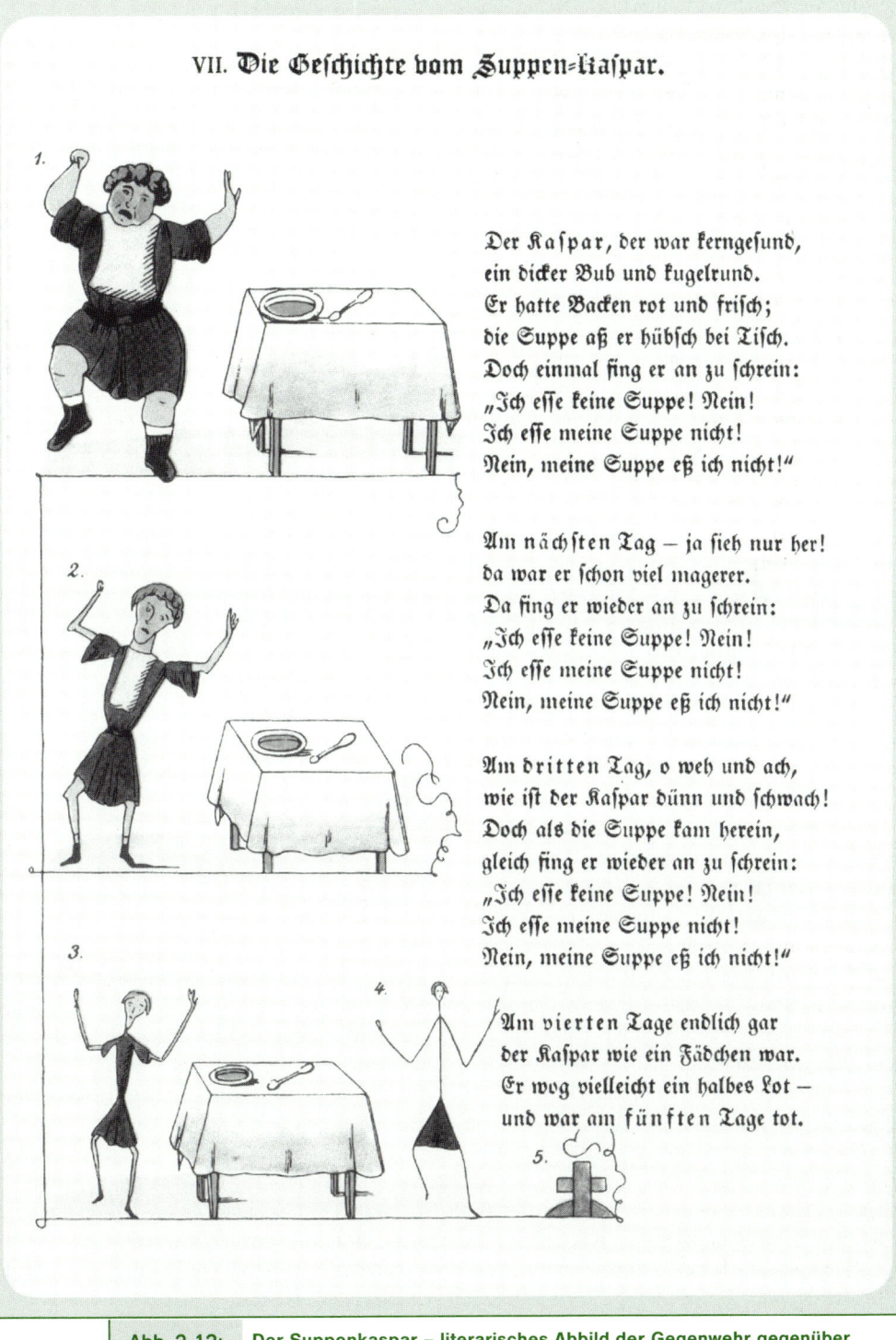

VII. Die Geschichte vom Suppen-Kaspar.

Der Kaspar, der war kerngesund,
ein dicker Bub und kugelrund.
Er hatte Backen rot und frisch;
die Suppe aß er hübsch bei Tisch.
Doch einmal fing er an zu schrein:
„Ich esse keine Suppe! Nein!
Ich esse meine Suppe nicht!
Nein, meine Suppe eß ich nicht!"

Am nächsten Tag – ja sieh nur her!
da war er schon viel magerer.
Da fing er wieder an zu schrein:
„Ich esse keine Suppe! Nein!
Ich esse meine Suppe nicht!
Nein, meine Suppe eß ich nicht!"

Am dritten Tag, o weh und ach,
wie ist der Kaspar dünn und schwach!
Doch als die Suppe kam herein,
gleich fing er wieder an zu schrein:
„Ich esse keine Suppe! Nein!
Ich esse meine Suppe nicht!
Nein, meine Suppe eß ich nicht!"

Am vierten Tage endlich gar
der Kaspar wie ein Fädchen war.
Er wog vielleicht ein halbes Lot –
und war am fünften Tage tot.

Abb. 3-13: Der Suppenkaspar – literarisches Abbild der Gegenwehr gegenüber Essenszwang und der damaligen pädagogischen Schlüsse daraus

Restriktive Strategien

Hintergrund:

Eltern haben Angst vor gesundheitlichen Schäden durch „ungesundes" oder zu reichliches Essen.

Beispiel:

„Bei uns gibt es Süßigkeiten nur zu besonderen Anlässen."
„Nicht mehr als zwei Gummibärchen pro Kind."

Wirkungen:

Alles, was beschränkt ist, wirkt besonders interessant.

Je stärker die Einschränkung, desto größer die Begierde.

⇨ **Riskante, aber im Bereich Süßigkeiten z.T. unumgängliche (?) Strategie**

Abb. 3-14: **Restriktive/beschränkende Strategien**

Beim Beschränken unerwünschter Lebensmittel geraten Eltern unweigerlich in ein Dilemma: Beschränken sie zu sehr, verstärken sie damit das Verlangen der Kinder nach den von diesen begehrten Lebensmitteln (vgl. Kap. 3.1, vgl. auch [30, 33]). Beschränken sie nicht, besteht die Gefahr einer schlechteren Ernährung der Kinder (vgl. hierzu [34]), wenn nährstoffarme, energiereiche „Snacks" vollwertige Mahlzeiten ersetzen.

Ein interessanter Aspekt einer experimentellen Studie von FISHER und BIRCH [35] war, dass Mädchen aus Familien, welche Süßigkeiten nach eigener Aussage stärker beschränkten, in einer Laborsituation, in der Süßigkeiten nach Belieben verzehrt werden konnten, nicht nur mehr davon aßen, sondern dass sie dabei auch schlechtere Gefühle hatten als die Mädchen aus Familien, die weniger beschränkten.

Belohnung/Bestrafung

Belohnung und Bestrafung sind schon vor Jahrzehnten in die Diskussion geratene, traditionelle Elemente von Erziehung [36]. Hintergrund ihrer Anwendung in der Esserziehung ist das Anliegen von Eltern, dass Kinder bestimmte erwünschte Speisen bzw. Speisemengen essen sollen. Folgt das Kind dem Anliegen, wird es belohnt, folgt es ihm nicht, wird Bestrafung angedroht (◆Abbildung 3-15).

Die langfristigen Resultate dieser verbreiteten und oft zunächst wirkungsvollen Maßnahme sind aber nicht immer die, die angestrebt werden: Es gelingt zwar zum Teil, das Kind in der aktuellen Situation zum Essen zu bringen. Die Erziehungspersonen müssen sich aber über die langfristigen Begleiterscheinungen bewusst sein:

Schon frühzeitig kann bei zu starker Beschränkung – verbunden mit moralischem Druck – eine Spirale in Gang gesetzt werden, in der zu reichliches Essen „verbotener" Lebensmittel und darauf folgende Schuldgefühle sich abwechseln und gegenseitig steigern.
Die Strategie der Beschränkung scheint daher eine riskante Vorgehensweise bezüglich der Entstehung von Essstörungen. Angesichts der aktuellen Überflusssituation scheint sie trotzdem zu einem gewissen Grad unvermeidbar und – maßvoll ausgeübt – akzeptabel.

Belohnungs-/Bestrafungsstrategien

Hintergrund:

Kinder sollen von den Eltern (z. B. aus gesundheitlichen Gründen) erwünschte Speisen essen.

Beispiel:

„Wenn du die Möhren noch isst, darfst du nacher etwas Süßes."

„Wenn du nicht aufisst, bekommst du auch keinen Nachtisch."

Wirkungen:

In der aktuellen Situation bewegt man das Kind meist zum Essen.

Aber: die Wertschätzung des belohnten Lebensmittels sinkt eher; gegessen wird nur solange, wie auch belohnt wird.

Äußere Reize werden wichtiger als innere.

⇨ **Kurfristig wirksame, aber langfristig kontraproduktive Strategie**

Abb. 3-15: **Belohnungs-/Bestrafungsstrategien**

- Der Wert der zu *belohnenden* Speise („Möhren") sinkt aus der Sicht des Kindes: Eine Handlung, für die man belohnt werden muss, macht einen wenig erstrebenswerten Eindruck. Dagegen stieg die Präferenz für die *Belohnungsspeise* („etwas Süßes") in Experimenten eher noch weiter [37–39].
- Wie bei verpflichtenden Strategien werden hier Innen- durch Außenreize ersetzt, mit den beschriebenen Folgen.
- Das Kind lernt, dass Essen „benutzt" werden kann, um andere zu manipulieren, und wendet dies gegen seine Eltern an [13].
- Belohnung und Bestrafung führen allein nicht zu der beabsichtigten eigenen Weiterführung eines Verhaltens im Sinne einer Konditionierung; dazu bedarf es weiterer Effekte wie Erfolgs- oder positiver Geschmackserlebnisse. Treten diese nicht ein, wird das Verhalten eingestellt, sobald Belohnung oder Bestrafung enden [13, 40].

Ein Kind, das sich von ihm ungeliebte Möhren stets nur aufgrund der Aussicht auf leckeren Nachtisch einverleibt, wird als Erwachsener deswegen nicht gerne Möhren essen. Im Gegenteil, die Erinnerung an viele negative Geschmackserlebnisse wird den Erwachsenen eher einen Bogen um diese machen lassen.

Belohnende und bestrafende Strategien sind häufig kurzfristig wirksam, aber langfristig unwirksam bis kontraproduktiv. Ihr Erfolg hängt davon ab, mit welchem Ziel sie eingesetzt werden. Als Ausnahmevorgehen können sie in einer akuten Situation im Essalltag hilfreich sein, als Dauerregelung versagen sie in der Ernährung wie auch in anderen Erziehungsbereichen.

Rationale Argumente

Im Spannungsfeld zwischen Schlankheits- und Gesundheitsideal einerseits und realer Überernährung breiter Bevölkerungsschichten andererseits versuchen Eltern (ebenso wie Mittlerkräfte der Ernährungsaufklärung), ihren Kindern auch mit rationalen Argumenten „gesunde" Lebensmittel nahe zu bringen (◆ Abbildung 3-15, vgl. auch Kap. 3.1).

Rationale Strategie

Hintergrund:

Eltern versuchen, Kindern mit rationalen Argumenten „gesunde" Lebensmittel nahe zu bringen.

Beispiel:

„Iss doch bitte etwas Gemüse, dass ist gesund!"

„Iss nicht so viel Pudding, davon wird man dick!"

Wirkungen:

„Gesund" ist für Kinder zu abstrakt, sie können mit diesem Begriff nichts anfangen (außer im Zusammenhang mit Krankheit).

Der Gesundheitsbegriff ist ambivalent, solange „eigentlich ja die ungesunden Sachen besser schmecken".

⇨ **Bei kleinen Kindern ungeeignete, weil verunsichernde Strategie**

Abb. 3-16: **Rationale Strategie**

Dass Kinder bis ins Grundschulalter hinein mit dem Begriff „Gesundheit" – so wie die Erwachsenen ihn verstehen – nichts anfangen können, ist letzteren nicht ausreichend bewusst. Größere Kinder verstehen zwar besser, was gemeint ist, aber der Gesundheitsbegriff bleibt ambivalent, solange Erwachsene zwar mit gesunden Lebensmitteln argumentieren, dabei aber selbst eine große Wertschätzung für Ungesundes vorleben, – sei es offen (z.B. in Pauschalurteilen wie: „Na ja, Vollkornnudeln schmecken eben einfach nicht.") oder versteckt, indem zu festlichen Anlässen oder zum Genuss („wenn schon, denn schon") eben die als „ungesund" eingeordneten Speisen verzehrt werden, häufig dazu auch noch in zu großer Menge.

Rationale Argumente sind wohldosiert, im richtigen Alter und unter Verzicht auf eigenes gegensätzliches Verhalten einzusetzen, sonst verunsichern sie, rufen gegenteilige Reaktionen hervor oder verderben schlicht die Freude am Essen [8]. Bei kleinen Kindern sollten Eltern ganz darauf verzichten und stattdessen mit Genuss und Vorbild arbeiten (vgl. Kap. 3.1).

„Autoritativer" Erziehungsstil

Die letzten Abschnitte beschäftigten sich mit Vorgehensweisen in der Ernährungserziehung, die langfristig als nicht oder kaum zielführend oder sogar dem eigentlichen Ziel der Entwicklung eines bedarfsgerechten Ernährungsverhaltens entgegenwirkend eingeschätzt wurden. Wie aber könnte eine zielführende Strategie aussehen?

Darüber besteht bei deutschen und englischsprachigen Autoren, die sich mit diesem Thema befasst haben, zurzeit Einigkeit: Die Lösung wird in einem *autoritativen* Erziehungsstil gesehen, wie er allgemein in der Pädagogik aktuell verfolgt wird (◆Abbildung 3-17). Es wird davon ausgegangen, dass der Esserziehungsstil dem allgemeinen Erziehungsstil von Eltern entspricht [41].

Die aktuelle, autoritative („wertschätzende") Erziehungslinie setzt auf klare, von Erziehungspersonen oder ggf. auch gemeinsam festgelegte **Regeln** (anders als beim *permissiven* Erziehungsstil, der „laissez-faire" bevorzugt). Im Gegensatz zur *autoritären* Erziehung ist die Regelhaftigkeit aber verbunden mit positiver Zuwendung und mit Wertschätzung des Kindes als **„Experte in eigener Sache"**. Voraussetzung dafür ist die bereits erwähnte Annahme, dass Kinder von sich aus au-

Autoritative Strategie

Hintergrund:

Kinder sind kooperationswillig, wenn sie ernst genommen werden und ihnen vertraut wird.

Aktuelle Erziehung setzt auf klare Regeln, verbunden mit positiver Zuwendung, Wertschätzung als „Experte in eigener Sache".

Beispiel:

Mit Aufmerksamkeit/Zuwendung verbundenes Angebot der Eltern: „Willst du nicht doch probieren? Das ist wirklich lecker!"

Auseinandersetzung mit Hunger/Sattsein: „Möchtest du noch etwas oder bist du satt?"

Wirkungen:

Kinder, die ernst genommen werden in ihren Stimmungen/Bedürfnissen etc., können auf Machtkämpfe verzichten und sich beim Essen leichter auf innere Signale und das Angebot der Eltern konzentrieren.

⇨ **Langfristig vermutlich zielführende Strategie**

Abb. 3-17:   **Autoritative (wertschätzende) Strategie**

thentisch agieren und kooperationswillig sind, wenn sie in ihren Befindlichkeiten und Besonderheiten sowie ihren Anliegen ernst genommen werden und ihnen Vertrauen entgegengebracht wird. Überwiegen dagegen Misstrauen und Kontrolle, reagieren sie mit Gehorsam oder Verweigerung, beides ausgerichtet am elterlichen Verhalten und damit nicht mehr authentisch [13].

Experten in eigener Sache sind Kinder in den Bereichen, in denen sie (abhängig vom Alter) tatsächlich in der Lage sind, sich selbst einzuschätzen und selbst zu entscheiden (z.B. bei der Essmenge). Klare Regeln fassen in den Bereichen, in denen die Eltern für das Kind Verantwortung übernehmen müssen (z.B. im sozialen Miteinander, das Kinder erst lernen müssen; oder bei der Lebensmittelauswahl im Supermarkt mit Kleinkindern).

Positive Zuwendung und Vertrauen finden sich z.B. in einer möglichst unbelasteten Essatmosphäre wieder, in der das Speisenangebot durch die Eltern mit Aufmerksamkeit und Zuwendung verbunden ist, die Entscheidung des Kindes über Menge und Speisen aber akzeptiert wird.

Das daraus resultierende aktuelle Essverhalten des Kindes wird dadurch z. T. von den Vorstellungen der Eltern abweichen, was Eltern einiges an Toleranz und Vertrauen abverlangt [8, 13]. Bei sehr wählerischen oder am Essen wenig interessierten Kindern ist das eine große Herausforderung. Aber Eltern haben durch ihre Funktion als „Pförtner" des Speisenangebots weiterhin große Einflussmöglichkeiten, die sie nutzen können. Darüber hinaus wird Vertrauen zumindest in die Essmenge erleichtert, wenn Eltern sich bemühen, von Anfang an die innere Hunger-Sättigungs-Regulation ihrer Kinder zu erhalten, indem sie Sättigungssignale beachten und sich mit Kindern aktiv über Hunger und Sattsein verständigen. Die Frage „Möchtest du noch etwas oder bist du satt?" kann so oder so ähnlich regelmäßig den Abschluss des Essens bilden.

Kinder, die auf diese Weise ernst genommen werden, können beim Essen auf Machtkämpfe verzichten und sich leichter auf innere Signale und das Angebot der Eltern konzentrieren [13, 15, 18]. In verschiedenen Studien wurde in Familien mit einem autoritativen Esserziehungsstil ein günstigeres Essverhalten der Kinder festgestellt [12].

> Der autoritative Erziehungsstil scheint zurzeit langfristig die erfolgverspre-chendste Strategie zur Entwicklung eines bedarfsgerechten Essverhaltens in einer wohlhabenden Gesellschaft zu sein, in der das Problem des Überflus-ses die Nahrungsknappheit weitgehend verdrängt hat.

Ausblick

Auf der Basis der bisherigen Ausführungen können vorerst folgende Schlüsse gezogen werden:

Kinder beim Erlernen geeigneter Essgewohnheiten unterstützen

Als fördernde Faktoren, die Kinder beim Erlernen bedarfsgerechter Essgewohnheiten in der Familie unterstützen, können identifiziert werden (◆Abbildung 3-18):

- Eltern sind sich ihrer verantwortungsvollen Aufgabe als „Pförtner" für ein gutes Angebot bezüglich Speisen, Mahlzeiten-Struktur und Ess-Umfeld bewusst und nutzen dies, indem sie Kindern gesunde Lebensmittel verfügbar machen.
- Eltern verständigen sich auf einen autoritativen Erziehungsstil, der auch in der Esserziehung klare Regeln mit Wertschätzung verbindet.
- Eltern werden sich ihrer eigenen Rolle als „Ess-Modell" bzw. Vorbild bewusst, welches von Kindern unbewusst nachgeahmt wird, und verhalten sich dementsprechend verantwortlich.

Eltern sollten durch Fach- und Mittlerkräfte in diesem Bereich Unterstützung bekommen. Auf welche Weise und in welchem Rahmen, ist gerade in Bezug auf sozial schwache Familien ein bisher ungelöstes Problem und bedarf der weiteren Diskussion und Erprobung. Eine frühzeitige, institutionalisierte Schulung von Eltern, die auch bezüglich anderer Erziehungsfaktoren erstrebenswert wäre, wäre wünschenswert. Konzepte hierfür fehlen jedoch bisher.

In der Familie den roten Faden verfolgen

Die hier von Eltern in der Esserziehung ihrer Kinder (wie auch in der übrigen Erziehung) geforderten Verhaltensweisen sind anspruchsvoll. Ziel kann daher nicht sein, jeden Tag und jede Mahlzeit in perfekt gelassener, angenehmer Atmosphäre mit vorbildlichen Eltern und ebensolchen Erziehungsmethoden zu verbringen. Familiäres Zusammenleben bedeutet immer auch Phasen, die von Konflikten, Fehlern oder Hilflosigkeit geprägt sind. Eltern bringen immer auch ihre eigenen Probleme mit, z.B. eigenes kontrolliertes Essverhalten oder Essstörungen. Zudem sind Konflikte ums Essen meist nur Ausdruck anderer familiärer Konflikte, die Stimmung bei Tisch nur ein Spiegel der allgemeinen Familiensituation [13, 42]. In diesem persönlich möglichen Rahmen aber gilt es, auf die Werte zu achten, die in der Familie gelebt werden sollen und den „roten Faden" immer wieder aufzunehmen, wenn er mal entglitten ist.

Gemeinschaftsverpflegung für Kinder sorgfältig planen

In der Schul- und Kindergartenverpflegung ersetzen Betreuungs- und Erziehungspersonen die Eltern, institutionelle Räumlichkeiten den häuslichen Tisch. Auch hier werden Essgewohnheiten geprägt, kann Gesundheitsförderung etwas bewirken (vgl. ◆Kapitel 3.1, 3.4). Der Schwerpunkt darf aber nicht allein auf dem Nährstoffgehalt der Speisen liegen. Regeln und Wertschätzung, Mahlzeiten-Struktur, Ambiente und der Bezug zu Betreuungspersonen und Küchenpersonal tra-

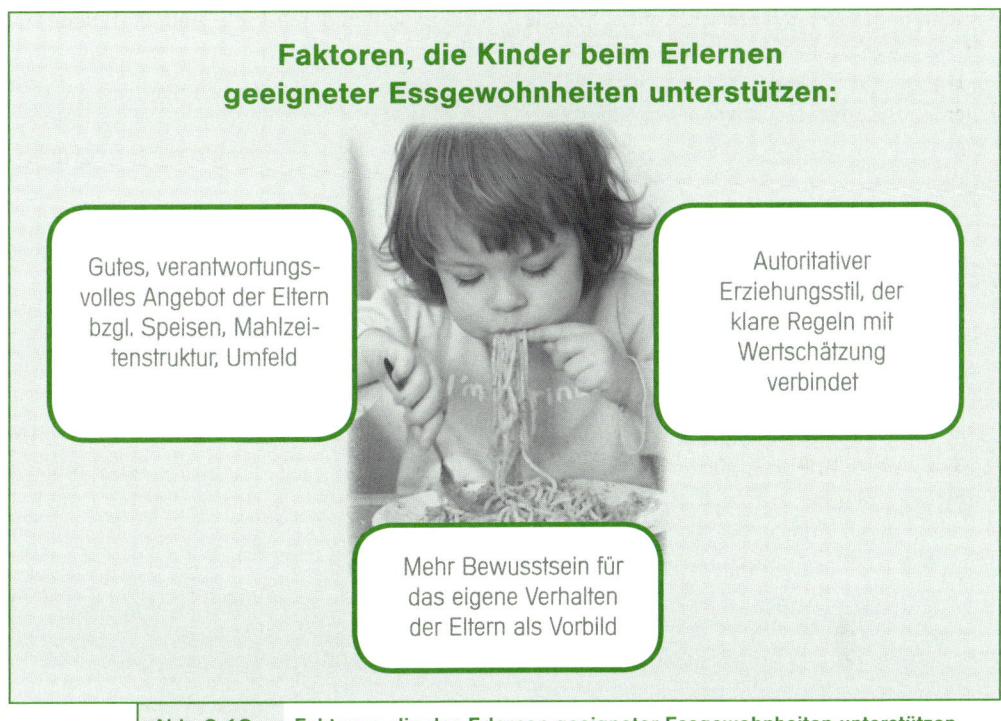

Faktoren, die Kinder beim Erlernen geeigneter Essgewohnheiten unterstützen:

Gutes, verantwortungsvolles Angebot der Eltern bzgl. Speisen, Mahlzeitenstruktur, Umfeld

Autoritativer Erziehungsstil, der klare Regeln mit Wertschätzung verbindet

Mehr Bewusstsein für das eigene Verhalten der Eltern als Vorbild

Abb. 3-18: Faktoren, die das Erlernen geeigneter Essgewohnheiten unterstützen

gen genauso zu einer günstigen Beeinflussung des Essverhaltens bei und müssen, allen voran in Kindergärten, noch stärker berücksichtigt werden.

In Forschung und Ernährungsbildung den Fokus erweitern

Warum das hier ausgeführte Thema in Deutschland noch so gut wie gar nicht Gegenstand wissenschaftlicher Forschung ist, ist angesichts seiner vermutlich großen Bedeutung für die Übergewichtsprävention unverständlich.

In der Forschung zur Kinderernährung sollte angesichts des immer deutlicher werdenden Einflusses von genetischen Anlagen, der perinatalen Prägung und der Ernährungssozialisation des Kindes auf das Essverhalten der Fokus erweitert werden von der bereits reichlich untersuchten Versorgung von Kindern mit Nahrung und Nährstoffen auf die Erforschung der hier beschriebenen Einflüsse auf die Prägung von Essgewohnheiten (siehe dazu auch [4]).

Die dadurch gewonnenen Erkenntnisse könnten auch in Ernährungsbildung und Gesundheitsförderung eingesetzt werden, um die trotz REVIS (vgl. Kap. 3.4) in der Praxis immer noch vorherrschende Abhandlung von Ernährungswissen bezüglich Nahrung und Nährstoffen in Schule und Kindergarten um die Betrachtung und günstige Beeinflussung von angeborenen Eigenschaften und erlernten Ernährungsverhaltensweisen zu erweitern.

Einflüsse auf das Essverhalten Jugendlicher

Silke Bartsch

Die Jugendzeit ist als Übergangsphase in die Erwachsenenwelt immer durch die Bewältigung von Entwicklungsaufgaben wie Ablösung und Unabhängigkeit, Identitätsbildung, Distinktion[1] und Integration geprägt. Diese beeinflussen Essverhalten im Rahmen des jeweiligen gesellschaftlichen Kontexts, differenziert durch sozio-ökonomische und kulturelle Zugehörigkeit.

Bedingt durch ein liberales Erziehungsumfeld konnten Jugendliche in den letzten Jahrzehnten eine altersspezifische Jugendesskultur entwickeln, historisch gesehen ein Novum. Ziel des Kapitels ist es, den Einfluss der Entwicklungsaufgaben im Zusammenspiel mit gesellschaftlichen Faktoren auf das heutige Essverhalten von Jugendlichen zu zeigen.

Vorbemerkung: Komplexität des Essverhaltens

Essverhalten ist komplex und wird durch zahlreiche Einflussfaktoren bestimmt, deren Beschreibung stets facettenhaft und fragmentarisch sein muss. Letztlich werden individuelle Essentscheidungen unter personenbezogenen und situativ vielfältigen Rahmenbedingungen getroffen (◆ Abbildung 3-19). Unabhängig von diesen Variationen lassen sich typische Essmuster in Abhängigkeit von Kategorien wie Alter, Geschlecht, soziales Milieu sowie Lebensstil erkennen. Da-

[1] „Distinktion" bzw. „distinguieren" ist ein Fachbegriff aus den Sozialwissenschaften. Er bedeutet sozio-kulturelle Abgrenzung, d.h. vereinfacht Unterscheidung von anderen durch Verhalten.

- ⮮ *Jugendliches Essverhalten wird durch die mit dem Jugendalter einhergehenden Entwicklungsaufgaben wie Identitätsentwicklung, Ablösung, Distinktion und Integration beeinflusst.*

- ⮮ *Jugendliche sind Träger und Gestalter der aktuellen Esskultur.*

- ⮮ *In der außerhäuslichen Welt der Peergroup ist essen Teil des gemeinsamen Gesamterlebens, dabei bestimmen im Wesentlichen Distinktion und Integration das jugendliche Essverhalten.*

- ⮮ *Im Familienhaushalt wird dagegen die Ernährungsversorgung sichergestellt, ohne jedoch exklusiv an gemeinsame Mahlzeiten gebunden zu sein.*

- ⮮ *Jugendliche bewegen sich heute in einem widersprüchlichen Feld zwischen erwarteter „Figurmodellierung" durch diszipliniertes Ess- und Bewegungsverhalten und einer affektiven Genuss- und Erlebnisorientierung der Jugendkultur.*

- ⮮ *Jugendliche entwickeln unter dem Einfluss ihrer Umwelt subjektive Vorstellungen über körperliche Attraktivität von Männern und Frauen, die geschlechtsdifferentes Essverhalten in der Jugendphase festigen.*

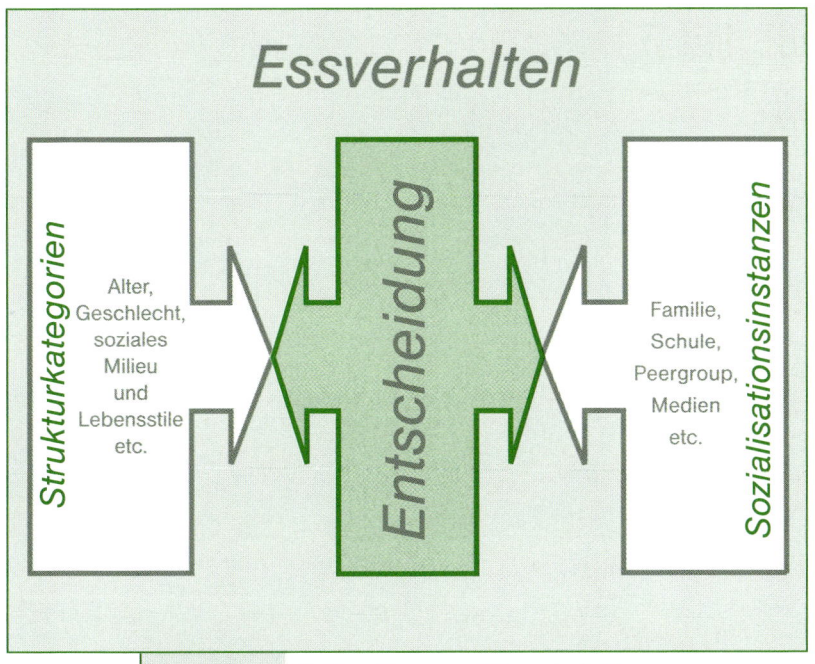

Abb. 3-19: **Einflussfaktoren auf Essentscheidungen**

rüber hinaus entwickelt sich Essverhalten unter dem Einfluss von Sozialisationsinstanzen wie Familie, Schule, Peergroup und Medien (◆Kapitel 3.2). Diese sind (nicht nur) für Präventions- und Bildungsprogramme wichtige Ansatzpunkte (◆Kapitel 3.4).

Funktionen und jugendspezifische Bedeutungen des Essens

Essen hat viele Funktionen: Neben Sättigung und Nährstoffzufuhr schafft Essen kulturelle sowie soziale und personale Identität [1]. Essen gibt Sicherheit und Geborgenheit und dient dem emotionalen Spannungsausgleich. In familiärer Gemeinschaft findet viel Beziehung und Erziehung über das Essen statt. Essen trägt so zur sozialen Verortung bei. Für Jugendliche und Erwachsene hat Essen gleiche Funktionen, deren Bedeutungen unterscheiden sich jedoch.

Im Allgemeinen hat Essen in der Jugendphase eine andere Priorität als im Erwachsenenalter, so steht Essen bei Jugendlichen selten im Mittelpunkt ihres Interesses, sondern findet eben auch bzw. nebenbei statt. „Hauptsache es schmeckt und macht satt!" – das ist die typische Äußerung von Jugendlichen [2]. Diese Aussage beinhaltet noch keinen bewussten und gezielten Umgang mit den Funktionen und Bedeutungen des Essens.

Jugendspezifische Bedeutungen des Essens hängen mit den für diese Altersphase typischen **Entwicklungsaufgaben**[1] zusammen, welche wiederum von der sozio-ökonomischen Lage und dem sozio-kulturellen Umfeld des Jugendlichen abhängen. Aus den Entwicklungsaufgaben lassen sich folgende jugendspezifische Bedeutungen des Essverhaltens ableiten:

Ablösung und zunehmende Unabhängigkeit

Die häusliche Ernährungsversorgung, die nach wie vor überwiegend durch die Mütter verlässlich realisiert wird, hat aus Sicht der Jugendlichen ihren „Preis". Sie bedeutet Nähe und Abhängigkeit zu bzw. von den Versorgenden, unabhängig vom Grad der jugendlichen Mitbestimmung.

Essenszeit ist auch Erziehungszeit. Diesen häufig als Einmischung empfundenen Erziehungsbemühungen wollen sich Jugendliche entziehen. Gemeinsame Essenszeiten schaffen zudem Verbindlichkeiten, die dem Drang nach Unabhängigkeit, die sich beispielsweise im Wunsch nach Zeitautonomie und abendlicher Freizeitgestaltung ausdrückt, entgegenstehen.

Identitätsentwicklung

Jugendzeit ist die Zeit der Persönlichkeitsentwicklung und somit Zeit der Herausbildung eines eigenen Lebens(ess)stils. Bedingt durch die physiologische Entwicklung zur Frau oder zum Mann, stellt die Entwicklung einer Körper- und Geschlechtsidentität eine besondere Herausforderung dar. In dieser Lebensphase findet auch

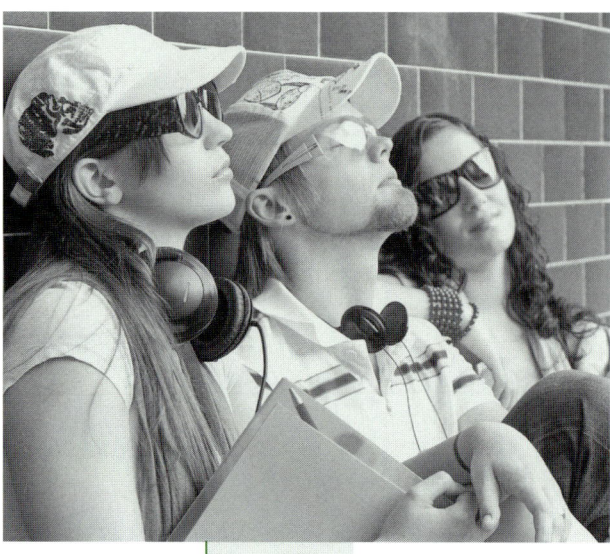

Abb. 3-20: **Die „Peergroup" gibt den Lebensstil vor**

eine (un-)bewusste Auseinandersetzung mit sozio-kulturell beeinflussten Essmustern in der Erwachsenenwelt statt, um als Frau, als Mann, als (fast) Erwachsener in einer sozialen sowie kulturellen Gruppe anerkannt zu werden. Damit verknüpft sind eine latente Offenheit für alternative Lebensentwürfe und eine sensible Wahrnehmung von Impulsen aus der Umwelt.

Distinktion und Integration

In der Jugendphase verorten sich Heranwachsende bewusst oder unbewusst in sozio-kulturellen Gruppen (sog. Peergroups), zu denen sie durch ihren Lebensstil „dazugehören" (wollen). Essen ist dabei lediglich ein Teil eines gesamten Lebensstils, der sich vor allem durch Kleidung, Musik und Freizeitgestaltung ausdrückt (◆Abbildung 3-20).

Wie Studien zu Jugendkulturen und sozialen Milieus zeigen, sind die Elemente des Lebensstils abhängig vom zur Verfügung stehenden ökonomischen, sozialen und kulturellen Kapital [4]. Die Peergroup entspricht dabei zwar nicht vollständig den sozialen Milieus der Herkunftsfamilie, weicht aber meist auch nicht entscheidend davon ab.

---

[1] Der in der Entwicklungspsychologie unterschiedlich verwendete Begriff Entwicklungsaufgaben wird hier entsprechend Fends Verständnis [3] verwendet, der Adoleszenz als ko-konstruktiven (Wechselspiel zwischen Jugendlichen, Sozialisationsfaktoren und Umwelt) Prozess unter Berücksichtigung der personalen und kontextuellen Bedingungen versteht. Der erfolgreiche Abschluss dieser Entwicklungsphase impliziert die Bewältigung der altersphasenspezifischen Entwicklungsanforderungen, wie beispielsweise den „Körper bewohnen" lernen [3].

Jugendliche als Träger und Gestalter von Esskultur

Jugendliche werden heute sowohl als Träger der aktuellen Esskultur als auch – begünstigt durch das liberale Erziehungsumfeld – als Akteure in ihrer Lebens(ess)welt verstanden [2, 5]. Die Lebens(ess)welt ist durch das Wechselspiel zwischen Haushaltsanforderungen und Markt einem steten Wandel unterworfen, in deren Folge sich auch Wissen, Fähigkeiten und Fertigkeiten in Bezug auf Beschaffung und Zubereitung von Lebensmitteln sowie dazugehörige Arbeiten in den Haushalten ändern.

Jugendliche wachsen in einer sich stets wandelnden Esskultur auf und sind somit Träger der allgemeinen Esskultur. Gleichzeitig agieren und gestalten sie mehr oder weniger entsprechend der eingeräumten „Freiheiten" den Wandel der allgemeinen Esskultur mit.

> Fehlende Kompetenzen im Umgang mit unverarbeiteten Lebensmitteln schränken jugendliche Gestaltungsräume heute allerdings tendenziell eher auf das Angebot von mehr oder weniger verarbeiteten Produkten ein, für oder gegen deren Konsum sie sich (mit-)entscheiden können.

Familiale und außerhäusliche Lebens(ess)welten

Anders als im häuslichen Umfeld, das den Heranwachsenden in aller Regel Möglichkeiten zum Rückzug, zur Regeneration und zur Versorgung bietet, sind Distinktion und Integration in der außerhäuslichen Lebenswelt, besonders im Zusammensein mit der Peergroup, handlungsleitende Elemente. Stellenwert und Funktionen des Essens unterscheiden sich entsprechend zwischen häuslichem und außerhäuslichem Lebensbereich, wobei die beiden Lebensbereiche untereinander kompensatorisch wirken [2]. Demgemäß kann von einem unterschiedlichen Essverhalten in den beiden Lebensbereichen ausgegangen werden.

Außerhäusliche Lebens(ess)welt der Peergroup

Für das außerhäusliche Leben von Jugendlichen steht das Zusammensein in der Peergroup im Mittelpunkt [2]. Sie bevorzugen außer Haus deswegen „schnelles Essen", das andere Aktivitäten nebenbei zulässt. Lebensstilabhängig variieren dabei die Freizeitinteressen und -beschäftigungen, die das Essverhalten distinguierend beeinflussen [6].

Konsumprodukte, die zur Darstellung der eigenen Person und der damit verbundenen Markierung eines Lebensstils geeignet sind, spielen ebenfalls besonders im außerhäuslichen Lebensbereich eine Rolle. Hauptsächlich sind dafür sog. „Lifestyleprodukte" aus den Bereichen Musik und Kleidung geeignet. Aber auch Lebensmittel sind Konsumprodukte, die als Teil des Lebensstils auch zu dessen Inszenierung gehören.

Darauf greifen Vermarktungsmaßnahmen zurück – Teil des Marketings ist die Verknüpfung des Produktes mit einem immateriellen, zusätzlichen Nutzen, dem sog. „added value" [7]: Versprochen wird beispielsweise ein „cooles" Auftreten oder Spaß in der Peergroup beim Konsum z. B. eines bestimmten Erfrischungsgetränkes. Die ursprüngliche Funktion des Lebensmittels wird dabei teilweise in den Hintergrund gedrängt.

Interessant sind hierfür besonders Lebensmittelprodukte, die im Rahmen des verfügbaren Taschengeldes von den Jugendlichen gekauft werden können und einen hohen Distinktionsgrad haben. Dazu zählen Fast Food, Getränke und Snackprodukte im weiteren Sinn, die jedoch meist nicht die häusliche Versorgung ersetzen [2].

„Snacken" als Teil einer Jugendesskultur

Snacks sind zwar in der Zwischenzeit Teil der allgemeinen Esskultur geworden [8], aber Jugendliche fungierten zunächst als Trendsetter (◆Abbildung 3-21). Gründe für die allgemei-

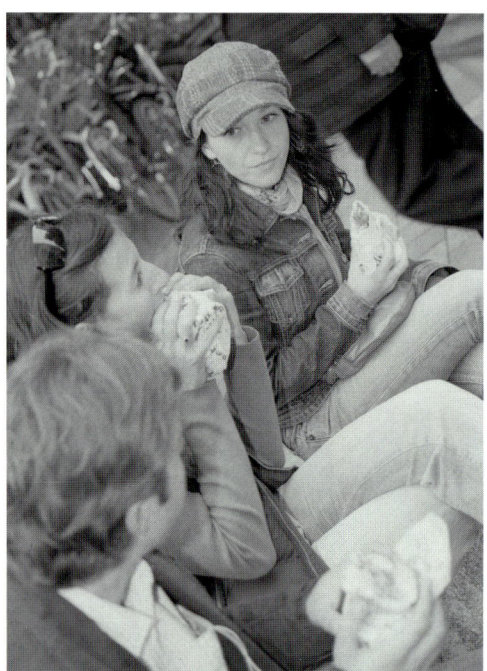

Abb. 3-21: **Jugendliche haben den Trend zum Snacken begründet**

ne Beliebtheit von Schokoriegeln und herzhaften Snacks sind in erster Linie deren ubiquitäre Verfügbarkeit, verbunden mit einer hohen Unabhängigkeit von Zeit, Ort und anderen Personen. Zunächst schätzten das besonders Jugendliche, da sie eine Abgrenzung und Loslösung vom „Familientisch" ermöglichen und gleichzeitig eine hohe Autonomie bieten. Der Verzehr läuft bevorzugt nebenbei und kann auch als eine weitgehende Unabhängigkeit von der direkten Befriedigung physiologischer Bedürfnisse interpretiert werden [9]. Aufgrund des hohen Energiegehaltes, in Form von Zucker und Fett, stillt z. B. ein „Riegel" schnell und erfolgreich den aufkommenden Hunger. Außerdem entfallen Terminabsprachen für gemeinsame Essenszeiten oder können auf freiwilliger Basis getroffen werden. Langfristige Folgen sind bekannt und werden hier nicht dargestellt.

Elterliche sowie eigene Kontrolle über das Essverhalten wird durch „Snacken" erschwert, da „Snacken" häufig unbewusst nebenbei stattfindet. So warten viele Jugendliche nicht mehr auf gemeinsame Familienmahlzeiten [2]. Damit können sich Routinen unbemerkt einschleichen, deren Vermeidung ein hohes Maß an Selbstdisziplin erfordert. Umfassende Verfügbarkeit und unkomplizierte Handhabung fördern darüber hinaus ein Essverhalten, das durch häufiges Kauen und Essen charakterisiert wird und durch das Essen in Form einer Mahlzeit seinen festen Platz im Alltag verlieren kann.

Kommunikation durch Konsum

Jeder „Snack" hat ein Image, dadurch wird neben der Integration („Dazugehören") die Distinktion bzw. Selbstpräsentation möglich. Über den sichtbaren Verzehr des ausgewählten Produktes werden Botschaften übermittelt. Die Wahl eines Snackproduktes kann meist in der Peergroup als Teil eines (gewählten) Lebensstils oder der momentanen Befindlichkeit interpretiert werden.

Aufgewachsen in einer konsumorientierten Lebenswelt ist die „Sprache der Produktbotschaften" Teil eines nonverbalen Kommunikationssystems [7], das einem raschen Wandel unterliegt. Kommunizieren Jugendliche über Snackprodukte, dann kann die diesen zugeschriebene „Unverbindlichkeit" zu einer neuen „Verbindlichkeit" führen. Ein Beispiel ist die Wahl eines bestimmten Fast-Food-Restaurants als Treffpunkt.

Zusammenfassend lässt sich vermuten, dass Snackprodukte zum nonverbalen Kommunikationssystem gehören und eine hohe Bedeutsamkeit für das außerhäusliche Essen bei Jugendlichen haben.

Familiale Lebens(ess)welt

Durch Familienmahlzeiten werden Kommunikationsorte und -zeiten im Alltag verankert, damit konstituieren sie Familie [10]. Jugendliche bestimmen dabei zunehmend die häusliche Esskultur (mit): Sie haben Einfluss auf die Auswahl der Nahrungsmittel und Speisen sowie auf Organisation, Zeitpunkt und Dauer von Mahlzeiten etc. Zugleich bleiben Familienmahlzeiten nach wie vor wichtige Orte der (Ess-)Sozialisation, deren Funktionen sich allerdings durch die Möglichkeiten zur individuellen Selbstversorgung verändert haben [2]. Gemeinsame Mahlzeiten haben – abhängig vom Alter der Kinder – nicht mehr exklusive Versorgungsfunktion. So wird mit zunehmendem Alter der Kinder die Teilnahme an gemeinsamen Mahlzeiten mehr und mehr zur freiwilligen Option, an der Familienkommunikation teilzuhaben [2].

> Bei Jugendlichen hat die Bindung zur Familie in den letzten Jahren eher wieder zugenommen [11]. Zu vermuten ist, dass die eingeräumten Freiheiten bei gleichzeitiger Versorgtheit vor dem Hintergrund knapper finanzieller Ressourcen diese Tendenz fördern. Dafür spricht, dass junge Menschen heute länger als noch vor wenigen Jahren im elterlichen Haushalt leben [11].

Für die häusliche Selbstversorgung erfreuen sich Convenience-Produkte allgemeiner Beliebtheit. Unkompliziertes, zeitsparendes Aufwärmen vermindert den Zubereitungsaufwand und notwendige Zubereitungskompetenzen. Ohne über küchentechnische Fähig- und Fertigkeiten verfügen zu müssen, können Jugendliche selbstständig und individuell flexibel über ihre Essversorgung bestimmen. Allerdings manifestiert sich durch fehlende Tradierung auch ein Wandel küchentechnischer Fähig- und Fertigkeiten sowie Waren- und Qualitätskenntnisse [12].

Schönheitsideale als eine Determinante jugendlichen Essverhaltens

Körper- und Geschlechtsidentitätsentwicklung vor dem Hintergrund gesellschaftlicher Schönheitsvorstellungen

In unserem Kulturkreis ist „Weiblichkeit" eng verknüpft mit dem Wachstum der Brüste und Schlankheit, „Männlichkeit" mit muskulöser Stärke[1]. An diesen allgemeinen Vorstellungen von „männlichem" und „weiblichem" Körper orientieren sich Schönheitsideale. Bilder in den Massenmedien überzeichnen häufig gesellschaftliche Vorstellungen, da bevorzugt mit idealisierten Stereotypen gearbeitet wird. Außerdem ist eine Vielzahl von digitalen Manipulationsmöglichkeiten verfügbar, die für die Erstellung der „medialen Körper" auch eingesetzt werden.

> Jugendliche entwickeln unter dem omnipräsenten Einfluss dieser Bildmedien in Wechselwirkung mit den anderen Sozialisationsinstanzen ihre subjektiven Vorstellungen von körperlicher Schönheit und Attraktivität. Mehrheitlich bevorzugen Jugendliche extrem schlanke Körperformen, die besonders die jeweils geschlechtstypischen Attribute (über-)betonen.

So wünschen sich viele Mädchen eine Wespentaille und viel Busen oder alternativ eine sportlich-androgyne Figur. Rund die Hälfte der heranwachsenden jungen Männer hätte am liebsten eine extrem muskulöse Bodybuilderfigur. (Weiterführende Literatur: [2])

Vor diesem Hintergrund gesellschaftlich beeinflusster Körperidealvorstellungen findet die Ent-

---

[1] Mit „weiblich" und „männlich" sind hier Körperformen gemeint, die als geschlechtstypisch gelten (vereinfacht bei Frauen: Verhältnis von Brust, Taille und Hüfte; bei Männern: breite Schultern, schmale Hüften).

	Untergewicht insgesamt	stark unter-gewichtig	unter-gewichtig	normal-gewichtig	über-gewichtig	stark über-gewichtig	Übergewicht insgesamt
Jungen							
11−13 Jahre	9,5 %	2,5 %	7,0 %	72,2 %	11,3 %	7,0 %	18,3 %
14−17 Jahre	7,2 %	2,4 %	4,8 %	75,6 %	9,0 %	8,2 %	17,2 %
Mädchen							
11−13 Jahre	7,8 %	2,3 %	5,5 %	73,3 %	11,6 %	7,3 %	18,9 %
14−17 Jahre	6,3 %	1,4 %	4,9 %	76,8 %	8,1 %	8,9 %	17,0 %

Tab. 3-1:   **Gewichtsstatus von Jugendlichen zwischen 11 und 17 Jahren** (verändert nach [13]) Eingestuft nach den alters- und geschlechtsspezifischen Perzentilen für den Body Mass Index [14], vgl. auch Kap. 2.2

wicklung der Körper- und Geschlechtsidentität, d.h. die Bildung einer Haltung zum eigenen Körper und Geschlecht, als Teil der Identitätsentwicklung der Jugendlichen statt. Gleichzeitig ist während dieser Phase der Körper starken Veränderungen unterworfen, die nicht immer vorteilhaft sind. Zum Beispiel „leiden" Pubertierende unter Disharmonien von Körperproportionen, die, wie z.B. lange Nasen, durch ungleiches Wachstum verursacht werden, oder unter anderen Begleiterscheinungen der Pubertät wie Akne.

Jugendliche beobachten ihren Körper meist sehr kritisch und entwickeln subjektive Konzepte über körperliche Attraktivität (für sich und das andere Geschlecht). Gleichzeitig achten sie auf die Reaktionen ihres sozialen Umfeldes, das seinerseits auf die pubertätsbedingten Veränderungen reagiert und damit Bewertungsmaßstäbe setzt. In diesen ko-konstruktiven Wahrnehmungsprozessen entwickeln sich Vorstellungen zum und die Wahrnehmung des eigenen Körpers [3]. Typisch ist, dass Jugendliche den Umgang mit ihrem „neuen" Körper testen, in dem sie durch Kleidung, Schmuck und Kosmetik sich mehr oder weniger aktiv inszenieren oder auch verstecken.

Exkurs Körperrealität:
„Zu dick, zu dünn
und wenig normalgewichtig"

Repräsentative Daten, z. B. des „ Kinder- und Jugendgesundheitssurvey" (KiGGS, [13], vgl. Kap. 2.3) lassen ein recht genaues Bild über den Gewichtszustand der Heranwachsenden zu. Im Vergleich zu Erhebungen in den 1980er und 1990er Jahren zeigen aktuelle Studien eine steigende Tendenz von übergewichtigen sowie adipösen Kindern und Jugendlichen, ohne dass signifikante Geschlechtsunterschiede vorliegen; zu den Risikogruppen zählen Kinder aus Familien mit niedrigem Sozialstatus sowie aus Familien mit Migrationshintergrund [z.B. 13–15]. Gleichzeitig gibt es eine beachtenswerte Gruppe von Jugendlichen, die untergewichtig ist (◆Tabelle 3-1).

Die weitere Entwicklung des Körpergewichts im Erwachsenenalter (z.B. auf der Grundlage der aktuellen Daten der NVS II [15] spricht für einen geschlechtsdifferenten Umgang mit dem Körper sowie ein durch das Geschlecht beeinflusstes Essverhalten. Zum Beispiel essen Frauen durchschnittlich in Relation zu ihrer Größe deutlich weniger als Männer und es bleiben insgesamt signifikant weniger Männer als Frauen aller Altersgruppen (14–80 Jahre) normalgewichtig (vgl. dazu [16]). Bereits junge Männer zwischen

20 und 29 Jahren neigen eher zu Übergewicht (hier definiert: BMI ≥ 25 und < 30) bzw. Adipositas (BMI ≥ 30) als Frauen: 29,8 % der Männer dieser Altersgruppe sind übergewichtig, 10,6 % adipös, aber lediglich 20,3 % der gleichaltrigen Frauen haben Übergewicht und 8,7 % sind adipös. Beim Untergewicht (BMI ≤ 18,5) ist die Geschlechterverteilung umgekehrt: 4,9 % der 20 bis 29-jährigen Frauen sind untergewichtig und 2,2 % der Männer [16].

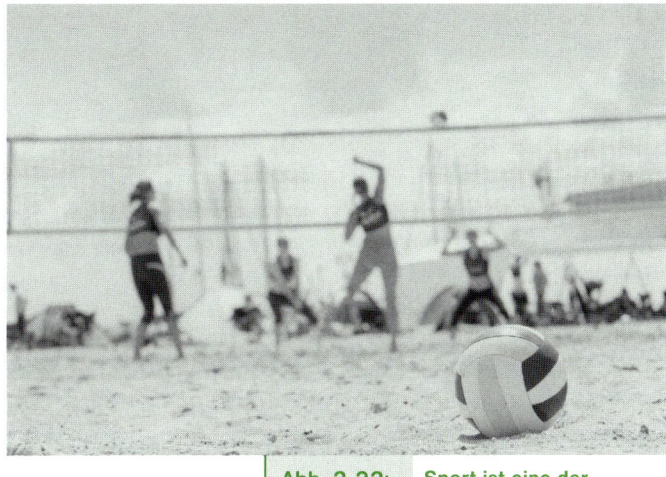

Abb. 3-22: Sport ist eine der Strategien zur Figurmodellierung bei Jugendlichen

Figurmodellierung als Teil der Jugendesskultur

Ess- und Bewegungsverhalten als Teil der gesamten Lebensweise spiegeln sich im äußeren Erscheinungsbild eines Menschen wider. Entsprechend dient körperliches Aussehen immer schon als ein Distinktionsmittel, das in unserer heutigen Gesellschaft einen besonders hohen Stellenwert hat. Demgemäß erstaunt es nicht, dass sich Jugendliche an den skizzierten Schönheitsidealen orientieren und Möglichkeiten zur Beeinflussung ihrer Figur über Ess- und Bewegungsverhalten (sog. Figurmodellierung) kennen und nutzen. Die in der Jugendesskulturstudie [2] untersuchten Strategien zur Figurmodellierung deuten darauf hin, dass Jugendliche dabei Lebensstiländerungen eher vermeiden und passend zum verbreiteten „egotaktischen" Handlungsmuster [17] alltagspragmatische Vorgehensweisen bevorzugen, die ihrem Wissen und ihren Möglichkeiten entsprechen.

Die Modellierung der eigenen Figur entsprechend dem heutigen Schönheitsideal jugendlicher Schlankheit fällt für die Geschlechter unterschiedlich schwierig aus: Sie widerspricht der körperlichen Entwicklung zur Frau, welche mit einer Verbreiterung der Hüfte und der Ausbildung von „Rundungen" einhergeht. Den Jungen hingegen helfen die pubertätsbedingten körperlichen Veränderungen, Körpergröße und muskulöse Kraft aufzubauen. Demgemäß unterscheiden sich tendenziell die Strategien zur Figurmodellie-

rung zwischen Mädchen und Jungen. So verzichten viele Mädchen, aber nur sehr wenige Jungen zugunsten der angestrebten Schlankheit darauf satt zu werden, das bedeutet, sie reduzieren die aufgenommene Energiemenge, i. d. R. ohne ihre Ernährungsweise zu ändern. Dazu lassen sie Mahlzeiten ausfallen, bevorzugt das Frühstück, darüber hinaus führen sie kalorien- oder fettreduzierte „Diäten" durch bzw. essen sich nicht satt. Angemerkt sei, dass diese Form von Nahrungsverzicht häufig mit einer unzureichenden Nährstoffversorgung einhergeht.

Diese Figurmodellierungsmethoden verstärken sich mit zunehmendem Alter der Jugendlichen. Repräsentative Daten der „Health Behaviour in School-aged Children", sog. HBSC-Studie 2006 [18] von Schülerinnen und Schülern der 5., 7. und 9. Klasse bestätigen erneut diese Zusammenhänge. Beispielsweise hielten zum Zeitpunkt der HBSC-Befragung signifikant mehr Mädchen (17 %) als Jungen (9 %) eine Diät mit dem Ziel, ihr Körpergewicht zu reduzieren [18]. Allerdings zeigt ein Vergleich der beiden 2002 und 2006 durchgeführten HBSC-Studien [18, 19], dass auch Jungen zunehmend unter gesellschaftlichen Druck geraten, z. B. übermäßig schlank zu sein.

Über ihr Bewegungsverhalten nehmen alle Jugendlichen gleichermaßen Einfluss auf ihre Figur. So gaben ebenfalls in der HBSC-Studie 2006 sowohl 79 % der Mädchen als auch 79 % Jungen an, im letzten Jahr zur Gewichtskontrolle sportlich aktiv gewesen zu sein [18]. Wenn auch vergleichsweise wenige Jugendliche auf gesundheitsschädliche Figurmodellierungsmethoden zurückgreifen, so nennen doch 6 % der Jungen und 8 % der Mädchen „mehr rauchen" sowie 5 % der Jungen und 7 % der Mädchen „Erbrechen" als Mittel ihrer Wahl [18]. Angemerkt sei, dass das höhere Interesse an Ernährungsthemen sich bei den Mädchen auch in einem insgesamt etwas gesundheitsförderlicheren Essverhalten niederschlägt [17, 18]. Wie in zahlreichen Studien gezeigt [z. B. 13, 16] sind sozialer Status und Migrationshintergrund signifikante Einflussfaktoren auf gesundheitsförderliches Essverhalten.

Widersprüchliche Ansprüche an den Körper

In der Zusammenschau ist ein Widerspruch zwischen einer Zunahme von Übergewicht bereits im Kindes- und Jugendalter und einem allgemeinen „Diätverhalten" festzustellen. Bei näherem Hinsehen spiegeln sich hier zwei divergierende, gesellschaftlich idealisierte Ansprüche wider:

Einerseits besteht der Anspruch, dass durch eigene Anstrengungen (disziplinierte, ausdauernde Körperarbeit, zurückhaltende Essweise, Einsatz persönlicher Zeit) jede(r) eine perfekte Körperfigur erreichen kann. Auf der anderen Seite steht eine affektiv gesteuerte Erlebnis- und Genussorientierung, die auch einen spontanen, grenzenlosen Essgenuss einschließt, sowie das Streben nach Individualität, wie es in den pseudo-wissenschaftliche Ratschlägen im Sinne von „sei du selbst" zum Ausdruck kommt.

Beispiel: Viele Werbestrategien bauen auf affektive Komponenten – so stehen in der Lebensmittelwerbung Stimmungen, Emotionen und Lebensgefühle im Vordergrund und das Produkt wird zur (wichtigsten) Nebensache. Essgenuss ist dabei häufig Teil des Erlebnisses. Umgekehrt begleiten Spaß, Erotik und Gefühle in der Werbung vielfach das Essen. Geschmackserlebnisse und Lifestyleelemente werden priorisiert [21].

Essen fungiert dann lediglich als ein Mittel zur Selbstverwirklichung und -inszenierung. Hierfür sind perfekte Körperformen, makellose Haut etc. allerdings Voraussetzung.

> Dass Selbstkasteiung paradoxerweise eine Voraussetzung zur Vermarktung eines genussorientierten Lifestyles ist, zeigt ein Zitat von Liv Tyler, 29 Jahre: „Ich bin Model und Schauspielerin, seit ich 14 bin, also war ich mein ganzes Leben lang auf Diät."

Jugendliche Egotaktiker suchen nach pragmatischen Handlungsoptionen, um mit diesen Widersprüchen umzugehen. Eine Möglichkeit dazu ist eine Funktionsteilung zwischen den Lebensbereichen Familie und Peergroup. So verzichten Jugendliche eher im häuslichen Umfeld auf Essgenuss, während sie im Beisein von Gleichaltrigen ihren Körper instrumentalisieren, auch zur Inszenierung eines spaßorientierten Erlebnisses [2].

Geschlechtsspezifische Essverhaltensweisen

Das Essverhalten als Mann oder als Frau ist, wie schon angedeutet, mit der Geschlechtsidentität eng verknüpft. So ist „Verzicht" eher mit „Weiblichkeit", dagegen „Körperlichkeit" und „Begierde, Verlangen" eher mit „Männlichkeit" konnotiert.

Mit dem „kollektiven Diätverhalten" in erster Linie von Frauen ist gleichzeitig das Kokettieren mit restriktivem Essverhalten zu beobachten, und zwar unabhängig vom sonstigen Emanzipationsanspruch [9]. Umgekehrt betonen Männer durch körperbetonte und lustbetonte Verhaltensweisen, wie Gewichte stemmen, Wettessen etc. ihre „Männlichkeit". Unabhängig davon ist allerdings ein „Annährungsverhalten" bei beiden Geschlechtern zu beobachten, beispielsweise ist zunehmend Schlanksein auch für (v. a. junge) Männer wichtig (s. o.). Über ein geschlechtsdifferentes Ess- und Bewegungsverhalten, das sich auch bei Erwachsenen beobachten lässt, findet eine ständige (Re-)konstruktion von Geschlechterrollen statt [9, 21, 22]. Damit manifestieren sich in der Pubertät geschlechtstypische Essverhaltensweisen, differenziert durch sozio-kulturelle Vorstellungen [23].

Zusammenfassung und Fazit

Die mit der Altersphase Jugend verknüpften Entwicklungsaufgaben beeinflussen jugendliches Essverhalten in Wechselwirkung mit der jeweiligen historisch beeinflussten Lebens(ess)welt.

Dabei ist zwischen dem häuslichen und außerhäuslichen Umfeld zu unterscheiden, da Stellenwert und Bedeutungen des Essens anders sind. Daraus resultiert ein differentes Essverhalten innerhalb und außerhalb der Familien, das kompensatorisch wirkt. In der außerhäuslichen Welt der Peergroup bestimmen im Wesentlichen Distinktion und Integration das jugendliche Essverhalten, das in diesem Kontext nicht im Mittelpunkt des jugendlichen Interesses steht, sondern Teil eines Gesamterlebens darstellt.

> Besonders das außerhäusliche Essverhalten sollte im Hinblick auf die jugendliche Ernährungssituation nicht überbewertet werden, denn es hat in den seltensten Fällen Versorgungsfunktion.

Die Ernährungsversorgung wird vielmehr in den Familienhaushalten sichergestellt, ohne jedoch exklusiv an gemeinsame Mahlzeiten gebunden zu sein. Jugendliche nehmen überwiegend freiwillig an gemeinsamen Mahlzeiten teil und nutzen gern die Möglichkeiten zur Familienkommunikation.

> In ihrer Rolle als Träger der allgemeinen Esskultur halten Jugendliche den Erwachsenen immer auch einen Spiegel ihres eigenen Essverhaltens vor. In ihrer Rolle als Gestalter der allgemeinen Esskultur sind sie ernst zu nehmen und mit den notwendigen Handlungskompetenzen auszustatten.

Die Verantwortung für die Rahmenbedingungen zur Ausbildung eines eigenverantwortlichen Umgangs mit dem eigenen Essverhalten liegt bei den Eltern, Erziehenden und Lehrenden in den Kindergärten und Schulen (vgl. Kap. 3.4).

Jugendliche entwickeln unter dem Einfluss ihrer Umwelt subjektive Vorstellungen über körperliche Attraktivität, die geschlechtsdifferentes Essverhalten in der Jugendphase festigen. Über Essverhalten wird immer auch (Geschlechts-)Identität hergestellt. Dieser Zusammenhang sollte bei Präventions- und Bildungskonzepten beachtet werden, um eine Alltagsrelevanz zu erreichen.

Gerade in der Jugendphase birgt jugendliche Neugier und Offenheit gegenüber Unbekanntem Chancen, über eigene Körperzielvorstellungen nachzudenken, sich mit dem eigenen Essverhalten und seiner Gewordenheit auseinanderzusetzen, alternative Ernährungsweisen kennen zu lernen und im Hinblick auf ihre Gesundheitsförderlichkeit einschätzen zu können.

Anforderungen an eine Reform der schulischen Ernährungs- und Verbraucherbildung

Barbara Methfessel

Die Ernährungserziehung und -bildung von Kindern ist schwieriger geworden. Kinder haben einen veränderten, weniger strukturierten Essalltag, weniger Ernährungskompetenz, dürfen und sollen aber immer mehr mitbestimmen. Die traditionelle Ernährungserziehung wird weder der veränderten Kindheit noch den aktuellen und zukünftigen Herausforderungen an eine selbstverantwortliche Ernährung gerecht (vgl. ◆ Kapitel 3.2). In diesem Beitrag werden Bedingungen, Orientierungen und Perspektiven der notwendigen Reform der Ernährungs- und Verbraucherbildung vorgestellt, wie sie im Kooperationsprojekt REVIS entwickelt wurden.

Prolog: Die ignorierten Seiten des Essens

Wissenschaftler/-innen und pädagogische Fachkräfte wundern sich immer wieder, warum Menschen sich den gut gemeinten Bemühungen um eine bessere (d.h. hier: gesündere) Ernährung widersetzen. Sie kommen aber selten auf die Idee, dass es vielleicht an ihren eigenen unzureichenden Vorstellungen über die Bedeutung liegt, die Essen für Menschen hat.

Essen wird – untrennbar verbunden mit Emotionen, kulturellen Mustern und sozialen Strukturen – „gelernt" (vgl. ◆ Kapitel 3.1, 3.2) [3, 4] und tagtäglich auch in diesem Verbund praktiziert, verfestigt und verändert. Die häusliche Küche gibt z.B. über Zusammensetzung, Gestaltung und Geschmack nicht nur Muster vor, was ein „richtiges Essen" ist [3, 4], sondern vermittelt darüber auch immer wieder Sicherheit und Geborgenheit. Über Lebensmittel und Ernährungsweisen werden Identitäten aufgebaut und verändert, ebenso werden so so-

➲ *Eine Reform der Ernährungs- und Verbraucherbildung, die dem gesellschaftlichen Wandel und der veränderten Lebenssituation von Kindern und Jugendlichen gerecht wird, ist dringend geboten.*

➲ *Eine solche Reform muss die psychischen und sozio-kulturellen Dimensionen des Essens stärker berücksichtigen und Essen als Teil der Lebensführung und -qualität respektieren.*

➲ *Bildung kann und soll das Spektrum der Wahlmöglichkeiten erweitern sowie Handlungskompetenzen schaffen.*

➲ *Im Kooperationsprojekt REVIS wurde das Konzept einer innovativen Ernährungs- und Verbraucherbildung entwickelt, welche alltagsorientiert und mehrperspektivisch ist und auf selbstständiges Denken, Eigenverantwortlichkeit und Nachhaltigkeit setzt.*

➲ *Dieses REVIS-Konzept verlangt zu seiner Implementierung neue Lehr-Lernstrukturen und eine Professionalität der pädagogischen Fachkräfte in diesem Bereich.*

➲ *Zu einer gelungenen Ernährungs- und Verbraucherbildung in Schulen und Kindergärten gehört auch eine den vorhandenen Qualitätsstandards entsprechende Verpflegung.*

ziale Distinktion und Integration praktiziert [4; vgl. auch Kap. 3.3].

Diese Funktionen des Essens werden von wissenschaftlicher Seite meist als „störend" gewertet. Dabei wird ignoriert, dass psychische und soziale Aspekte im Sozialleben normale und daher auch zu berücksichtigende Tatsachen sind, entscheidend die Lebensqualität mitbestimmen und unter gesundheitlicher Perspektive nicht nur als problematisch angesehen werden, sondern auch gesundheitsförderlich wirken und entsprechend bewertet werden können.

Eine mit Gesundheit begründete Änderung des Essverhaltens wird von einem Menschen nicht nur abgelehnt, weil Ursache (Essen) und Folgen (Unwohlsein, Krankheit) nicht immer direkt miteinander verbunden werden können, sondern auch deshalb, weil der Verzicht auf das Gewohnte ein massiver Eingriff in das psychische und soziale Wohlbefinden sowie eine bedeutsame Einschränkung der Lebensqualität sein kann. Dies gilt umso mehr für Menschen anderer Kulturen, die über Essen eine „kulturelle Heimatlosigkeit" verhindern wollen. Soziale und psychische Funktionen des Essens sollten daher bei der Ernährungsbildung nicht als störende Einflussfaktoren bekämpft, sondern als leitende Kategorien beachtet werden [4, 5].

Glossar

Ernährungsbildung / Ernährungserziehung = Die Definitionen der Begriffe variieren und können hier nicht ausführlich diskutiert werden. Unter Ernährungserziehung wird eine intendierte und normengeleitete Vermittlung von Wissen und Verhaltensregeln verstanden, sie findet meist in der Familie statt und ist Teil der Ernährungsbildung. Ernährungsbildung ist die (Vermittlung der) Kompetenz, die eigene Ernährung selbstständig genussvoll, gesundheitsverträglich, politisch mündig und sozial verantwortlich auch unter komplexen gesellschaftlichen Bedingungen zu entscheiden und zu gestalten [1]. Bildung beinhaltet damit „Erwerb von Fachwissen, … Befähigung zur Selbstbestimmung und beiden Zielen dienende Befähigung für ein lebenslanges Lernen" und „berücksichtigt soziale, ökologische und ökonomische Aspekte eines selbst bestimmten und mitverantwortlichen menschlichen Handelns" [2]. Ernährungsbildung ist ein Teil der Gesundheitsbildung, Gesundheit ist ein Ziel der Ernährungsbildung.

REVIS = **R**eform der **E**rnährungs- und **V**erbraucherbildung in **S**chulen. Informationen unter www.evb-online.de

EVB = Ernährungs- und Verbraucherbildung

Distinktion = sich unterscheiden, „anders sein" (vgl. auch ◆Kapitel 3.3, S. 92)

Integration = eingebunden sein, Zusammenhalt, „dazugehören"

Gastrosophie = (gastro = Magen, sophia = Weisheit) Ethik eines guten Essens, die „lustvolle Vernunft" (Genuss + Gesundheit + soziale Verantwortung) kultiviert und mit kulinarischer Ästhetik verbindet [6, u. a. S. 330 ff.; 7].

Theory of Planned Behavior = Nach dieser Theorie wird menschliches Handeln dadurch geleitet, dass Einstellungen, Bedeutsamkeit sowie subjektive und allgemeine Normen die Intentionen beeinflussen und diese dann wiederum das Verhalten. Wissen kann und sollte danach genutzt werden, um auf diese Wirkungskette einzuwirken. Dieser Prozess wird dabei als komplex wahrgenommen. Die Theorie wurde inzwischen vielfältig ausdifferenziert und bezogen auf einzelne Handlungsprozesse evaluiert.

Soziales Milieu = Das soziale Milieu umfasst neben der sozioökonomischen Lage/sozialen Schicht auch den Lebensstil und das Wertesystem. Der Begriff Milieu wurde eingeführt, weil der Begriff der sozialen Schicht zu eng an die sozio-ökonomischen Bedingungen (Einkommen, Beruf) gebunden ist und die Differenzierungen innerhalb einer sozialen Lage sowie schichtübergreifende gemeinsame Lebensstile nicht erfasst [8].

Ein „gutes Essen" hat im Allgemeinen daran einen großen Anteil, es ist subjektiv aber meist nur gut, wenn es das Wohlbefinden auf allen Ebenen fördert. Für die aufgeklärte Ernährungsbildung wird damit die „gastrosophische Kunst", nämlich Genuss, Wohlbefinden und Gesundheit für das Individuum wie für die soziale (auch globale) Gemeinschaft zu fördern, zur Herausforderung [2, 6, 7].

> Das übergeordnete Ziel der Ernährungsbildung ist nicht Gesundheit, sondern die Steigerung der Lebensqualität.

In diesem Kapitel wird entwickelt, wie diese (und weitere) Einflussfaktoren auf das Ernährungshandeln wegweisend für eine Neuorientierung der Ernährungs- und Verbraucherbildung (EVB) werden und welchen Herausforderungen des gesellschaftlichen Wandels sich diese stellen muss.

Einflüsse auf das Ernährungshandeln und ihre Nutzung in der EVB

Ernährungswissen – Ernährungsverhalten

Gut Essen lernt man nicht wie eine mathematische Gleichung oder eine englische Vokabel. Ernährungs*wissen* kann zwar angeeignet werden wie eine Vokabel, es wird aber nicht so selbstverständlich zum alltäglichen Handlungswissen wie Zählen und Lesen (vgl. ◆Kapitel 3.1).

Dazu muss es im Essalltag eingeübt und im wahrsten Sinne des Wortes „einverleibt" werden. Jedes Kind hat schon eine Essgeschichte, die seine Vorstellungen vom richtigen und guten Essen sowie den Platz des Essens im sozialen und emotionalen Geschehen bestimmt und eine Matrix für alle weiteren Lernprozesse bildet. Die eigene Essbiografie leitet Wahrnehmung, Selektion und Verarbeitung von Informationen, somit auch die weitere Erfahrung und das weitere Handeln [7, 9].

Selbst der brennende Wunsch, die eigene Ernährung zu verändern, scheitert oft an diesen Strukturen (was jede/jeder bestätigen kann, der/die einmal versucht hat, kurzfristig die Essgewohnheiten zu verändern). Hinzu kommen die große Bedeutung der Alltagsroutinen, der häuslichen und außerhäuslichen Rahmenbedingungen u. a. m.

Die verbreitete Vorstellung, dass man durch kurzfristige Projekte einen relativ geradlinigen Prozess fördern kann, in dem durch Wissen Einstellungen verändert werden und diese dann in entsprechende Handlungsprozesse münden, widerspricht Erfahrungen und wissenschaftlichen Erkenntnissen. Solche *Projekte* sind jedoch sehr beliebt, denn sie können in engen Zeiträumen durchgeführt werden und die gewonnenen *Kenntnisse* sind einfach zu evaluieren. Eine Wirkung auf das *reale Essverhalten* wird damit aber nicht erfasst. Auch eine theoretische Legitimation, z. B. durch die „*Theory of Planned Behavior*" [10] ist angesichts der vorgenommenen Reduktion (oder gar Elimination) der Komplexität der Theorie nicht gegeben.

Welche Faktoren haben das Essverhalten der Deutschen verändert?

Die Entwicklung der Küche (und der darin genutzten Lebensmittel) unterliegt seit der Industrialisierung und vor allem in den letzten 50 Jahren einem so radikalen Wandel wie wohl selten zuvor. Die Einflussfaktoren auf diesen Wandel kann man als Anleitung zur Gestaltung von Verhaltensänderungen lesen. Wesentlich sind:

- Die **Verbreiterung der Geschmacksakzeptanz**. Geschmack ist Gewohnheit, er kann geübt werden. Den Geschmack der Kindheit verliert man zwar nie, er lebt mit den Jahren aber immer stärker als Mythos denn als reale Geschmackserfahrung weiter. Der „Kindheitsgeschmack" kann mit jeder neuen akzeptierten Geschmacksnuance verändert werden, er folgt den Erfahrungen mit dem jeweils aktuellen Angebot (im Guten wie im Schlechten). Die Verbreiterung der Geschmacksakzeptanz ist damit eine wichtige Voraussetzung für den Wandel des Essverhaltens.

- **Veränderungen des Angebots**, das sich dem gesellschaftlichen Wandel und seinen Anforderungen (z.B. Arbeits- und Zeitersparnis, Individualisierung des Lebensstils) angepasst hat, z.B. mit einer Zunahme des Convenience Food.
- **Neue Geschmackserfahrungen**, die **emotional und sozial positiv besetzt** sind: Gerichte aus dem Urlaub und „Essen-gehen" in neuen Restaurants brachten zunächst die Mittelmeer- und chinesische Küche (◆Abbildung 3-23) und dann die ganze Welt auf den Teller; neue Statusprodukte (z.B. Sushi, exotische Lebensmittel) erweitern das Spektrum.
- **Veränderung der Haushaltskompetenzen**, auch zur Nahrungszubereitung.
- **Veränderungen der Information zu Essen und Ernährung** (weniger Tradierung, höhere Verwissenschaftlichung und Orientierung auf Gesundheit, offensives Marketing, vor allem Werbung)
- **Veränderungen der Kindheit und Jugend**. Kinder und Jugendliche bestimmen heute am Esstisch mit und werden Trendsetter (vgl. ◆Kapitel 3.3). [3, 4, 11–17]

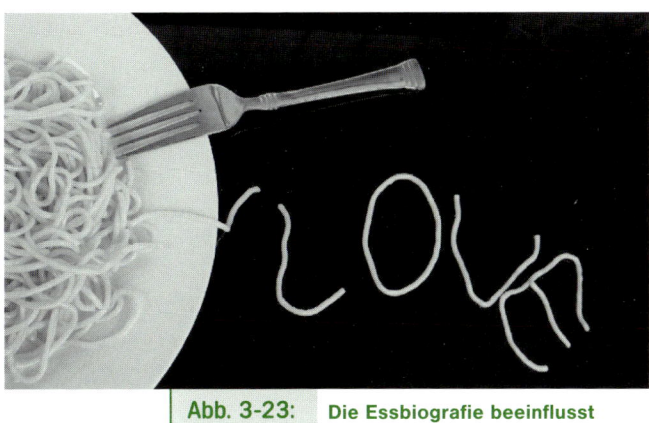

Abb. 3-23: **Die Essbiografie beeinflusst die Essgewohnheiten**

> Was folgt daraus: Damit ernährungsbezogenes Lernen verhaltenswirksam wird, ist eine Verknüpfung der fachlichen Informationen mit emotionalen bzw. psychischen und sozialen Dimensionen notwendig. Die Wirkung von Werbung, die diese Verknüpfung nutzt, belegt dies immer wieder von Neuem.

Der Einfluss unterschiedlicher Essbiografien

Unterschätzt wird oft, dass Kinder und Jugendliche durch ihre unterschiedlichen sozialen Milieus Informationen und Erlebnisse auch wertebestimmt selektieren und verarbeiten. Pädagogische Fachkräfte dürfen nicht voraussetzen, dass von allen gleich und Gleiches gelernt wird, und ebenso wenig, dass ihre „Ess-Werte" die der Kinder oder Jugendlichen werden sollen und können. Sie müssen sich ebenso wie diese der Reflexion der eigenen „Gewordenheit" stellen.

Die unterschiedlichen Erfahrungen und Wahrnehmungen können aber genutzt werden, um gemeinsam zu erarbeiten, dass und wie man essen lernt; die Reflexion der eigenen Essbiografie kann Ausgangspunkt für die Frage sein, wie man zu seinem Essverhalten gekommen ist und was dabei wichtig ist (wie dies im 1. Bildungsziel von REVIS gefordert wird, ◆Übersicht 3-1, [9, 18]). Sozio-kulturelle und insbesondere geschlechtsspezifische Unterschiede sind dabei besonders zu beachten [4].

Die Ausbildung der Sinne

Der „Sinnesbildung" kommt eine besondere Bedeutung zu. Wie HEINDL [19, 20] betont, sind die Sinne ebenso wie der Verstand als Potenzial, als unausgebildete Möglichkeiten angelegt. Der demokratische Bildungsauftrag beinhaltet, beides zu entwickeln. Sinnesbildung ermöglicht dabei auch, unterscheiden zu lernen, Geschmacksspektren und -akzeptanzen zu erweitern sowie die Geschmacksgrenzen, z.B. von Elternhaus oder sozialem Milieu, zu überwinden. Letztere sind nach-

Schülerinnen und Schüler…

1. gestalten die eigene Essbiografie reflektiert und selbstbestimmt.

2. gestalten die Ernährung gesundheitsförderlich

3. handeln sicher bei der Kultur und Technik der Nahrungszubereitung und Mahlzeitengestaltung

4. entwickeln ein positives Selbstkonzept durch Essen und Ernährung

5. entwickeln ein persönliches Ressourcenmanagement und sind in der Lage, Verantwortung für sich und andere zu übernehmen

6. treffen Konsumentscheidungen reflektiert und selbstbestimmt

7. gestalten die eigene Konsumentenrolle reflektiert in rechtlichen Zusammenhängen

8. treffen Konsumentscheidungen qualitätsorientiert

9. entwickeln einen nachhaltigen Lebensstil

Übs. 3-1:   **Übergeordnete Bildungsziele der Ernährungs- und Verbraucherbildung nach REVIS**

weislich bei sozial schwachen und bildungsfernen Gruppen, welche weniger ökonomische und soziale Möglichkeiten der Erweiterung der Geschmackserfahrungen haben, eher begrenzt.

Verbindung von Theorie und Praxis

Damit Bildung die Handlungskompetenzen von Menschen erweitern und im Alltag fruchtbar werden kann, ist es erforderlich, dass Theorie und Praxis verbunden, d. h. auch die praktische Umsetzung im Alltag eingeübt wird. Diese umfasst nicht nur die Nahrungszubereitung, sondern auch

den Umgang mit dem Markt und nicht zuletzt mit sich selbst.

Salutogenetisch orientierte Bildung

Die in der Gesundheitsbildung leider immer noch üblichen Abschreckungskonzepte können – wenn überhaupt – im besten Fall Ängste und Vermeidungsstrategien fördern (vgl. ◆ Kapitel 3.1). Für die Stärkung der Gesundheit hat sich als notwendig erwiesen, dass Menschen die Welt (und darin auch die Lebens- und Lernprozesse) als verstehbar, handhabbar und sinnhaft erleben. Diese Grundsätze einer salutogenetisch orientierten Bildung sollten auch die Ernährungsdidaktik leiten [18, 20–23].

Altersgemäße Didaktik

Bildungsmaßnahmen müssen nicht nur der Herkunft und dem Vorwissen, sondern auch dem Entwicklungsstand angemessen gestaltet werden. Je kleiner die Kinder sind, desto klarer müssen die Anweisungen sein, bezogen auf Fertigkeiten wie auf Werte und Essregeln. Inhalte sollten durch konkrete „Begegnungen", d.h. Kontakte mit Lebensmitteln, Speisen, Situationen oder Menschen vermittelt werden, möglichst selbstverständlich, verlockend und aktiv [24, 25].

Positive Beziehungen zum „guten Essen" und Freude am Umgang mit Nahrungsmitteln sind die alten und neuen Geheimnisse der Ernährungsbildung und -erziehung von Kindern. Beziehungen zu gutem Essen werden dabei auch dadurch hergestellt, dass man kennen lernt, wie Lebensmittel wachsen, sie untersucht, be- und verarbeitet und aufisst, wie im *SchmeXperimente*-Konzept von REVIS [22], seiner Nutzung bei *ScienceKids* [26] oder nach Vorschlägen der *Esspedition Kindergarten* [27]. Auf jeden Fall liegt die Verantwortung für die Kinder bei den Erwachsenen, welche eindeutige Orientierungen vorzugeben haben [28].

Je größer die Kinder werden, desto mehr bzw. reflektierter kann man sich mit ihnen inhaltlich über Nahrung und Ernährung, Essstile und -moden, Genuss und Gesundheit oder das Marktangebot auseinandersetzen. Jugendliche können und müssen lernen, darüber zu reflektieren und Verantwortung für ihre Ernährung zu übernehmen.

Hierfür sind andere didaktische und methodische Prinzipien geboten als für Kinder [4, 7, 18, 20, 29, 30].

Ernährungsbildung: Prinzipielle Legitimation und aktuelle Anforderungen

Derzeit folgt den Studien, die nachweisen, dass ernährungsmitbedingte, chronische Erkrankungen weiter zunehmen und schon Kinder von dieser Entwicklung betroffen sind, meist der politische Ruf nach Ernährungsbildung (oder gar „Kochunterricht"). Gleichzeitig mehren sich die Stimmen – und vor allem die bildungspolitischen Maßnahmen – Ernährungsbildung als von der Wirklichkeit des Marktes längst überholte Zeitver(sch)wendung zu bewerten, sie zu streichen oder quantitativ und qualitativ zu reduzieren [2].

Die falsch verstandene Legitimation von Ernährungsbildung

Ernährungsbildung erlangt ihre grundsätzliche Legitimation aber nicht durch die jeweilige gesundheitliche Lage. Die **prinzipielle Legitimation** ist darin begründet, dass der Mensch als „instinktloser Omnivore" („Allesfresser") [4] kulturelle Muster benötigt, die ihn leiten. Diese Muster muss er lernen, und er muss lernen, sie dem Wandel anzupassen.

Zu diesen kulturellen Mustern gehört in Gegenwart und Zukunft der kompetente Umgang mit der Überflussgesellschaft (auch und gerade für diejenigen, die aufgrund ökonomischen Mangels nur begrenzt daran teilhaben können) und damit verbunden eine angemessene Konsumkompetenz, welche nicht nur individuelle Gesundheit und Wohlbefinden, sondern darüber hinaus auch die mit der *Consumer Citizenship* verbundene Verantwortung für eine nachhaltige Entwicklung der Weltgemeinschaft im Blick behalten soll [2, 4, 18, 19, 22, 29].

> „Essen auswählen zu lernen, ist für Kinder wie für Erwachsene in Wirtschaftsgesellschaften mit einem Überangebot an Nahrung eine der größten Herausforderungen unserer Zeit" [19, S. 1].

Ernährungsbildung ist immer auch Verbraucherbildung

Die inzwischen in fast allen Medien verbreiteten Orientierungen für Essensauswahl und Ernährungsweisen sind vielfältig, aber nur begrenzt hilfreich. Die **grundlegenden Orientierungen** haben sich zwar seit Hippokrates (siehe Kasten) nicht wesentlich geändert, dafür ändern sich aber kontinuierlich die jeweiligen (meist unterschiedlichen Interessen folgenden) **Normen** und/oder die wissenschaftlichen Ergebnisse und daraus abgeleiteten Vorgaben.

Gesundheit als Wert oder Norm z.B. ist heute ein Verkaufsargument und hat einen eigenen Markt, auf dem auch Wissenschaftler/-innen zweifelhafte Verdienste erwerben. Verbraucher/-innen werden – auch wenn sie Expertise haben – als Leser/-innen verunsichert und als Konsumierende oder gar Multiplikatoren/-innen aggressiv umworben. Entscheidungen werden schwieriger [19, 31–33].

> **Grundregeln der Ernährung nach Hippokrates**
> - Die große Vielfalt der Nahrungsmittel nutzen, einseitige Ernährung vermeiden.
> - Nahrungsmittel so gering und schonend wie möglich, so viel wie notwendig bearbeiten, bzw. gering verarbeitete Nahrungsmittel bevorzugen.
> - Pflanzliche Nahrungsmittel bevorzugen.
> - Nahrungsmittel mit geringer Energiedichte bevorzugen (eine Regel für Überflussgesellschaften).
> - Nahrungsmittel genussvoll zubereiten und Speisen mit Genuss verzehren.

Eine gesundheitsförderliche Gestaltung der Ernährung erfordert daher heute einen kritischen und selbstbewussten Umgang mit *Ernährungsregeln* ebenso wie mit *Produkten*. „Gammelfleisch" ist zwar medienwirksam, die wahren Skandale und Herausforderungen liegen jedoch in den heftig umworbenen und viel versprechenden Möglichkeiten, sich *nicht* gesundheitsförderlich zu ernähren und dabei auch in der „erlaubten Täuschung", wie z.B. bei einigen sog. Kinderprodukten. Ernährungsbildung ist so immer auch Verbraucherbildung [29].

Stärkung einer positiven Körperbeziehung

Um mit dem eigenen Körper in einer nicht gesundheitsfördernden Umwelt richtig umgehen zu können, wird Individuen als Grundlage selbstbewusster und verantwortlicher Entscheidungen eine größere Körperkompetenz abverlangt [32]. Eine solche Körperkompetenz ist schwierig, solange der Körperbezug weitgehend gestört ist, und zwar bei Frauen durch Schlankheitswahn und „Diätenterror" (durch Vertreter/-innen der Wissenschaft durch den vorrangigen Blick auf das Übergewicht gestützt) oder bei Männern durch muskelfixierte Fitness-Orientierung. Eine innovative Ernährungsbildung muss daher die Entwicklung einer positiven Körperbeziehung und eines positiven Selbstkonzeptes als ein Ziel definieren.

Kulturtechnik Nahrungszubereitung

Nahrungszubereitung ist eine kulturelle Errungenschaft (◆ Abbildung 3-24): Zubereitung und gemeinsamer Verzehr von Nahrung sind wichtig und werden dies bleiben, passen sich aber dem gesellschaftlichen Wandel an. Den heutigen Ansprüchen entsprechen z.B. unter anderem schnelle, einfache Gerichte. Solche Gerichte qualitätsbewusst unter kompetenter Nutzung von Marktprodukten herzustellen und sie nicht mit unnötigen Produkten einer „Fix- und Fertig-Küche" zuzubereiten, ist z.B. ein Unterrichtsinhalt.

Neben (alten und neuen) praktischen, handwerklichen Fähigkeiten umfasst Nahrungszubereitung auch die Ausbildung von **Qualitätsbewusstsein** und die Berücksichtigung der **Nachhaltigkeit** sowie nicht zuletzt die **Sinnesschulung**. Letztere ist das Fundament einer ästhetisch-kulinarischen Bildung [19, 20].

> Bei der Diskussion um Geschmack und Zubereitungsweisen sind kulturelle Sensibilität sowie kritische Selbstreflexion geboten. Pädagogische Fachkräfte neigen zu oft dazu, die eigenen Lebensführungen als „normal" und damit als richtig und wissenschaftlich geboten zu vertreten.

Des Weiteren ist bei Nahrungszubereitung und Geschmacksentwicklung **kulturelles Bewusstsein** gefordert. Die gebotene Sensibilität betrifft nicht nur die Berücksichtigung von Speisetabus oder Essweisen anderer Kulturen, sondern auch das so genannte schlechte Ernährungsverhalten sozial schwacher und bildungsferner Gruppen.

Auch diese haben das Recht, für sich Genuss zu definieren. Angesichts der mangelnden Zukunftshoffnungen ist dieser eher gegenwarts- und weniger gesundheitsorientiert. Wie die empörte Reaktion der englischen Mütter auf Jamie Olivers Ernährungsoffensive zeigte, haben sie eigene, historisch und biografisch auch legitime Vorstellungen davon, was ein „gutes", ein „nährendes" Essen ist [4, 5, 34, 35]. „Essen, wie es schmeckt"

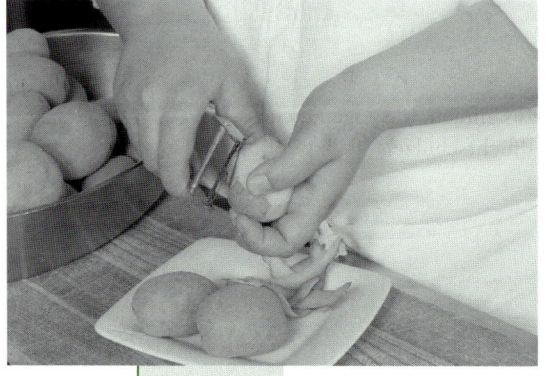

Abb. 3-24: **Nahrungszubereitung ist eine Kulturtechnik**

ist für sozial schwache Gruppen nicht nur einer der wenigen Genussbereiche, sondern oft auch einer der letzten selbst bestimmten Räume, in denen sie keine Einmischung wünschen.

Die Ernährungsfrage ist eine soziale Frage. Weltweit bestätigen Studien, dass Armut, niedriger Sozialstatus und Bildungsstand die Gesundheit der Menschen negativ beeinflussen. Ernährungsbildung kann hier gesundheitsförderliches Ernährungsverhalten unterstützen, sie kann die sozialen Probleme aber nicht kompensieren.

Zur Kultur einer Nahrungszubereitung gehören schließlich nicht nur die verwendeten Lebensmittel und die dabei herauskommenden Speisen. Auch arbeitsorganisatorische **Regeln** sind kulturelle Errungenschaften. Die heute üblichen Regeln entsprechen z.B. einer Kultur der Rationalisierung der Arbeit. Sie sind eine zeit- und kraftsparende Handlungsalternative, allerdings erst dann, wenn man sie beherrscht. Sie sind aber nicht lebensnotwendig, anders als **Hygieneregeln**, welche bei Küchen in Institutionen, z.B. in Kindergarten und Schule, andere Vorsichtsmaßnahmen als in der Familie erfordern [36].

Die Reform der Ernährungs- und Verbraucherbildung als Antwort auf Herausforderungen des Wandels

An einer Reform der Ernährungs- und Verbraucherbildung wird schon länger gearbeitet. Engagierte pädagogische Fachkräfte, Wissenschaftler/-innen unterschiedlicher Institutionen und engagierte Kolleginnen und Kollegen haben in unterschiedlichen Zusammenhängen (z.B. der „gesundheitsfördernden Schule") nach neuen Ansätzen gesucht.

Die Entstehung von REVIS

Ein Kooperationsprojekt zwischen drei Hochschulen, die in der Entwicklung der Ernährungs- und Verbraucherbildung führend waren, zusammen mit zahlreichen Personen aus Fachverbänden sowie anderen Institutionen und Arbeitszusammenhängen, ermöglichte, den Stand des Wissens zu systematisieren, ein Gesamtkonzept zu entwickeln und ein Angebot zur Unterstützung der Ernährungsbildung zusammenzustellen [37].

Die Ergebnisse wurden in Workshops und Arbeitstagungen von Fachverbänden diskutiert, bearbeitet und verabschiedet. Die Entwicklung des **Referenzrahmens** (◆Tabelle 3-2) und die Evaluierung seiner Akzeptanz ist das Kernstück des Projektes [38]. Daneben wurden eine Homepage (www.evb-online.de) aufgebaut, Unterrichtsmaterialien gesichtet, systematisiert und auf der Homepage gelistet, ein mobiler Küchenblock entwickelt u.a.m.

Lernziele und Kompetenzen nach REVIS

Zukunftsorientierte Ernährungsbildung umfasst ein anderes und auch breiteres Inhaltsspektrum als traditionell übliche Ernährungsbildung dies tut. Damit ändern sich nicht nur Inhalte, sondern auch Zielsetzungen und Methoden.

In ◆Übersicht 3-1(S. 106) sind die Ziele der Ernährungs- und Verbraucherbildung zusammengefasst. ◆Tabelle 3-2 zeigt den sog. Referenzrahmen „Bildungsziele und Referenzen in der EVB", in dem den Zielen Kompetenzen zugeordnet werden. Zu diesen wurden wiederum Inhalte und Themen formuliert, die – wie weitere Projektergebnisse auch – auf der EVB-Homepage abgerufen werden können [22, 38]. Der Referenzrahmen baut auf dem „Europäischen Kerncurriculum" der Ernährungsbildung auf, welches schon für Kinder ab vier Jahren altersabhängig gestufte Bildungsziele und -inhalte ausweist [39], und ergänzt es um die Aspekte der Verbraucherbildung.

Die REVIS-Ziele und -Kompetenzen fassen zusammen, was Jugendliche nach Abschluss der Pflichtschulzeit (9. bzw. 10. Schuljahr) beherrschen sollten. Unter den gegenwärtigen Bedingungen ist eine vollständige Umsetzung dieser Ziele nicht möglich, sie sollen daher eher die Politik auffordern, die erforderlichen Rahmenbedingungen zu schaffen. Zudem geben sie didaktische Grundorientierungen vor, die gültig und durchsetzbar ist. Diese sind in einem „Didaktischen Würfel" dargestellt (◆Abbildung 3-25 [40]).

Bildungsziele in der Ernährungs- und Verbraucherbildung (EVB)	Kompetenzen: Die Schüler/innen sind bereit und in der Lage,	Dazu gehört, dass sie ...
1 Die Schüler/innen gestalten die eigene Essbiografie reflektiert und selbstbestimmt.	... sich mit den Einflussfaktoren, Begrenzungen und Gestaltungsalternativen der individuellen Essweise auseinanderzusetzen.	■ soziokulturelle und historische Einflussfaktoren, ihre Wirkungen auf und Bedeutungen für das Essverhalten kennen, identifizieren und verstehen können, ■ Alltagsvorstellungen und -theorien zur Bedeutung von Essen, Ernährung und Körper identifizieren, analysieren und bewerten können, ■ die „Gewordenheit" des eigenen Essverhaltens erkennen und verstehen können, ■ Handlungsmöglichkeiten situationsgerecht entwickeln und zur weiteren Gestaltung der Essbiografie nutzen können.
2 Die Schüler/innen gestalten Ernährung gesundheitsförderlich.	... sich mit dem Zusammenhang von Ernährung und Gesundheit auseinanderzusetzen und Verantwortung für sich und andere zu übernehmen.	■ den Zusammenhang von Nahrung und Ernährung für die persönliche Gesundheit herstellen und reflektieren können, ■ Körpersignale wie Durst, Hunger, Appetit, Sättigung wahrnehmen und verstehen können, ■ Lebensmittel, ihre Inhaltsstoffe und Wirkungen im Stoffwechsel kennen und verstehen können, ■ Ernährungsempfehlungen und Regeln kennen, sich mit ihnen und allgemeinen Ernährungsinformationen kritisch auseinandersetzen können.
3 Die Schüler/innen handeln sicher bei der Kultur und Technik der Nahrungszubereitung und Mahlzeitengestaltung.	... sich mit den kulturellen Voraussetzungen, der Bedeutung und Funktion von Mahlzeiten auseinanderzusetzen.	■ Mahlzeiten situations- und alltagsgerecht planen und herstellen können und die zu leistende Arbeit und Gestaltung wertschätzen können, ■ Speisen und Gerichte sowie die LM-Auswahl unter Berücksichtigung von Sinnlichkeit, Gesundheit und Nachhaltigkeit gestalten können, ■ Techniken der Nahrungszubereitung kennen, verstehen, reflektieren und anwenden können, ■ Informationen und Anleitungen kritisch reflektieren können.
4 Die Schüler/innen entwickeln ein positives Selbstkonzept durch Essen und Ernährung.	... sich mit dem Verhältnis von eigenem Körper und Essverhalten auseinanderzusetzen.	■ den eigenen Körper und Körperprozesse wahrnehmen, verstehen und akzeptieren, ■ die Abhängigkeit der Körperbilder von gesellschaftlichen und historischen Bezügen erkennen, verstehen und reflektieren können, ■ die Bedeutung von Essen und Ernährung erkennen und diese Erkenntnis für das eigene Handeln nutzen können, ■ Wege zum genussvollen und verantwortlichen Umgang (mit dem Körper) durch Essen und Trinken entwickeln und nutzen können.
5 Die Schüler/innen entwickeln ein persönliches Ressourcenmanagement und sind in der Lage, Verantwortung für sich und andere zu übernehmen.	... sich mit Zukunftschancen und Risiken der Lebensgestaltung auseinanderzusetzen.	■ die Vielfalt von individuellen und gesellschaftlichen Ressourcen kennen, ihre Bedeutung sowie ihre Entwicklungen und Begrenzungen verstehen, ■ die Prinzipien und Möglichkeiten des Finanz- und Vorsorgemanagements kennen und verstehen und ihre Instrumente anwenden können, ■ Prinzipien des kurz-, mittel- und langfristigen Ressourcenmanagements verstehen und anwenden können, ■ Informations- und Beratungsangebote kennen und situationsgerecht nutzen können.

Bildungsziele in der Ernährungs- und Verbraucherbildung (EVB)	Kompetenzen: Die Schüler/innen sind bereit und in der Lage,	Dazu gehört, dass sie ...
6 Die Schüler/innen treffen Konsumentscheidungen reflektiert und selbstbestimmt.	... soziokulturelle Rahmenbedingungen für Konsumentscheidungen zu identifizieren und zu berücksichtigen.	■ Konsum leitende Bedürfnisse erkennen, verschiedene Wege der Bedarfsdeckung kennen, beurteilen und verantwortlich nutzen können, ■ die eigene Konsumbiografie und ihre Bedeutung für die Lebensstilentwicklung analysieren, verstehen und reflektieren können, ■ Marktmechanismen und Wirtschaftssystem verstehen und reflektieren können, ■ Konsum- und Entscheidungsprozesse situationsgerecht bewerten und gestalten können.
7 Die Schüler/innen gestalten die eigene Konsumentenrolle reflektiert in rechtlichen Zusammenhängen.	... die eigene Konsumentenrolle kritisch zu reflektieren und darauf aufbauend Konsumhandeln zu gestalten.	■ Verbraucherrechte und -pflichten kennen, bewerten und situationsgerecht anwenden können, ■ die Tragweite von Konsumentscheidungen in Bezug auf vertragliche Bedingungen und finanzielle Verpflichtungen einschätzen können, ■ selbstbewusst und selbstbestimmt gegenüber Experten und Institutionen agieren können, ■ Informationen und Angebote von Institutionen beschaffen, bewerten und kritisch nutzen können.
8 Die Schüler/innen treffen Konsumentscheidungen qualitätsorientiert.	... Nachhaltigkeit, Gesundheit und Funktionalität als zentrale Bewertungskriterien zu verstehen und anzuwenden.	■ exemplarische Prozesse der Erzeugung, Verarbeitung, Verteilung und Entsorgung von Marktgütern kennen, verstehen und bewerten können, ■ die Wirkungen der handwerklichen und industriellen Be- und Verarbeitung für die Qualität des Produkts kennen, bewerten und für eigene Konsumentscheidungen beachten können, ■ den Faktor Arbeit in der Gütererzeugung verstehen und die Wirkungen lokal und global einschätzen können, ■ die lokalen und globalen Zusammenhänge der Produktion von Gütern bei eigenen Entscheidungen verantwortungsbewusst berücksichtigen können.
9 Die Schüler/innen entwickeln einen nachhaltigen Lebensstil.	... sich mit den Gewohnheiten und Routinen des Konsum- und Alltagshandelns auseinanderzusetzen.	■ das Konzept der Nachhaltigkeit kennen, verstehen und reflektieren können, ■ eigenes Konsum- und Alltagshandeln auf der Grundlage des Nachhaltigkeitskonzepts analysieren und bewerten und diese Reflexion für Entscheidungen nutzen können, ■ Lebensstile und Lebensweisen identifizieren und reflektieren können und daraus Handlungsstrategien und Routinen für die eigene Lebensgestaltung verwirklichen können, ■ die Fähigkeit entwickeln, Verantwortung in Nachhaltigkeitsprozessen übernehmen zu können.

Tab. 3-2: Bildungsziele und Kompetenzen in der Ernährungs- und Verbraucherbildung

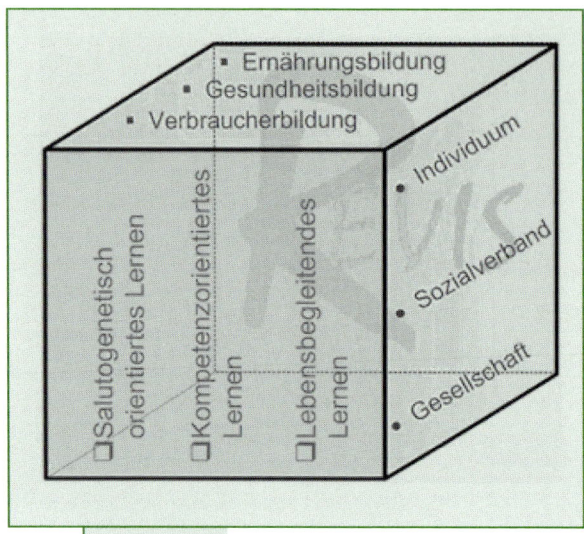

- Ernährungsbildung
- Gesundheitsbildung
- Verbraucherbildung

Individuum
Sozialverband
Gesellschaft

☐ Salutogenetisch orientiertes Lernen
☐ Kompetenzorientiertes Lernen
☐ Lebensbegleitendes Lernen

Abb. 3-25:   **Der „Didaktische Würfel"**

Dieser bildet auf seinen Seiten die inhaltlichen Dimensionen, die zu berücksichtigenden sozialen Ebenen und die wesentlichen Prinzipien der Ernährungs- und Verbraucherbildung ab. Neben der schon erwähnten *salutogenetischen Orientierung* wird mit der *Kompetenzorientierung* die Umsetzbarkeit im Alltag gefordert. Das *lebensbegleitende Lernen* beinhaltet die Aufgabe, die inhaltlichen und methodischen Kompetenzen zu erwerben, um sich zukünftig im gesellschaftlichen Wandel selbstständig orientieren zu können.

Mit dem **Haus der Bildungsziele** (◆ Abbildung 3-26) ist eine Darstellung gegeben, mit der man Kindern und Eltern einen Einblick in die Ziele und Fragen geben kann, die die Ernährungs- und Verbraucherbildung leiten [41]. Als Handreichung für Studierende und Lehrkräfte zur Nutzung neuer Lehr-Lernformen dient ein Portfolio [42].

Umsetzung und Weiterentwicklung von REVIS

Zur Erreichung der Bildungsziele sollen und können mehrere Schulfächer beitragen. Als Träger- oder Kernfach wird das Fach Haushaltslehre/Hauswirtschaft (in unterschiedlichen Bundes-

ländern mit unterschiedlichen Namen, z.T. auch in Fächerverbünden institutionalisiert) vorgeschlagen. Das Fach sollte allerdings als Ernährungs- und Verbraucherbildung neu profiliert werden.

Die REVIS-Ergebnisse dienen als Aufforderung, gemeinsam die Ernährungs- und Verbraucherbildung weiterzuentwickeln. Inzwischen wird ihre Übertragung auf Berufs- und Erwachsenenbildung diskutiert. In der Schweiz und in Österreich finden Adaptionen und Weiterentwicklungen für die jeweiligen Länderbedingungen statt. Auf der letzten Fachtagung der fachdidaktischen Gesellschaft „Haushalt in Bildung und Forschung" *(HaBiFo)* im Februar 2009 wurde eine gemeinsame Münchner D-A-CH-Erklärung zur Ernährungs- und Verbraucherbildung verabschiedet [43].

Die neue Ausrichtung auf eine alltagsorientierte mehrperspektivische Ernährungs- und Verbraucherbildung, die auf selbstständiges Denken, Eigenverantwortlichkeit und Nachhaltigkeit setzt, verlangt den Abschied von vielen lieb gewonnenen (und auch einfacheren) Lehr-Lernstrukturen. Um diesen Übergang leichter zu gestalten, werden derzeit Handreichungen für die Ausbildung und den Unterricht entwickelt [18].

Veränderte Anforderungen an pädagogische Fachkräfte

In der institutionalisierten Ernährungsbildung ist – bis auf lobenswerte und Mut machende Ausnahmen – vieles im Argen. Pädagogische Fachkräfte müssen oft fachfremd unterrichten: Frauen sind anscheinend schon durch ihr Geschlecht und ihre (unterstellte) Hausfrauentätigkeit kompetent genug, um für die Ernährungsbildung eingesetzt zu werden. Sie glauben aber auch oft selbst, dass dies oder zumindest ihre Freude am Kochen und Backen für eine gute Ernährungsbildung ausreichen. Jedoch sind schon im Kindergarten profundes Wissen sowie didaktische und

Bildungsziele:

Die Schülerinnen und Schüler

- gestalten die eigene Essbiografie reflektiert und selbstbestimmt
- gestalten Ernährung gesundheitsförderlich
- handeln sicher in Kultur und Technik der Nahrungszubereitung und Mahlzeitengestaltung
- entwickeln ein positives Selbstbild durch Essen und Ernährung

- treffen Konsumentscheidungen reflektiert und selbstbestimmt
- gestalten die eigene Konsumentenrolle reflektiert in rechtlichen Zusammenhängen
- treffen Konsumentscheidungen qualitätsorientiert
- entwickeln einen nachhaltigen Lebenstil

- entwickeln ein persönliches Ressourcenmanagement und sind in der Lage, Verantwortung für sich und andere zu übernehmen

Wie kann ich die Tischgemeinschaft gestalten?

Wie kann ich mit dem Essen für mich und andere sorgen?

Was bedeutet Essen für meinen Körper, meine Gefühle und mein Wohlbefinden?
Wie gehe ich mit meinem Körper um?

Was muss ich über Versicherungen wissen? Wie nutze ich sie? Was brauche ich als soziale Sicherung heute und morgen? Wozu brauche ich sie?

Was muss bei der Entsorgung beachtet werden? Was muss ich darüber wissen und warum? Welchen Nutzen hat das für mich und andere? Wie kann ich mich umweltschonend verhalten?

Welche Nahrungsmittel kenne ich?
Wie kann ich die Qualität beurteilen?
Wie gehe ich mit der Angebotsvielfalt um?

Welche Grundtechniken des Umgangs mit Nahrungsmitteln sollte ich kennen und können?
Wie kann ich geschmackvoll zubereiten, anrichten, essen und genießen?

Wie wirkt sich das, was ich verbrauche, was ich kaufe, wie ich mit Geld umgehe auf mich, auf andere und die Umwelt aus?

Wie ist das Angebot an Waren und Dienstleistungen? Wie beurteile ich die Qualität? Welche und wie viel Arbeit steckt in dem Produkt? Was muss ich wissen über Herstellung, Verarbeitung, Verteilung?

Was muss ich über Essen, Ernährung und Gesundheit wissen? Was muss ich können, um mein Wissen über Essen, Ernährung und Gesundheit im Alltag umzusetzen?

Welche Bedeutung haben Gesundheit, Bildung, Arbeit, Familie, Freunde, Nachbarn für mich?
Wie beeinflussen sie sich gegenseitig?
Wie setze ich sie ein?

Wie gehe ich mit Geld um?
Wie bekomme ich Geld?
Was muss ich über den Umgang mit Geld für heute und morgen wissen?

Welche Sinne nutze ich beim Essen und Trinken?

Welche Sinne sind dafür wichtig?

Wie gehe ich mit Angebotsvielfalt und Informationsflut um?
Wie und wo bekomme ich hilfreiche Informationen?

Wie verbindet mich Essen mit anderen?

Woduch trennt mich Essen von anderen?

Wie funktioniert Werbung?
Was macht Werbung mit mir?

Was esse ich? Wie esse ich? Was schmeckt mir? Wann esse ich? Wie sollte ich essen? Was sollte ich essen? Warum und mit welchem Ziel?

Was brauche ich?
Was wünsche ich?
Warum kaufe ich?
Wie kaufe ich?
Was kaufe ich?

Bildung

ERNÄHRUNG

VERBRAUCHER

Gesundheit ©REVIS

Abb. 3-26:	Das „Haus der Bildungsziele"

methodische Kompetenzen notwendig, weil dort zentrale Grundlagen der Weltbegegnung gelegt werden.

Ausgebildete Fachkräfte benötigen angesichts des rapiden Wandels der geforderten Kompetenzen regelmäßige Fortbildungen – auch, um mit den Kindern und Jugendlichen von heute umgehen zu können. Fortbildungen sind jedoch bisher nur ausnahmsweise vorgesehen und dann auch nicht professionell institutionalisiert und kontrolliert. Um es kurz zu sagen: In Deutschland ist die Professionalität der pädagogischen Fachkräfte insgesamt (und für Ernährungsbildung insbesondere) vorrangig dem Zufall und dem eigenen Engagement überlassen.

Für die pädagogischen Fachkräfte gilt, dass sie sich zwar Inhalte über Fortbildungen und Selbststudium aneignen können, der Wandel ihres Verständnisses des pädagogischen Auftrags, ihrer Rolle im Lehr-Lernprozess u.a. Aspekte ihrer Professionalität aber durch längerfristige Begleitung (z.B. in Form von Supervision) erfolgen sollte. Nicht nur bei der Ernährungsbildung, sondern bei jeder grundlegenden Innovation von Lehr- und Bildungsplänen besteht derzeit die Situation, dass zwar Konzepte für eine Bildungsreform vorhanden sind, aber der Transfer zu denen, die sie umsetzen sollten, nicht organisiert ist, d.h. es bestehen Hemmnisse bei ihrer Implementierung [2, 45].

> Im Ernährungsbereich kommt als Problem hinzu, dass mit den vielen, die Kindergärten und Schulen „überziehenden und durchrasenden" Projekten das Grab der professionellen Ernährungsbildung gegraben wird [2, 45].

Politiker/-innen und Schulleiter/-innen bieten gerne den Raum für solche Projekte, weil sie Geld für professionelle Fachkräfte sparen und vielleicht auch Wähler/-innengruppen bedienen können. Wenn man positive Medienberichte sucht, dann bieten sich solche Projekte, seien sie von Landfrauen oder engagierten Köchen und Köchinnen durchgeführt, als Events auch besser an. Die alltäglichen Mühen der Fachkräfte geben das nicht her. Eine gut geplante und pädagogisch durchdachte Zusammenarbeit mit Expertinnen und Experten außerhalb der Institution könnte dagegen eine sinnvolle und bereichernde Alternative sein.

Schule und Familie – ein spannungsreiches Verhältnis

Ernährungsbildung vermittelt direkt oder indirekt Werte, Normen und Handlungsmuster für die Ernährung im Alltag. Damit läuft sie immer Gefahr, in Konflikt mit Normen, Werten und Handlungsmustern des Elternhauses zu geraten. Es erfordert eine besondere Professionalität der pädagogischen Fachkräfte, die wissenschaftlich fundierten Lehrmeinungen als mögliche und hilfreiche Handlungsalternative, als Erweiterung der Optionen und nicht als ein „Muss" zu vermitteln.

Dies bedeutet keine Beliebigkeit beim Lehren und Lernen. Die schulischen Inhalte müssen erkennbar begründet sein (und z.B. nicht der aktuellen Diätenvorstellung der pädagogischen Fachkraft entspringen) und dennoch so dargestellt werden, dass sie das Ergebnis *einer* Perspektive (z.B. Gesundheit) und des *bisherigen* Wissensstandes sind. Der Perspektive muss man nicht folgen, aber man muss sie nachvollziehen und (z.B. in Klassenarbeiten) ihre Vor- und Nachteile begründen können.

Bildung kann und soll das Spektrum der Wahlmöglichkeiten erweitern, die Fähigkeit der Folgeabschätzung entwickeln und Handlungskompetenzen für gewünschte Umsetzungen schaffen. Sie soll der Forderung nach Selbstbestimmung eine Entscheidungsgrundlage geben. Dies kann nur eingehalten werden, wenn man einen grundlegenden Respekt vor den Menschen und ihren Versuchen der Lebensbewältigung behält. Denn Menschen (auch Ernährungsfachkräfte) haben in ihrem Leben unterschiedliche Ziele, denen sie folgen. Genuss ist z.B. ein Ziel, das für viele im Widerspruch zur Gesundheit steht.

Es ist den Einzelnen vorbehalten, für ihr Leben zu entscheiden und zu bestimmen, was ihnen wichtig ist [23]. Die Geschichte der Ernährungswissenschaft und der Ernährungsbildung zeigt leider bisher meist Bevormundung und Abwertung des Alltagshandelns der Menschen [12, 34].

> Ernährungsbildung kann die familiäre Ess-Sozialisation ergänzen, aber ihr auch widersprechen. Auf jeden Fall sollte sie diese *erweitern*.

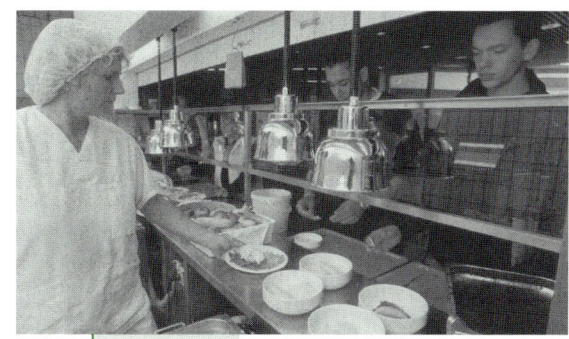

Abb. 3-27: **Die Schulverpflegung wird zu oft noch der Not folgend an vorhandene Rahmenbedingunen angepasst**

Ob Ernährungsbildung zu Korrekturen bisherigen Verhaltens führt, sollte nicht als ein Ergebnis erwartet werden, sondern einer freiwilligen und kritischen Reflexion der Betroffenen folgen. Gute Beispiele dafür bietet die Arbeit von *„Gut Drauf“*, dem langjährigen und innovativen Projekt der BZgA [44]. Die familiäre Ernährungserziehung sollte niemals in Frage stehen, denn die Lebensgestaltung der Einzelnen hat ihre Begründung und damit auch ihre Berechtigung in deren Geschichte.

Konflikte mit dem Elternhaus kann man vermeiden, wenn man die Eltern frühzeitig einbezieht. Eine Gesprächsgrundlage könnte das erwähnte „Haus der Bildungsziele“ sein.

Aber wie erreicht man Eltern? Eltern kommen umso weniger zu Elternabenden, je mehr sie dort erfahren, was sie und ihre Kinder alles verkehrt machen oder je mehr sie sich auch aus anderen Gründen (z.B. durch die Sprache) bei Elterntreffen ausgeschlossen oder gemaßregelt fühlen. Positiv wird aufgenommen, wenn ihnen vorgeführt wird, was ihre Kinder gut machen und wie sie sich weiterentwickeln, wenn sie die Früchte der Bildung bewundern und „ernten“ können, im Fall der Ernährung auch sinnlich wahrnehmen. Eltern möchten nämlich auch stolz auf ihre Kinder sein. Kritiken und Probleme sind Einzelgesprächen vorbehalten.

Lebens- und Essraum Schule: Die Schulverpflegung

Ernährungsbildung soll die individuellen Kompetenzen erhöhen und ist aus Präventionsperspektive eine Verhaltensprävention.

Ernährungsverhalten ist weitaus stärker durch *Erfahrungen* als durch Wissen beeinflussbar (vgl. auch die ◆Kapitel 3.1, 3.2). Daher kommt den Erfahrungen, die Kinder und Jugendliche auch in Kindergarten und Schule mit Essen machen, eine besondere Bedeutung zu. Leider stehen diese Erfahrungen mit der Verpflegung noch zu häufig im Widerspruch zu den Zielen der Ernährungsbildung.

Für Lehrkräfte im Bereich Ernährungs- und Verbraucherbildung bzw. Hauswirtschaft ergibt sich daraus ein besonderer Konflikt: Die unterrichtlichen Bemühungen um eine gesunde Ernährung werden bei unangemessenen Angeboten in der **Pause** durch die Ernährungssozialisation qua Schulverpflegung ad absurdum geführt.

Mittagessen wird zwar in der Schule (und anderen Institutionen, die im Folgenden mit gemeint sind) zunehmend zum Thema: Durch mehr Kitas und die Mittagsbetreuung in der Grundschule oder in Ganztagsschulen müssen Lösungen gesucht werden. Diese werden aber oft eher der Not folgend den jeweiligen Rahmenbedingungen angepasst, ohne ausreichend auf ein stimmiges Konzept zu achten.

> Die Bedeutung der Verpflegung für die physische, psychische und soziale Entwicklung der Kinder wird dabei nach wie vor ebenso wie ihre Bedeutung für die Gestaltung des Schullebens unterschätzt [46].

„Essen liegt in der Verantwortung der Eltern" – mit dieser sehr deutschen Position wird nicht nur eine zentrale Chance auf Prävention vergeben, sondern auch mangelndes Verantwortungsbewusstsein gezeigt. Denn wer ist verantwortlich? *Die Erwachsenen sind für die Verpflegung der Kinder verantwortlich.* Und auf die Frage: „Welche Erwachsenen?" gibt es auch wieder nur eine Antwort: *„Alle in ihren jeweiligen Aufgaben- und Verantwortungsbereichen".*

Zudem wird zu wenig erkannt, dass Schule ein Lebensraum ist, der über die Verpflegungssituation mitgestaltet werden kann, und dass Schulverpflegung umso erfolgreicher und besser akzeptiert ist, je besser sie in den Lebensraum Schule integriert ist [47].

Volkswirtschaftlich gesehen ist die Möglichkeit, über eine gute Schulverpflegung das Ernährungsverhalten ganzer Generationen zu prägen, die preiswerteste und effektivste Ernährungsbildung und Prävention. Was so einfach klingt, wird aber tagtäglich in Schulen ignoriert. Erst im Jahr 2007 einigte sich die DGE mit den Ländervertretern auf **Qualitätsstandards für die Schulverpflegung**, welche derzeit überarbeitet werden [48]. Diese haben jedoch bisher nur den Status von Empfehlungen und sind nicht verbindlich.

Die Realität deutscher Schulverpflegung bleibt trotz guter Beispiele noch zu häufig deutlich hinter den Qualitätsstandards zurück, was zusätzlich eine schlechte Akzeptanz durch die Schüler mit sich bringt [47].

Wenn Geschmack Gewohnheiten folgt, ist bedeutsam, was und wie tagtäglich gegessen und getrunken wird, denn dies trägt zur Entwicklung und Festigung von Geschmacks- und Handlungsmustern bei. Ernährungskompetenzen können und sollten auch über die *Erfahrungen* im *Lebensraum Schule* erworben werden. Schule sollte daher Raum für neue Geschmacksgewohnheiten bieten. In einer guten Schulverpflegung liegt so auch die Möglichkeit einer erfolgreichen Prävention bei bisher benachteiligten, sozial schwachen Gruppen der Gesellschaft [48], positive Beispiele und unterstützende Netzwerke liegen bereits vor [49].

Übergewicht bei Kindern und Jugendlichen

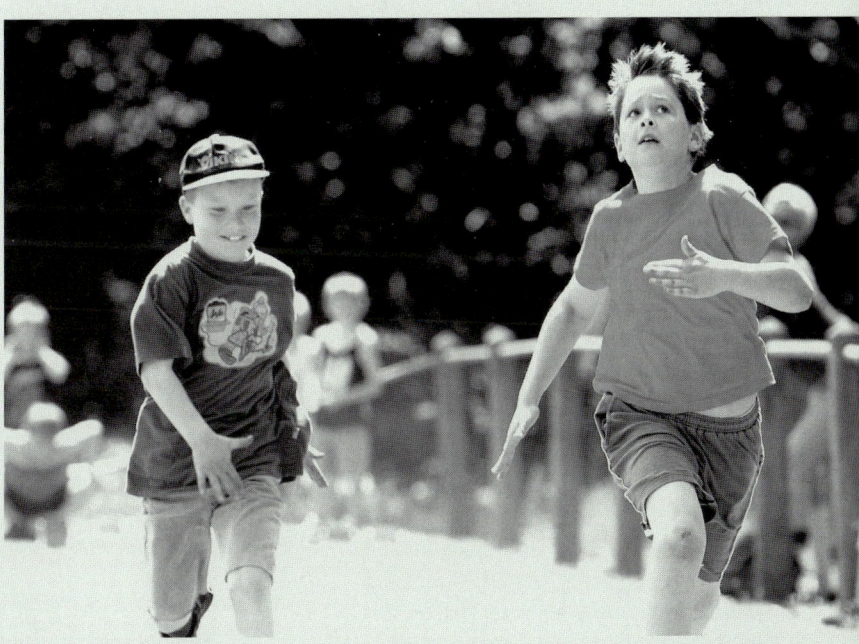

Prävalenz und Prävention von Übergewicht und Adipositas im Kindesalter

Manfred James Müller, Beate Landsberg und Sandra Plachta-Danielzik

Epidemiologische Daten

In den zurückliegenden 30 Jahren hat die Häufigkeit von Übergewicht in Deutschland zugenommen. Heute sind 15 bzw. 6 % der Kinder und Jugendlichen sowie 50 bzw. 20 % der Erwachsenen übergewichtig bzw. adipös [1–3]. Diese Zahlen bedeuten im Vergleich zu 30 Jahre alten Referenzwerten einen zwei- bzw. vierfachen Anstieg in der Prävalenz von Übergewicht im Kindesalter. Übergewicht und Adipositas sind bei Kindern und Jugendlichen anderer europäischer Länder ähnlich häufig [4], die höchsten Prävalenzen werden heute in Südeuropa (z.B. in Griechenland, auf Zypern und auf Malta) beobachtet (◆Abbildungen 4-1, 4-2).

Trends, welche in verschiedenen Bundesländern, aber auch in verschiedenen Ländern der europäischen Gemeinschaft beobachtet worden sind, deuten an, dass die Prävalenz von Übergewicht im Kindesalter seit dem Jahr 2005 nicht weiter angestiegen ist [5, 6].

Möglicherweise haben wir inzwischen ein „Plateau" in der Übergewichtigkeit von Kindern und Jugendlichen erreicht.

Da in den zurückliegenden Jahren keine wesentlichen und die Gesellschaften der Mitgliedsländer in der EU betreffenden Maßnahmen gegen Übergewicht und Adipositas ergriffen worden sind, kann diese Entwicklung nicht als Erfolg präventiver Maßnahmen gewertet werden. Unabhängig von diesem ermutigenden Trend sind die Zahlen für Übergewicht im Kindesalter hoch.

- *Die Häufigkeit von Übergewicht und Adipositas bei Kindern und Jugendlichen in Deutschland hat in den letzten 30 Jahren deutlich zugenommen, zurzeit scheinen die Zahlen aber nicht weiter zu steigen.*

- *In den anderen europäischen Ländern sind die Zahlen ähnlich. Am höchsten ist die Übergewichtsprävalenz bei Kindern in den Mittelmeerländern.*

- *Es gibt einen inversen sozialen Gradienten in Übergewicht und Adipositas: Je niedriger die soziale Position eines Kindes, desto höher ist die Prävalenz von Übergewicht.*

- *Kinder aus Migrantenfamilien sind insgesamt häufiger übergewichtig. Auch hier gibt es einen sozialen Gradienten.*

- *Bisherige Präventionsbemühungen berücksichtigen zu wenig das komplexe Zusammenspiel der Einflussfaktoren auf den Lebensstil, isolieren das Adipositasproblem von anderen Faktoren und sind eher durch „Aktionismus" gekennzeichnet.*

- *Zukünftige Präventionsansätze erfordern verschiedene und miteinander zu koordinierende Maßnahmen von Prävention und Gesundheitsförderung. Neben Aufklärung und Bildung sind besonders politische und strukturelle Maßnahmen notwendig, die gesunde Lebenswelten schaffen.*

- *Maßnahmen der kommunalen Prävention und ein grundsätzliches Umdenken in der Politik versprechen den größten Erfolg.*

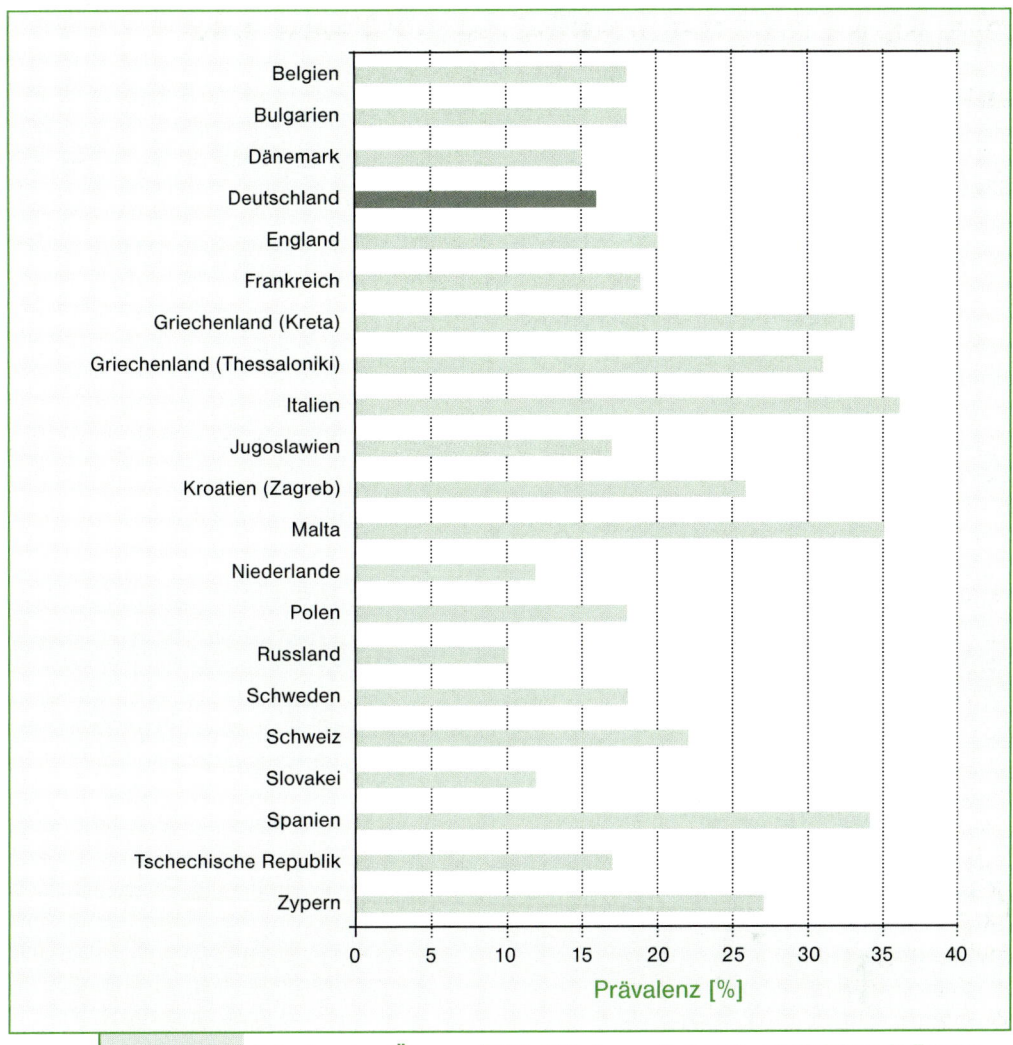

Abb. 4-1: Prävalenz von Übergewicht bei Kindern zwischen 7 und 11 Jahren in Europa. Die Daten entsprechen den Angaben der International Obesity Task Force (IOTF) [4]

Soziale Unterschiede im Übergewicht

Übergewicht ist nicht in allen Sozialgruppen gleich häufig. Es gibt einen inversen sozialen Gradienten in Übergewicht und Adipositas: Je niedriger die soziale Position eines Kindes, desto höher ist die Prävalenz von Übergewicht [1–3, 7–11]

(◆ Abbildung 4-3). Es bestehen Unterschiede zwischen allen Sozialgruppen (also auch zwischen der mittleren und der hohen Gruppe). Dieser inverse soziale Gradient im Übergewicht ist unabhängig von Alter und Geschlecht. Übergewicht und Adipositas haben eine Beziehung zur relativen Armut, das Problem beschränkt sich nicht allein auf die ärmsten Kinder in unserer Gesellschaft.

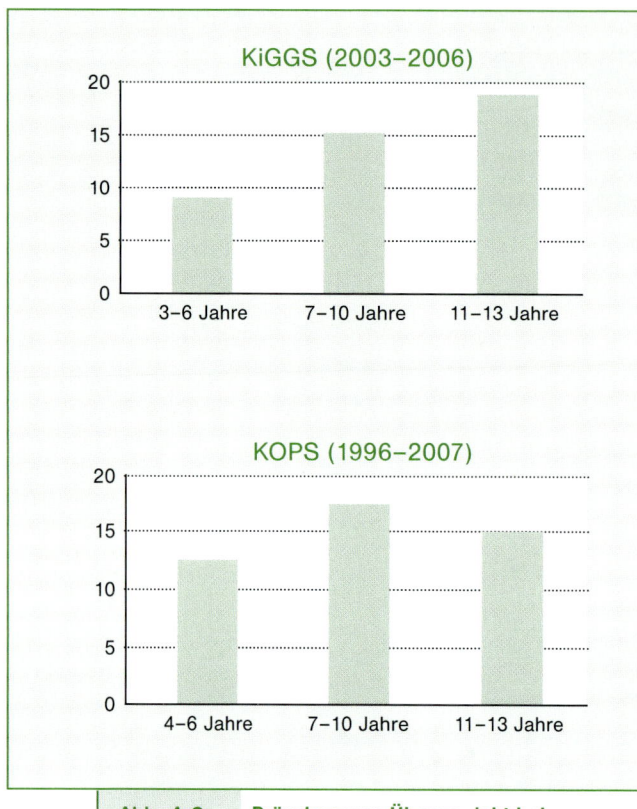

tierung und Lebensstile „schützt" aber Migranten vor den „Risiken" der westlichen Welt und auch dem Übergewicht [12] (vgl. auch ◆Kapitel 4.2). Auch in der Gruppe der Migranten gibt es einen inversen sozialen Gradienten im Übergewicht: Bildungsschwächere Migrantenkinder sind häufiger übergewichtig als solche aus sozial besser gestellten Familien. Im Vergleich zu deutschen Kindern ist der soziale Gradient bei Migrantenkindern also nach „oben" verschoben [10].

Prävention von Übergewicht

Angesichts der hohen Prävalenz von Übergewicht und Adipositas im Kindesalter sind Schritte zur Prävention notwendig. Strategien und Maßnahmen zur Prävention umfassen bevölkerungsweite Aufklärung, individuelle Beratung, Ernährungsinformation, Gesundheitsförderung, die Kennzeichnung von Lebensmitteln bis hin zu *food claims* sowie die Einschränkung z.B. für die Werbung

Abb. 4-2: **Prävalenz von Übergewicht bei Kindern verschiedener Altersgruppen in Deutschland.** Aktuelle Daten aus dem Kinder- und Jugendgesundheitssurvey (KiGGS) [2] und der Kieler Adipositas-Präventionsstudie (Kiel Obesity Prevention Study, KOPS) [6, 8, 10].

Der soziale Gradient bei Übergewicht und Adipositas zeigt an, dass es sich nicht nur um ein Problem einer sozialen Gruppe, sondern um ein Problem unseres gesellschaftlichen Miteinanders handelt: Der Gradient ist Ausdruck für zwischen den verschiedenen Sozialgruppen bestehende Probleme und spiegelt z.B. Unterschiede in Ressourcen wie Bildung und Einkommen wider.

Der Einfluss sozialer Faktoren auf das Übergewicht von Kindern wird besonders in Gruppen von Migranten offensichtlich. Im Vergleich zu deutschen Kindern ist die Prävalenz von Übergewicht und Adipositas bei Migranten-Kindern höher [1, 10]. Der Beibehalt traditioneller Orien-

und den Verkauf von Kinderlebensmitteln oder süßen Limonaden, fiskalische Maßnahmen oder auch kommunale Strategien der Gesundheitsförderung und Prävention.

Bisher gibt es Erfahrungen mit Maßnahmen der Ernährungs- bzw. Gesundheitsbildung, Gesundheitsförderung und Prävention in Kindertagesstätten, Kindergärten, Schulen und Kommunen. Zusammenfassend zeigen diese Erfahrungen, dass Maßnahmen der frühzeitig im Leben beginnenden Gesundheitsförderung und Prävention machbar und sicher sind [13–15]. Bisher sind keinerlei Nebenwirkungen, z.B. im Sinne von vermehrter Untergewichtigkeit oder auch dem häufigeren Auftreten von Essstörungen, berichtet worden. Die Präventionsmaßnahmen waren „preiswert" [16, 17]: So „kostete" die Adipositasprävention bei Kindern in Schulen auch unter Einbeziehung einer Fachkraft (d.h. einer Ökotrophologin) im Rahmen der Kieler Adipositas Präventions-Studie (Kiel Obesity Prevention Study; KOPS) etwa 20 € pro Kind und Schuljahr.

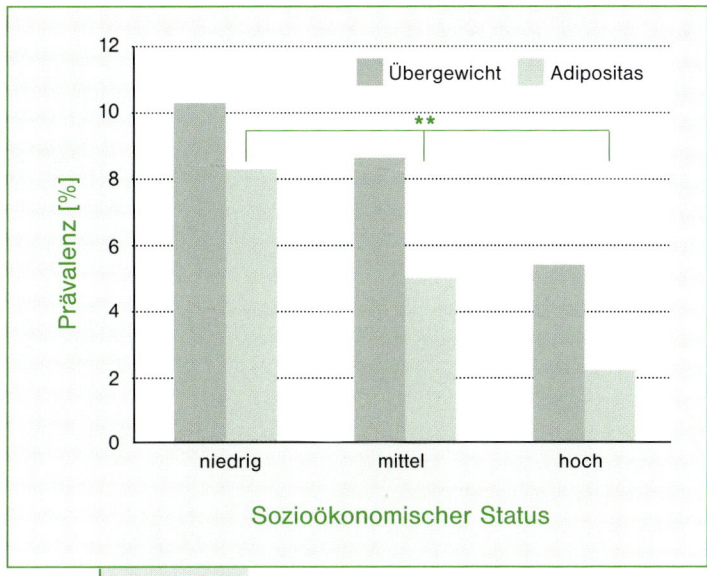

Abb. 4-3: **Sozialer Gradient im Übergewicht von Kindern in Kiel** [7, 8, 10]. Der soziale Status wurde anhand der Schulbildung der Eltern charakterisiert.

Maßnahmen der **schulischen Gesundheitsförderung** und Ernährungsbildung verbessern das Ernährungswissen und führen anteilig auch zu einem gesünderen Verhalten [13–15]. Allerdings sind die Effekte auf das Körpergewicht durchaus widersprüchlich. Während Nachbeobachtungen zwischen zwei und zehn Jahren zeigten „nur" ca. 40% der wissenschaftlich begleiteten Programme geringe Erfolge bezüglich einer Senkung des Körpergewichts [13–15]. Einflussfaktoren auf den Erfolg waren das Geschlecht (Mädchen waren wesentlich erfolgreicher als Jungen), das Gewicht der Mutter (es waren nur Kinder normalgewichtiger Mütter erfolgreich) und der sozio-ökonomische Status (Prävalenz und Inzidenz von Übergewicht konnte nur bei Kindern aus Familien mit einem hohen sozio-ökonomischen Status günstig beeinflusst werden) [18–23].

Auch Maßnahmen der **kommunalen Gesundheitsförderung** waren bisher nur begrenzt erfolgreich: In einem Nachbeobachtungszeitraum von zwei bis drei Jahren betrug (in drei amerikanischen Studien) der Unterschied im mittleren Gewicht zwischen Intervention und „NichtInterventions-Kommunen" 1 kg Körpergewicht.

Dies entsprach einer um 1,5 % geringeren Prävalenz von Übergewicht [24–27].

Zusammenfassend fanden sich in den bisher durchgeführten kontrollierten Studien zur Adipositasprävention im Kindesalter einige positive Effekte. Grundsätzlich waren diese Effekte aber nicht stark genug, um die derzeit hohe Prävalenz von Übergewicht und Adipositas im Kindesalter nachhaltig zu beeinflussen.

„Neudenken" von Prävention

Die begrenzten Erfolge der Adipositasprävention im Kindesalter sind eine wichtige Information: Sie weisen darauf hin, dass unser bisheriges Wissen und auch die daraus abgeleiteten Konzepte von Prävention nicht ausreichend sind [13].

Mögliche Erklärungen dafür sind:

- **Ein unzureichendes „Konzept" von Übergewicht:** Übergewicht wird heute im Wesentlichen als Ergebnis eines ungesunden Lebensstils vor dem Hintergrund einer genetischen Disposition und/oder perinatalen Programmierung gesehen. Im Zentrum unseres Verständnisses von Übergewicht steht das Paradigma der Energiebilanz. Übergewicht ist so Ergebnis einer im Vergleich zum Energieverbrauch zu hohen Energiezufuhr. Dieses Verständnis berücksichtigt nicht weitere Einflussfaktoren wie z.B. Kontexte, den sozio-ökonomischen Status, Kultur, Ethik und Gesetze, ökonomische Entwicklungen (welche z.B. durch ein hohes Angebot an Lebensmitteln bei gleichzeitig niedrigen Lebensmittelpreisen charakterisiert ist), gesellschaftliche und auch sog. Ernährungs-„Übergänge" (=Veränderungen), welche sich durch Globalisierung, Urbanisierung, „Westernisierung" und das global vereinheitlichte Angebot von Lebensmitteln ergeben sowie auch unsere Lebenswelten, welche durch ein hohes Angebot energiedichter Lebensmittel (z.B. die hohe Zahl von Fast-Food-Restaurants) und eine z.T. begrenzte Begehbarkeit unserer Lebenswelten (z.B. durch hohe Verkehrsdichte) charakterisiert sind (vgl. hierzu ◆ Kapitel 4.2).
- **Die mangelnde Berücksichtigung wissenschaftlicher Erkenntnisse und evidenzbasierter Ansätze in der Prävention:** Alle bisher durchgeführten Maßnahmen der Adipositasprävention gehen davon aus, dass die Akteure die Ursachen von Übergewicht kennen und entsprechend gezielt handeln. Allerdings fehlt bisher eine systematische Analyse der Bedingungsfaktoren von Übergewicht und Adipositas in dem jeweiligen Setting der Interventionen (z. B. in Schulen, Kindergärten oder auch Familien). Die anteilige Bedeutung von hochkalorischer Ernährung und Inaktivität sowie deren Wechselwirkung in der Entstehung von Übergewicht ist unklar.
- **Die „isolierte" Sichtweise des Adipositasproblems:** Maßnahmen der Prävention von Übergewicht und Adipositas „isolieren" das Adipositasproblem von anderen, gesundheitlich relevanten Problemen. So gibt es bei Kindern eine große Überschneidung zwischen dem Übergewicht und anderen gesundheitlichen Problemen wie z.B. Karies. Maßnahmen der Prävention von Übergewicht sowie Maßnahmen der Kariesprophylaxe sind aber bisher nicht miteinander koordiniert und werden heute in Deutschland auch von verschiedenen Berufsgruppen durchgeführt. Gemeinsame Ursachen von gesundheitlichen Problemen sind möglich und wären zunächst zu hinterfragen. Ganzheitliche Konzepte von Prävention, die die „Ursachen der Ursachen" [vgl. 28] adressieren, sind erforderlich.
- **Aktionismus statt evidenzbasierter Politik:** In Deutschland gibt es seit 2008 einen Nationalen Aktionsplan zur Prävention von Fehlernährung, Bewegungsmangel, Übergewicht und damit zusammenhängenden Krankheiten [29]. Dieser Aktionsplan weist auf die Bedeutung des Problems und zeigt erste Lösungen auf. Allerdings fehlt ein konkreter Rahmenplan, welcher den verschiedenen Akteuren an unserem Gesundheitswesen ihre Aufgaben zuweist und Möglichkeiten gibt, sich gezielt in die Lösung des Problems einzubringen. Die bisher im Rahmen des Nationalen Aktionsplans vorgesehenen Maßnahmen folgen mehr dem Aktionismus als dem derzeitigen wissenschaftlichen Kenntnisstand zur Adipositasprävention/Prävention von Übergewicht. Sie sind auch der zurzeit zwischen den verschiedenen Interessengruppen in Deutschland erreichbare kleinstmögliche Nenner in der Prävention und Gesundheitsförderung. Aus politischen Gründen wurden bisher ganze Themenfelder (wie Medienkonsum, Autofahren und Individualverkehr) ausgespart. Es ist offensichtlich, dass der „Fernseh-" und „Medienkonsum" eine enge Beziehung zum Übergewicht von Kindern und Jugendlichen hat [30]. Aufgrund der heute (zu) engen Verbindung zwischen Politik und Medien sind allerdings entsprechende Maßnahmen (= weniger Fernseh- und Medienkonsum) nicht möglich. Ähnliches gilt für eine

Diskussion („= weniger Autofahren") bzgl. der Autoindustrie, die eine zentrale Stellung in der Wirtschaft hat.

- **Ein durch hohe Komplexität geprägtes Verständnis von Übergewicht:** Die wissenschaftlichen Erkenntnisse zu den Ursachen von Übergewicht und Adipositas weisen heute auf eine scheinbar unendliche Komplexität hin. Gezielte Lösungsansätze erscheinen so nahezu unmöglich. Die auch in Deutschland in den letzten Jahren erfreuliche Entwicklung in der Adipositasforschung darf nicht nur dieser Komplexität (z.B. im Hinblick auf die genetischen Ursachen von Übergewicht) dienen, sondern muss besonders auch angewandten Lösungen zuarbeiten. Vereinfacht gesprochen, ist Übergewicht Ausdruck unserer Konsumgewohnheiten („consumerism"). Unser Miteinander und unsere Zukunft scheinen abhängig vom ökonomischen Wachstum zu sein. Konsum ist eine Vorraussetzung von Produktivität und Gewinn. Insofern ist die hohe Prävalenz von Übergewicht auch ein Abbild von gesellschaftlicher Situation und Notwendigkeit. Es ist offensichtlich, dass ein unkontrolliertes ökonomisches Wachstum nachteilige Auswirkungen auf die Gesundheit der Verbraucher und auch der Umwelt hat. Hier sind neue, auch politische Denk- und Lösungsansätze gefragt.

Die Zukunft der Prävention

Zukünftige Ansätze der Adipositasprävention im Kindesalter müssen über die primären Ursachen (d.h. zu hohe Energieaufnahme und zu niedriger Energieverbrauch) hinausgehen und neben individuellen Faktoren Werte, Wissen, Einstellungen, Erfahrungen und Gewohnheiten, das soziale Umfeld (Familie, sozialer Status, ethnische Zugehörigkeit, Freunde, Schule und Nachbarschaft) sowie die Lebenswelten der Kinder und ihrer Eltern (Infrastruktur, soziales Niveau von Stadtteilen und Regionen, Freizeit und Erholungsmöglichkeiten, Sicherheit, Begehbarkeit von Lebenswelten und das Lebensmittelangebot = sog. „food

environment", Marketing von Lebensmitteln für Kinder) berücksichtigen (vgl. ◆Kapitel 4.2). Alle diese Faktoren beeinflussen die Entscheidungsspielräume des einzelnen Menschen und schränken diese z. T. auch ein. Obwohl bisher unklar ist, wie und inwieweit Kontexte gesundheitlich relevantes Verhalten beeinflussen und mit persönlichem Wissen und Kompetenzen interagieren, stößt das Prinzip „Eigenverantwortung" hier auf mögliche Grenzen.

Da Verhaltensmuster in entsprechende Kontexte „verstrickt" sind, sind rein edukative Ansätze wie Ernährungserziehung oder -aufklärung nicht ausreichend wirksam. Diese bedürfen einer Ergänzung um politische, gesellschaftliche und strukturelle Maßnahmen, welche besonders das soziale Umfeld und die Lebenswelten adressieren. Eine wirksame Politik des gesundheitlichen Verbraucherschutzes muss über die traditionellen Bereiche der Gesundheits- und Verbraucherschutzpolitik hinaus gehen, Verantwortung für den Verbraucher wahrnehmen und die Auswirkungen von politischen Entscheidungen (z.B. im Bereich der Wirtschafts- oder Finanzpolitik) auf die Gesundheit des Menschen (und auch seiner Umwelt) berücksichtigen. Erste Erfahrungen belegen, dass z.B. eine Einschränkung des Marketings für sog. Kinderlebensmittel ein kosteneffektiver Ansatz der Gesundheitsförderung sein könnte [31]. In diesem Sinne ist zukünftig eine **neue „Gesundheitspolitik"** (in Ergänzung einer „Politik des medizinischen Versorgungssystems", welche der aktuellen und nur so genannten Gesundheitspolitik entspricht) notwendig. Diese zu entwickeln, sollte die zurzeit wesentliche Aufgabe von Politik sein.

> Die neue Gesundheitspolitik darf nicht eine Politik des medizinischen Versorgungswesens sein, sondern sollte die gemeinsamen Ursachen von Umwelt- und Gesundheitsproblemen und zentrale Themen wie Ernährungs-, Verbraucher- und Umweltpolitik zum Thema haben.

Grundsätzliche und effektive Lösungen des Adipositasproblems ergeben sich in einem neuen Miteinander, welches z. B. neue Gesellschafts- und Bildungspolitik voraussetzt und inter-individuelle Unterschiede in Bildung und Einkommen vermindert.

> Es ist sehr wahrscheinlich, dass eine sozial gerechtere Gesellschaft auch eine „schlankere" Gesellschaft wäre.

Die notwendige Entwicklung zu einer neuen Gesundheitspolitik erscheint allerdings angesichts der aktuellen Stärkung des sog. „Wertkonservativismus" in Deutschland unwahrscheinlich. Die Möglichkeiten politischer „Neu-Gestaltung" sind begrenzt, ein struktureller und auch sozialer Wandel zeichnet sich nicht ab. Realistisch betrachtet hat zurzeit die Adipositasprävention in Deutschland keine politische Zukunft.

1. Verbesserung der Verfügbarkeit bezahlbarer gesunder Lebensmittel und Getränke
2. Hilfestellung bei der Auswahl gesunder Lebensmittel und Getränke
3. Förderung des Stillens
4. Förderung der körperlichen Aktivitäten und Einschränken sitzender Tätigkeit bei Kindern und Jugendlichen
5. Gestaltung „sicherer" Gemeinden zur Förderung der körperlichen Aktivität sowie
6. Ermunterung von Gemeinden zur Veränderung

Übs. 4-1   **Sechs Kategorien zur Prävention von Übergewicht und Adipositas des Center of Disease Control (CDC) [32]**

Konkrete Schritte – was wäre zu tun?

Das *Center of Disease Control* (CDC) in den USA hat am 24.7.2009 **Maßnahmen der kommunalen Prävention von Übergewicht und Adipositas** formuliert. Das entsprechende Papier [32] beruht auf der Arbeit eines Expertenkomitees, welches zuvor insgesamt 791 wissenschaftlich begleitete Maßnahmen zur Prävention von Übergewicht und Adipositas bewertet hatte.

Das CDC formuliert entsprechend 24 Strategien zur Prävention, welche sich in sechs Kategorien zusammenfassen lassen (◆Übersicht 4-1). Diese Vorschläge umfassen überwiegend politische und strukturelle Maßnahmen und ergänzen so eine konventionelle, auf die Eigenverantwortung des Verbrauchers abzielende Prävention und Gesundheitsförderung (welche z. B. in Deutschland vorrangig und nahezu ausschließlich

betrieben wird). Konkrete (und dabei z. T. auf die Situation in den USA zugeschnittene) Schritte sind wie folgt:

1. Zur Verbesserung der Verfügbarkeit bezahlbarer gesunder Lebensmittel und Getränke in öffentlichen Einrichtungen wird die Anwendung der gegenwärtigen Ernährungsstandards in Übereinstimmung mit den Ernährungsempfehlungen auf alle Lebensmittel z. B. auch in Schulen und Kindergärten empfohlen.
2. Der Zugriff auf gesündere Lebensmittel und Getränke soll durch eine entsprechende preisliche Gestaltung verbessert werden.

3. Die Zahl der Supermärkte in sozial schwachen Regionen soll gesteigert werden, um die Verfügbarkeit gesunder Lebensmittel auch zu günstigen Preisen zu erhöhen.

4. Die Kommunen sollen für den Handel Anreize für den Verkauf gesunder Lebensmittel und Getränke schaffen.

5. Die Angebote lokaler Anbieter sollen gestärkt werden.

6. Die Produktion und Verteilung von sowie die Versorgung mit Lebensmitteln durch lokale Anbieter soll durch entsprechende Regularien gefördert werden.

7. Die Kommunen sollen die Verfügbarkeit von weniger gesunden Lebensmitteln und Getränken in öffentlichen Einrichtungen verringern.

8. Die Portionsgrößen sollen in Kantinen von öffentlichen Einrichtungen begrenzt werden.

9. Die Werbung für weniger „gesunde" Lebensmittel und Getränke soll durch entsprechende politische Maßnahmen und die Rechtssprechung in öffentlichen Einrichtungen wie Schulen verboten werden.

10. Die Kommunen sollen von dem Verbrauch süßer Getränke abraten. Dazu gehören auch entsprechend gesüßte Milchprodukte und Säfte.

11. Stillen soll durch entsprechende kommunale Maßnahmen und auch durch Bereitstellung von Zeit und räumlichen Gelegenheiten während der Arbeitszeit gefördert werden.

12. Die Bildungspolitik soll ein Minimum an Sportstunden in der Größenordnung von 150 Minuten pro Woche für den Bereich Grundschule sowie 225 Minuten pro Woche für Realschule und Gymnasium festlegen.

13. Während der Schulstunden sollten die Kinder mindestens 50 Minuten der Zeit aktiv sein.

14. Die Kommunen sollen dafür Sorge tragen, dass die öffentlichen Sporteinrichtungen auch außerhalb der Schulzeiten regelmäßig nutzbar sind.

15. Die Zeiten vor Bildschirmen sollen bei Kindern auf unter 2 Stunden pro Tag reduziert werden.

16. Die Kommunen sollen dafür Sorge tragen, dass es sicheren Zugang zu außerhäuslichen Freizeitaktivitäten gibt. Entsprechende Park- und Sportstätten sollen im Umkreis von weniger als 1 km um die Wohngegend herum liegen.

17. Die Kommunen sollen dafür Sorge tragen, eine entsprechende Infrastruktur für das Radfahren zu schaffen.

18. Die Kommunen sollen dafür Sorge tragen, das „zu Fuß gehen" zu fördern und im Bereich aller Straßen mit Ausnahme der Schnellstraßen zu ermöglichen.

19. Es sollen mehr wohnortnahe Schulen gebaut werden, um es den Kindern zu ermöglichen, zu Fuß oder mit dem Fahrrad zur Schule zu kommen.

20. Die Kommunen sollen dafür Sorge tragen, dass der öffentliche Nahverkehr erschwinglich und für alle Menschen nutzbar ist.

21. In Bebauungsplänen ist eine „gemischte" Landnutzung im Hinblick auf Handel, Institutionen und andere öffentliche Belange notwendig.

22. Zur Stärkung der persönlichen Sicherheit soll die Zahl nicht genutzter Gebäude relativ zur Gesamtzahl der Gebäude gering gehalten werden.

23. Maßnahmen der Verkehrssicherheit und Verkehrsberuhigung sollen dazu beitragen, die körperliche Aktivität von Menschen zu fördern.

24. Kommunen sollen Teil von kommunalen Netzwerken sein und entsprechend sollen Partnerschaften im Kampf gegen Übergewicht entstehen.

Fazit:
Forderungen für die Prävention in Deutschland

Die hohe Prävalenz von Übergewicht und Adipositas im Kindesalter erfordert verschiedene und miteinander zu koordinierende Maßnahmen von Prävention und Gesundheitsförderung. Neben Aufklärung und Bildung sind besonders politische und strukturelle Maßnahmen notwendig, um gesunde Lebenswelten zu schaffen und den Menschen ein gesundes Leben zu ermöglichen.

Alle Experten stimmen heute darin überein, dass die primäre Prävention die entscheidende Lösung des „Adipositas-problems" ist.

Die bisher durchgeführten und wissenschaftlich begleiteten Maßnahmen zur Prävention von Übergewicht und Adipositas im Kindesalter zeigen deren Machbarkeit und Sicherheit, sie sind aber nur begrenzt wirksam und so nur eine anteilige Lösung des Problems. Zurzeit versprechen Maßnahmen der kommunalen Prävention und ein grundsätzliches Umdenken in der Politik (= neue Gesundheitspolitik) den größten Erfolg. Politische Aktionen zur Lösung des Adipositasproblems im Kampf gegen das Übergewicht müssen wissenschaftliche Erkenntnisse berücksichtigen und evidenzbasiert sein. In der Wissenschaft sind neue Erklärungsmodelle von Übergewicht, welche über einen rein biomedizinischen Ansatz hinausgehen, gefordert.

Hinweis zur Forschungsförderung: Unsere eigenen Arbeiten wurden durch die DFG (Mü 7.1-7.5), den WCRF, und das BMBF (Nahrungsfette und Genregulation; Kompetenznetz Adipositas) gefördert.

(Warum) Sind dicke Kinder ein Problem?

Kritische Betrachtung des gesellschaftlichen Umgangs mit
Übergewicht und Adipositas im Kindes- und Jugendalter

Barbara Methfessel

- ➲ **Gewicht hat ohne zusätzliche Kenntnisse zu Gesundheitsstatus, körperlicher Aktivität, Lebensstil und Qualität der Nahrung keine ausreichende Aussagekraft in der Beurteilung der Gesundheit.**

- ➲ **Die Ursachen der Adipositas sind komplexer als die öffentliche Diskussion dies wahrnimmt.**

- ➲ **Prävention kann nur gelingen, wenn die verschiedenen sozialen und psychischen Funktionen und Dimensionen des Essens – z.B. soziale Verortung, kulturelle Identitätswahrung, Gefühlsverarbeitung und Spannungsabbau, Geschlechterabgrenzung – als solche wissenschaftlich wahrgenommen, gleichgewichtig beachtet und berücksichtigt werden.**

- ➲ **Prävention benötigt eine differenzierte Diskussion der Einflussfaktoren auf das Essverhalten und der Funktionen des Essens. Essen darf in seiner Funktion als Quelle von Lebensfreude nicht missachtet werden.**

- ➲ **Im „Kampf gegen Adipositas" darf der zunehmend gestörten Körperwahrnehmung von Kindern und Jugendlichen nicht weiter Vorschub geleistet werden.**

- ➲ **Adipöse Kinder brauchen die Unterstützung von Erwachsenen: Rahmenbedingungen, die ein gesundes und leichtes Leben ermöglichen, und die Stärkung von Selbstwertgefühl und positivem Körperbezug.**

Aktuelle Debatte und Herausforderungen

Übergewicht bzw. Adipositas ist, wie in den vorangegangenen Kapiteln deutlich wurde, ein öffentlich breit diskutiertes „Thema". Adipöse Kinder sind die emotionsfördernden „Träger" dieses Themas, denn sie gelten (zu Recht) als Opfer einer Gesellschaft, welche mit dem errungenen Überfluss und den technologischen Fortschritten nicht oder wenig gesundheitsförderlich umgehen kann. Die Auswahl von Lebensmitteln und Speisen im Rahmen von Lebens- und Essstilentscheidungen ist zu einer großen Herausforderung geworden. Dies gilt umso mehr, je begrenzter die vorhandenen ökonomischen, personalen und sozialen Ressourcen sind. Wissenschaftler/-innen wetteifern mit Szenarien, die die Folgen einer „fetten Bevölkerung" ausmalen, Medien nehmen sich regelmäßig dieser Thematik an.

Um den betroffenen Kindern und Eltern zu helfen, ist jedoch eine ruhigere, empathischere und differenzierte Diskussion notwendig. In diesem Beitrag soll die Problematik, die mit Übergewicht und Adipositas sowie mit der Diskussion darum verbunden ist, nur in zentralen Aspekten und im Überblick dargestellt werden. Mit dieser Darstellung ist zugleich die Forderung verbunden, die Thematik differenziert(er) zu bearbeiten und problematischen Vorstellungen und deren Folgen entgegenzutreten.

Übergewicht und Adipositas – Was sagt uns das Gewicht?

Die Bewertung des Gewichts von Kindern erfolgt nach anderen Normen als die von Erwachsenen. Ausgehend von einem sehr ungleichmäßigen

Wachstum (die meisten Kinder wachsen abwechselnd in die Breite und in die Höhe) und von unterschiedlichen körperlichen Konstitutionen wird eine große Spanne des „Normalen" zugelassen. Für die Bewertung wurden altersspezifische „Perzentilen für den Body Mass Index" für Mädchen und Jungen (vgl. die ◆Abbildungen 2-5a, b, S. 34 f.) errechnet. Im Rahmen dieser Perzentilen sind die Gewichtsspannen festgelegt, durch welche – alters- und größenabhängig – ‚Normalität' bzw. Unter- und Übergewicht bestimmt werden [1].

Übergewicht und Adipositas werden unterschieden (> 90. Perzentile = Übergewicht, > 97. Perzentile = Adipositas) und sind auch unterschiedlich zu bewerten. Unter gesundheitlichen Gesichtspunkten muss vor allem Adipositas beachtet werden, sie steht daher im Weiteren im Zentrum der Ausführungen.

Während bei Erwachsenen Übergewicht als weniger problematisch oder gar als positiv bewertet wird (s. u.), ist bei Kindern das (mit relativ hohem Gewicht verbundene) Übergewicht darauf hin zu prüfen, wieweit es Ausdruck eines „Weges in die Adipositas" sein kann.

Die kritischen Begleiterscheinungen von Übergewicht und Adipositas

Zunächst einmal bedeutet Übergewicht nur, dass die Energiebilanz unausgeglichen ist, dass mehr Energie aufgenommen als verausgabt wurde. Nichts anderes.

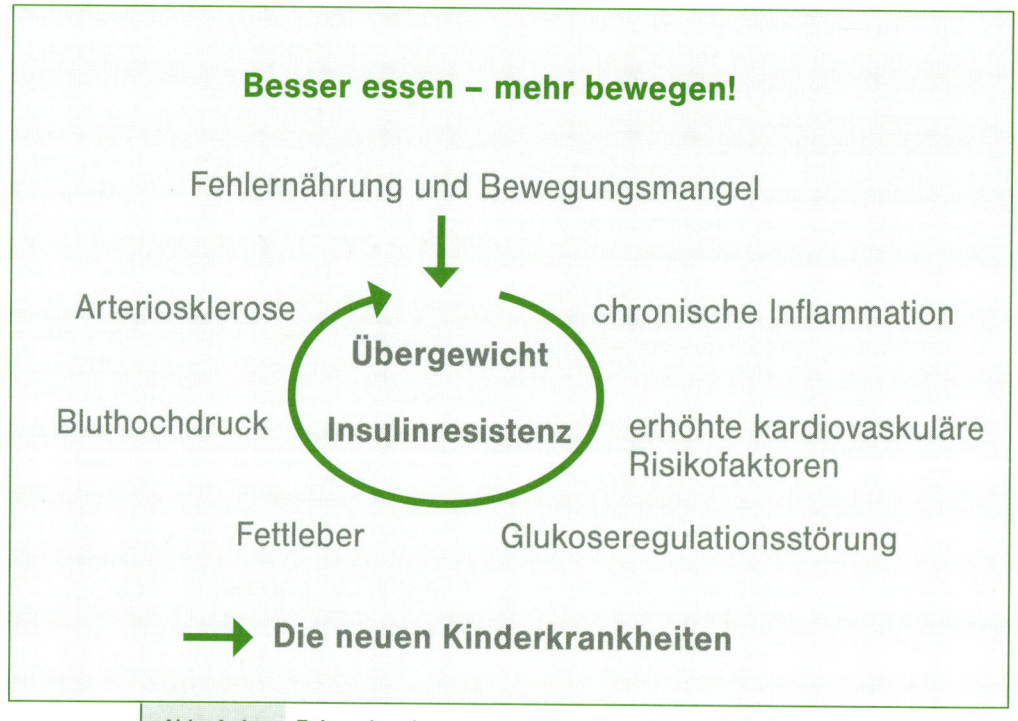

Abb. 4-4: **Folgeerkrankungen von Adipositas, die verstärkt bereits im Kindes- und Jugendalter auftreten** (mod. n. [3])

Die *Höhe des Körpergewichts* erlaubt allerdings Aussagen über damit verbundene gesundheitliche Gefährdungen. Diese betreffen vor allem die adipösen Kinder (genetische Besonderheiten ausgenommen). Zwei Entwicklungen alarmieren: (1) Die Anzahl der adipösen Kinder und (2) die Zahl der Kinder, die an Krankheiten leiden, die üblicherweise erst bei älteren Erwachsenen zu finden sind, nehmen zu, darunter das metabolische Syndrom mit entsprechenden Kreislauf- und Stoffwechselproblemen, Diabetes Typ 2, Fettleber und orthopädische Folgestörungen (◆Abbildung 4-4) [2, 3].

Den physischen Problemen folgen psychische Belastungen. Soziale Ausgrenzung, sinkendes Selbstwertgefühl, Essstörungen u. a. begleiten den schwierigen Weg der Kinder. Ohne Zweifel benötigen die betroffenen Kinder dringend Unterstützung. Ein weiterer Anstieg der Adipositasprävalenz muss durch eine bessere Prävention verhindert werden.

Quantität und Qualität der Nahrung

Eine bedarfsgerechte Ernährung von Kindern und Jugendlichen ist für deren kurz- und langfristige Gesundheit, Leistungsfähigkeit und Wohlbefinden von grundlegender Bedeutung [4, 5]. Das *Körpergewicht* ist dabei allerdings kein Indikator für die *Qualität* der Versorgung.

Bedarfsgerechtigkeit beinhaltet neben einer ausreichenden Energiezufuhr vor allem die Zufuhr aller Nährstoffe, die der Körper zum laufenden Auf- und Umbau und für damit verbundene Stoffwechselaktivitäten benötigt. Auf der körperlichen Ebene „ist der Mensch, was er isst" [6]. Fehlen die Nährstoffe, kommt es zu Aufbauproblemen und Funktionsstörungen. Mangel beantwortet der Körper mit Hunger, womit ein „Teufelskreis" in Bewegung gesetzt wird [7, 253 ff.].

Neben der Versorgung mit Nährstoffen ist bei Kindern unbedingt der Schutz vor Schadstoffen zu beachten. Unter gesellschaftlicher Perspektive spielt darüber hinaus die ökologische und soziale Qualität von Lebensmitteln eine bedeutsame Rolle.

Die Bedeutung der Qualität der Nahrung wird in der Diskussion um Übergewicht oft unterschätzt oder der Frage des Gewichtes untergeordnet. Allenfalls werden Stereotype des „vernachlässigten, Fast-Food essenden Kindes, das die Tage vor dem Fernseher verbringt", gepflegt. Auch wenn bei vielen übergewichtigen Familien problematische Essstile und Bewegungsarmut festgestellt werden, wird allein mit diesem Zusammenhang die Komplexität des Problems oft unterschätzt.

Bewegung ergänzt Ernährung, ersetzt sie aber nicht

Auch der Zusammenhang von Bewegung und Adipositas (s. u.) wird gleichzeitig über- und unterschätzt.

Bewegung dient nicht einfach der Kalorienverbrennung. Sie verändert den Stoffwechsel, fördert einen stabilen Bewegungsapparat, stärkt das Immunsystem u. v. a. In diesen Zusammenhängen kann sie gesundheitlich ausgleichend wirken. Nutzt man Bewegung als Indikator für einen aktiven Lebensstil, dann gilt, dass nicht (nur) das Fett über den Muskeln, sondern (vor allem) die Muskeln unter dem Fett den Ausschlag für die gesundheitliche Entwicklung geben.

> Bei „fröhlichen Futterern", d. h. aktiven Kindern, die eine nährstoffreiche Ernährung erhalten, die jedoch zum Übergewicht neigen, sollte man sich also weniger Sorgen machen als bei schlanken, inaktiven „Schlecht-Essern". Ihnen kann man mit einer „Gewöhnung" an empfehlenswerte Speisen und Gerichten sowie an einen aktiven Lebensstil am besten helfen.

Bewegung kann allerdings ihre förderliche Wirkung nicht entfalten, wenn sie nicht mit einer bedarfsgerechten Ernährung verbunden wird. Die Gleichung mancher Vertreter/-innen der Süßwarenindustrie „wer sich genug bewegt, kann auch viele Süßigkeiten essen" stimmt daher nicht. Der

Verzehr vieler (auch von Sponsoren der Bewegungsförderung produzierte) problematischer, weil zucker- und fettreicher Lebensmittel kann – (allein) auf die Energiebilanz bezogen – durch Bewegung „ausgeglichen" werden. Die ernährungsphysiologische Qualität dieser Lebensmittel ist jedoch zweifelhaft, da sie beim Auf- und Umbau des Körpers weniger hilfreich sind und ihr Einfluss auf den Stoffwechsel sogar unerwünscht sein kann, wie dies z.B. die Bedeutung der Fettqualität für Herz-Kreislauf-Krankheiten und der Qualität der Kohlenhydratträger für den Insulinstoffwechsel zeigen [8, 9]. Mehr Bewegung bedeutet zudem, dass mehr Muskeln und Knochen, mehr Enzyme und Hormone produziert werden müssen, also mehr Nährstoffe benötigt werden. Wenn mehr Bewegung zur Gewichtsreduktion eingesetzt werden soll, müssen Fett abgebaut und Muskeln aufgebaut werden.

> Diese Zusammenhänge verdeutlichen gleichzeitig, dass nicht die Fettmasse alleine relevant ist, sondern ihre gesundheitliche Bewertung nicht ohne die gesamte Körperkonstitution und den Lebensstil erfolgen kann

Was verursacht Adipositas?

Die *eine* Ursache für Adipositas gibt es nicht (vgl. ◆Kapitel 4.1). Adipositas gehört zu den „komplexen" Problemen. Ihre Verbreitung wird durch den gesellschaftlichen Wandel gefördert und als „systemisches Risiko" gewertet [10]. Übergewicht und Adipositas entwickeln sich aufgrund verschiedener und in Wechselwirkung stehender Faktoren, von denen hier nur einige herausgegriffen werden sollen.

Genetische Dispositionen
Übergewicht kommt zwar vom Essen, aber nicht alle nehmen gleich schnell zu. Manche Menschen gehören zum Typ der „Energiekonservierer", d.h. sie neigen eher zu Übergewicht als die sog. „schlechten Futterverwerter". Auch die Disposition für Krankheiten, die mit Adipositas verbunden sind, ist genetisch mibedingt. Adipositas ist damit kein unentrinnbares Schicksal, aber einige Menschen haben aufgrund der genetischen Disposition mit ihrer Verhinderung schwerer zu kämpfen als andere. Dies ist bei Interventionen und vor allem bei der Bewertung von Essverhalten zu bedenken.

Zwar ist noch zu wenig über die genauen Abläufe bekannt, bedeutsam ist jedoch, dass der erbliche Einfluss weit über rein in der DNA-Sequenz der Chromosomen begründete Mechanismen im Sinne von „Adipositas-Genen" hinaus zu gehen scheint. Wie die Diskussion um die **Epigenetik** deutlich macht, hat die Ernährung kontinuierlichen Einfluss auf die Aktivität der Gene, sodass selbst die Ernährung der Großeltern Auswirkungen sogar bis auf die Gesundheit der Enkel haben könnte [11].

Prä, peri- und postnatale Prägungen
Prä, peri- und postnatale Prägungen haben Einfluss auf das spätere Ernährungsverhalten und den Stoffwechsel (vgl. ◆Kapitel 1). Über Aromen im Fruchtwasser werden z.B. Geschmackspräferenzen entwickelt, durch die Höhe des mütterlichen Blutzuckers der kindliche Insulinstoffwechsel geprägt und durch die frühkindliche Ernährung das Wechselspiel von Hunger- und Sättigungsgefühlen justiert [12].

Soziale Unterschiede
Wir leben in Deutschland in einer stressreichen, bewegungsreduzierten Überflussgesellschaft mit sozial benachteiligten Gruppen. Nicht alle können gleichermaßen am Reichtum teilhaben. Dabei sind nicht nur die ökonomischen, sondern auch die sozialen und kulturellen Ressourcen ungleich verteilt. Ebenso sind in Deutschland die „Bildungsarmut" mit der sozialen Lage und die gesundheitliche Versorgung und Situation (und die betrifft auch den Anteil an Adipositas) mit Bildung und sozialem Status weitaus stärker korreliert als in anderen Ländern.

Adipositas ist also auch ein soziales Problem. Kinder und Jugendliche aus sozial benachteiligten, bildungsfernen Familien haben ein besonders hohes Risiko für Adipositas und mit ihr verbundene Erkrankungen [13–15] (vgl. ◆Kapitel 4.1). Wenig Geld und unzureichendes Wissen über gesundes Essen erleichtern ungünstige Ernährungsweisen. Dies hat zur Folge, dass z.B. auch die Zukunftschancen solcher Kinder erheblich schlechter sind.

Mit der sozialen Lage sind oft auch spezifische Erwartungen an das Leben und die mögliche Lebensqualität verbunden. Je geringer die objektiv vorhandenen und/oder subjektiv wahrgenommenen Lebenschancen sind, desto weniger Sinn wird darin gesehen, sich den Genuss von Essen zu versagen (s.u.). Es wird keine Zukunft gesehen, für die sich eine Anstrengung im Sinne des Verzichts auf das – subjektiv als „gut" erlebte – Essen lohnt. Meist fehlt bei sozial schwachen Menschen auch die Selbstwirksamkeitsüberzeugung, d.h. das Vertrauen in die eigene Fähigkeit, etwas ändern zu können.

Produktangebot und Entscheidungen

Zugleich bieten Bedingungen, die in früheren Zeiten als Schlaraffenland erträumt wurden, nicht nur die Möglichkeit einer optimalen Ernährung, sondern beinhalten auch die Problematik der Entscheidung. Sinnvolle Entscheidungen setzen Kompetenzen voraus, welche jedoch unzureichend ausgebildet werden.

Die Suggestionen der Werbung ermöglichen z.B. den Absatz von nicht gesundheitsförderlichen Produkten, die für sich aber reklamieren wertvoll zu sein, wie z.B. bei einer großen Anzahl an sog. Kinderprodukten. Schon hier ist zu fragen, ob „durchschnittlichen" Verbraucher/-innen zugemutet werden kann, zu wissen, dass Kinderschokolade keine „bessere" Schokolade ist, in der Apotheke vertriebene „zuckerfreie" Bonbons mit Maltose (*lebensmittelrechtlich* kein Zucker, da keine Saccharose) auch eine Süßigkeit und sog. Müsliriegel vorrangig eine Fett-Zucker-Masse sind. Die Summe der legalen Täuschungsmanöver ist größer als die Möglichkeit der „Laien", diesen mit Hilfe von Allgemeinbildung zu widerstehen.

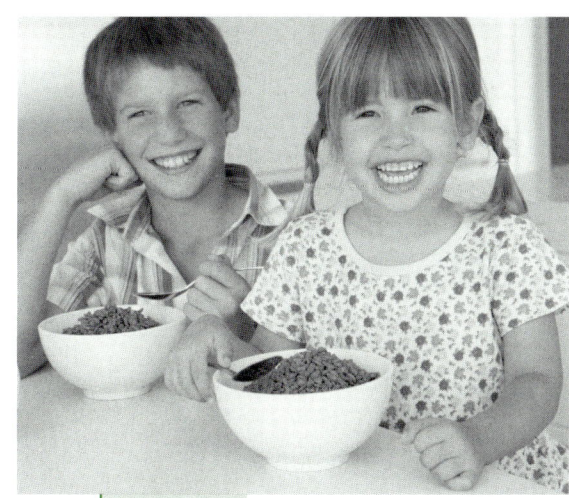

Abb. 4-5: **Kinder sind Verlockungen besonders stark ausgesetzt**

Kinder sind Versuchungen besonders stark ausgesetzt – auch in der Schule und in Institutionen der Jugendfreizeit. Verpflegungsangebote für Kinder sind häufig qualitativ ebenso problematisch wie weniger empfohlenes Convenience und Fast Food.

> So wie z.B. Sportgeräte in Schulen definierten Sicherheitsstandards genügen müssen, sollte sich die Schulverpflegung an Empfehlungen orientieren, wovon sie in der Realität aber häufig weit entfernt ist.

Das gängige Angebot erschwert also sinnvolle Entscheidungen. Die Forderung von MÜLLER (◆Kapitel 4.1), z.B. in öffentlichen Institutionen, durch (allein) gesundheitsförderliche Angebote die Nachfrage und darüber auch Essverhaltensmuster zu steuern, ist daher unbedingt zu unterstützen [16].

Mangelnder Bewegungsraum

Unstrittig ist auch ein weiterer Einflussfaktor für Adipositas: Bewegung ist nicht mehr selbstverständlicher Teil des Tagesablaufs, sondern muss gesondert organisiert werden.

Für Kinder besteht weniger Bewegungsraum. Die soziale Lage der Eltern (vor allem der alleinerziehenden Mütter) fördert z.T. sogar die Inaktivität, wenn z.B. der Fernseher die Zeit vertreibt und Kinder „betreut", während Eltern Geld verdienen müssen. Arbeit verlangt heute weniger körperlichen Einsatz, aber vermehrt psychischen Stress, welcher besonders leicht und genussvoll über Essen abgebaut werden kann. Das gilt nicht nur für die Entwicklung von Essgewohnheiten in der Familie, sondern auch für Arbeit und Leben in der Schule.

Lebensstile sowie unterschiedliche sozio-kulturelle Normen und Werte

Die Folgen der „übergewichtigen Convenience-Gesellschaft" sind breit diskutiert: Zu viel an wenig empfehlenswertem Essen und zu wenig Bewegung stehen im Mittelpunkt. Entsprechend werden als Präventionsstrategien Bewegungsempfehlungen und -projekte angeboten und Vorschläge zur „besseren Ernährung" verbreitet – oft ohne Erfolg.

> Erst allmählich wird erkannt, dass viele Präventions- und Therapiemaßnahmen kulturell nicht stimmig sind, wenn sie nämlich geprägt sind durch Erfahrungsraum und Weltsicht von Experten und Expertinnen, die meist der „weißen westeuropäischen Mittelschicht" angehören.

Kulturelle Differenzen betreffen nicht nur andere Ethnien und Religionen, sondern auch soziale Kulturen in Deutschland – und von Geschlechtern. Schon die Frage, welches Gewicht als problematisch erachtet wird, wird äußerst unterschiedlich beantwortet. So dürfen Män-ner generell, besonders jedoch körperlich arbeitende Männer und auf körperliche Stärke orientierte Männer „Gewicht" haben. Bei Managern ist Schlankheit höher angesehen als bei Bauarbeitern.

Problematisch ist auch, wenn ignoriert wird, welche besondere Bedeutung spezifische Ernährungsweisen oder Lebensmittel für die Betroffenen haben. So dient die „Verwöhnung" der türkischen Jungen mit Süßigkeiten z.B. der engen Bindung an die Mutter, deren sozialer Status in traditionellen Familienstrukturen von dieser Bindung bestimmt wird. Fleisch ist für viele Kulturen ebenso untrennbar mit Lebensqualität wie mit Männlichkeit verbunden [17].

Bei Migrantenkulturen sind die traditionellen Essgewohnheiten weniger problematisch als die plötzliche Fülle an verlockenden, statusmäßig hoch besetzten, aber ernährungsphysiologisch ungünstigen Lebensmitteln wie Süßigkeiten und Fleisch. Problematisch ist demnach v.a. der Lebens- bzw. Essstil, welcher durch das Spannungsfeld „zwischen den Kulturen" gefördert wird. Traditionell fettreiche Zubereitung von Gerichten bei gleichzeitigem Rückgang der körperlichen Belastung (Kinder bewegen sich weniger, müssen sich weniger an der Arbeit beteiligen), kombiniert mit Convenience und Fast Food und mit zusätzlichem Verzehr von Süßigkeiten sind nur einige Aspekte einer problematischen „Verwestlichung" [18].

Essen als Quelle von Identität und Lebensfreude

Soziale Milieus mit ernährungswissenschaftlich weniger günstig bewerteten Essstilen widersetzen sich oft dem Anspruch auf deren Veränderung. Bei der Setzung der Ansprüche wird häufig ignoriert, welche Bedeutung Essen für diese Milieus (und alle anderen Menschen auch) hat.

Essen ist ein Teil des Lebens und wird durch viele Faktoren beeinflusst. Es hat dabei nicht nur eine physische Funktion sondern auch eine soziale und psychische [17], die als gleichwertig ge- und beachtet werden sollten und die in Wechselwirkung miteinander wie auch in Widerspruch zueinander stehen. Die jeweiligen Wege der Le-

Zunächst ist zu beachten, dass für die einzelnen Menschen nicht Gesundheit an sich, sondern die jeweilige Vorstellung davon, was ein „gutes Leben" ist, handlungsleitend ist. Des Weiteren bestimmen die spezifischen Vorstellungen, wie man den Alltagsherausforderungen begegnen muss, soll oder will die konkrete Lebensgestaltung.

bensbewältigung können, auch wenn sie gesundheitsabträgliche Handlungen beinhalten, insgesamt einen subjektiv sinnvollen Weg beinhalten [19].

Der jeweilige Essstil dient daneben – ob bewusst oder unbewusst – auch der sozialen Verortung. Er folgt Maximen dazu, was „man" darf/nicht darf, tut/nicht tut etc. Änderungen des Essstils berühren Aspekte der sozialen und kulturellen Identität. Empfehlungen, die einer anderen kulturellen Identität entspringen und die eigene in Frage stellen, finden daher weniger Akzeptanz [vgl. ◆ Kapitel 3.3].

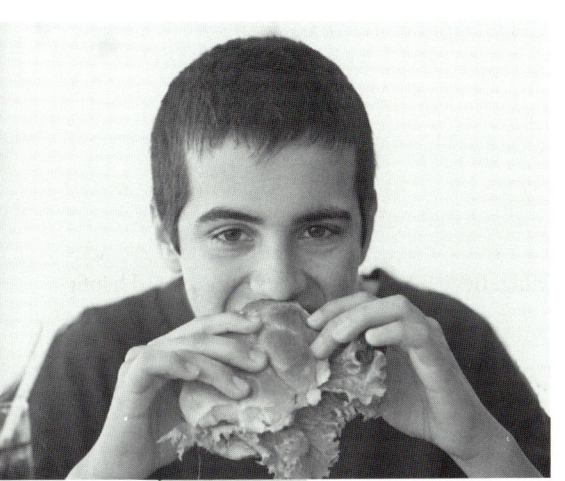

Abb. 4-6: Der Essstil ist immer auch Teil der Identität und dient der sozialen Verankerung

Essen ist eine zentrale Grundlage für Lebensfreude. Nahrungsaufnahme stillt den als unangenehm und z. T. schmerzend empfundenen Hunger, senkt den Adrenalinspiegel und setzt positiv stimulierende Hormone frei [7]. Die Emotionen, die damit verbunden sind, werden zusammen mit den anderen Gefühls- und Geschmacksempfindungen gespeichert. Sättigung, Geschmack, psychisches und soziales Wohlbefinden sowie Genuss sind so eng miteinander verbunden, dass solche positiven Emotionen auch dann durch Nahrungsaufnahme und insbesondere Geschmack ausgelöst werden können, wenn kein Hunger vorhanden ist.

Essen (Sättigung) und Geschmack dienen der Regulierung des Spannungs- und Gefühlshaushaltes. Dies ist – um es noch einmal zu betonen – ein normaler psycho-physischer Prozess, der bei allen Menschen auftritt. Ob daraus eine Adipositas folgt, ist – neben der genetischen Disposition – davon abhängig, welche anderen Möglichkeiten von Spannungsabfuhr, Identitätsvergewisserung und Genuss Menschen zur Verfügung stehen.

Bei sozial Benachteiligten ist Essen eine der wenigen selbst bestimmten Handlungen. Bei Migranten ist Essen eine Handlung, die die kulturelle Verortung immer wieder ermöglicht. Präventionsprogramme sollten all dies berücksichtigen.

Kinder lernen leichter

Die oben genannten Zusammenhänge sind vor allem im Umgang mit Erwachsenen zu beachten. Kinder können leichter lernen. Geschmacksdispositionen und Lebensmittelpräferenzen werden zwar schon früh erworben, aber ständig weiterentwickelt. Kinder können sich schnell an neue Geschmäcker gewöhnen, wenn diese in emotional angenehmen Situationen kennengelernt und eingeübt werden und wenn sie an gewohnte Geschmäcker anknüpfen [17, 20]. Sie verbinden den häuslichen mit dem neuen Geschmack und erweitern ihr Geschmacksspektrum.

Diese Gewöhnung an empfohlene Lebensmittel und Speisen ist besonders gut über Kindergärten und Schulen zu erreichen. Dazu wären die Verpflichtung zu deren Besuch und ein empfehlenswertes Angebot allerdings Voraussetzung.

Prävention benötigt eine differenzierte Diskussion und einen positiven Körperbezug

Die aktuelle Debatte zum Übergewicht nährt den Verdacht, dass von Seiten der Politik und Wissenschaft Ernährungsrisiken einseitig und undifferenziert interpretiert werden [21–24]. So wird z. B. bei der NVS II [25] ein BMI von 25 als Grenze für den Übertritt in die Region der Gesundheitsgefährdung gesetzt. Man sollte aber – in Abhängigkeit von weiteren Aspekten – viel stärker differenzieren:

- Übergewicht ist nicht gleichzusetzen mit Adipositas. Bei einem BMI von 25–30 kann eine Person gesund und vergnügt leben.
- Leicht übergewichtige Menschen haben nach unterschiedlichen Meta-Studien eine längere Lebenserwartung als normalgewichtige, was u. a. damit erklärt wird, dass sie eher die notwendigen Nährstoffe erhalten und in Krankheitssituationen besser versorgt sind [24, 25].
- Die unterschiedliche Bewertung eines höheren BMI ist dadurch bedingt, dass das Gewicht nur im Zusammenhang mit dem Gesamtstatus des Körpers bewertet werden kann. Fitte, d. h. sportliche und gut ernährte Übergewichtige oder gar leicht adipöse (BMI 30–35) können einen besseren Gesundheitsstatus haben als Schlanke, welche sich wenig bewegen und qualitativ nicht ausreichend ernährt sind.
- Für die gesundheitliche Bewertung von Übergewicht ist zudem die Fettverteilung (Waist-Hip-Ratio) relevant [26].

Ebenso wenig, wie eine eindeutige Grenze zu ziehen ist, ab wann Adipositas problematisch wird, ist zu bestimmen, für wen welche Maßnahmen der Gewichtsreduktion sinnvoll sind.

Für die Ernährung von Kindern und Jugendlichen birgt eine wenig differenzierte Diskussion des Übergewichts (und seine Gleichsetzung mit Adipositas) besondere Risiken: Sie fördert – unterstützt durch den allgemeinen „Schlankheit = Schönheit-Wahn" – ein gestörtes, weil kontrolliertes Verhältnis zum Essen sowie ein unnötiges und problematisches Diätverhalten. Störungen der Hunger-Sättigungs-Mechanismen, die längerfristig in die Adipositas führen, können die Folge sein [27, 28].

Die Zunahme der Kinder und Erwachsenen, die an Essstörungen erkranken, unterstützt die Forderung nach einem Perspektivwechsel (vgl. ◆ Kapitel 3.1 sowie 5):

- Sieben Prozent der drei- bis Siebzehnjährigen sind untergewichtig oder stark untergewichtig.
- In Deutschland leiden 100 000 Frauen an Magersucht, etwa 15 % von ihnen sterben daran.
- Die Zahl der (meist weiblichen) Bulimieerkrankten liegt bei fast 700 000.
- Bei jungen Mädchen nimmt die Gefahr durch Essstörungen derzeit stärker zu als die Gefahr der Adipositas [29].

Dass die Diskussion um Schlankheit und Gesundheit den Druck auf Kinder und Jugendliche ständig erhöht, wird auch an folgenden Ergebnissen der KiGGS-Studie [29] deutlich:

- Ca. 75 % der Jugendlichen zwischen 11 und 17 Jahren haben Normalgewicht,
- aber nur 40 % von diesen meinen, genau das richtige Gewicht zu haben,
- d. h. 60 % der Normalgewichtigen nehmen sich als zu dick wahr.

„Gewichtshysterie" kann falsche Schönheitsideale unterstützen, welche wiederum die Entwicklung von Fehlwahrnehmung begünstigen. Nach den Erfahrungen der letzten 20–30 Jahre fördert dies einen verhängnisvollen Kreislauf von Essproblemen, Diäten und psychischem Leiden, der nicht selten auch zu schwerem Übergewicht bzw. Adipositas führt.

Nach KURTH und ELLERT [29] hat die Selbstwahrnehmung als „zu dick" weitaus größeren Einfluss auf die Lebensqualität als das reale Gewicht. Gravierender als die Folgen des realen Übergewichtes ist damit das Leiden unter dem gefühlten Übergewicht.

Wenn sich nur ca. 60 % der adipösen Mädchen und ca. 32 % der adipösen Jungen für „viel zu dick" halten, kann dies also auch Schutz vor Selbstmissachtung bieten und damit eine Abwehrstrategie gegen die mit Adipositas verbundene Ablehnung des eigenen Körpers sein [28].

Fazit: Was ist geboten?

Adipositas bei Kindern ist ein Problem. Adipöse Kinder sollten sich aber nicht als Problem erleben. Sie werden jedoch von anderen Kindern häufig gehänselt, ausgegrenzt, z. T. gemobbt. Diese Kinder haben schnell verinnerlicht, dass dicke Menschen Mängelwesen sind.

Auch Erwachsene treten adipösen Kindern mit Vorurteilen gegenüber, wie tagtäglich in Schulen zu beobachten ist. Kinder benötigen aber von Erwachsenen Schutz und Hilfe. Sie dürfen nicht für eine Ernährungsweise und ein Körpergewicht diskriminiert werden, welches einer Welt geschuldet ist, die ihnen von Erwachsenen geboten wird.

Sie benötigen Rahmenbedingungen, die ihnen ein gesundes und „leichtes"Leben ermöglichen.

Mit Kindern und Jugendlichen sollte man nicht unnötig über Gewicht reden. Wesentlicher ist, ihr Selbstwertgefühl zu stärken und ein positives Verhältnis zum eigenen Körper, zum guten Essen, zu fröhlich und freudig ausgeführter Bewegung sowie zu einem aktiven Lebensstil zu ermöglichen [29]. Viele Möglichkeiten, dies zu realisieren, sind vorhanden.

Therapieprogramme für Adipositas bei Kindern und Jugendlichen

Tina Gareis

Bei Adipositas im Kindes- und Jugendalter sind medizinische, einschließlich rehabilitative Interventionen auf jeden Fall in Erwägung zu ziehen. Die Entscheidung, welche Maßnahme im Einzelfall gewählt wird, treffen Eltern und Kind zusammen mit dem/der behandelnden Kinder- und Jugendarzt/-ärztin und ggf. einer hinzugezogenen Ernährungsfachkraft. Eine Entscheidungshilfe bieten den Ärzten die (evidenzbasierten) **Leitlinien der Arbeitsgemeinschaft Adipositas im Kindes- und Jugendalter – AGA**. Eine Zusammenfassung der Leitlinien findet sich im Serviceteil dieses Buches (◆Kapitel 8) ab S. 184.

Therapieprogramme für adipöse Kinder und Jugendliche haben eine langfristige Übergewichtsreduktion und die Stabilisierung des Gewichts sowie die Beseitigung der mit der Adipositas verbundenen Risikofaktoren und Krankheiten zum Ziel. Um einen Erfolg in der Therapie zu erreichen, müssen die Programme individuell und multidisziplinär sein.

Die AGA zertifiziert solche Programme in Therapieeinrichtungen und bewertet sie hinsichtlich ihrer Qualität. Ein Therapieprogramm erhält eine Zertifizierung durch die AGA, wenn alle Qualitätsanforderungen zur Struktur-, Konzept-, Prozess- und Ergebnisqualität erfüllt sind. Die Qualitätsanforderungen wurden dem Konsensuspapier des Bundesgesundheits- und Sozialministeriums (BMGS) aus dem Jahr 2004 entnommen. Dieses gilt als Grundlage für die Bewertung durch Kostenträger und als Orientierung für Leistungserbringer und Patienten.

Genauere Informationen über die Qualitätsstufen und hilfreiche Checklisten bietet die AGA-Homepage (www.a-g-a.de)

Erfolg versprechende Programme enthalten eine Kombination aus folgenden Modulen:

1. **Ernährung** (Beratung, Wissensvermittlung und praktische Übungen für Eltern und Kinder zur Ernährungsumstellung unter Berücksichtigung der DGE- und AGA-Empfehlungen. Eine stark kalorienreduzierte Diät wird nicht empfohlen).
2. **Bewegung** (Veränderung der Verhaltens- und Lebensgewohnheiten mit vermehrter Bewegung im Alltag. Alleinige strukturierte und geplante Sporteinheiten sind nicht ausreichend).
3. **Verhaltenstherapeutische Elemente** (Beeinflussung des Ess- und Bewegungsverhaltens in Kombination mit Ernährungsumstellung und Steigerung der körperlichen Aktivität).
4. **Medizinische Aspekte** (Aufklärung über die Ursachen und Folgen der Adipositas sowie Interventionsmöglichkeiten).
5. **Einbindung der Eltern** bzw. der Bezugspersonen unter Berücksichtigung des Lebensalters des Kindes/Jugendlichen (Programme, die sich lediglich an Kinder richten und bei denen die Eltern in keiner Form eingebunden sind, werden als nicht zielführend bewertet).

Zertifizierte Therapieprogramme der AGA

Seit dem Jahr 2007 sind 52 Therapieeinrichtungen zeritifiziert worden und seit kurzem auch 29 Adipositas-Trainer. Im Folgenden sind einige ausgewählte Beispiele von zertifizierten Therapieprogrammen für adipöse Kinder und Jugendliche aufgelistet. Alle weiteren Angebote finden sich auf der AGA-Homepage.

Zertifizierung - wie geht das?

Ein Antrag auf Zertifizierung ist an den AGA-Vorstand zu richten. Der/die Verantwortliche der Therapieeinrichtung muss dabei AGA-Mitglied sein, wobei aber auch Kooperationsverträge möglich sind. Folgende Dokumente müssen für eine Zertifizierung vorliegen:

1. Komplett beantwortetes Antragsformular
2. Beschreibung des inhaltlichen und didaktischen Konzeptes mit Literaturangaben
3. Darstellung der wesentlichen Prozesse der Durchführung des Therapieprogramms
4. Beschreibung des Schulungsteams und Nachweis der vorhandenen Qualifikation
5. Beschreibung der verfügbaren Räumlichkeiten
6. Zielgruppenspezifisches Lehrmaterial einschließlich Handbuch/Manual
7. Darstellung der Verlaufs- und Ergebnisdokumentation und Kommunikation mit dem behandelnden Vertragsarzt

8. Nachweis der Ergebnisqualität
9. Belege für die Überweisung der Zertifizierungsgebühr
10. ggf. Kooperationsverträge

Das Zertifikat für eine Therapieeinrichtung hat bei Erstantrag eine Gültigkeit von drei Jahren. Eine Bearbeitungsgebühr von 500 € wird jeweils zur Ausstellung des Erst- oder Folgezertifikats erhoben. Eine Überprüfung der gemachten Angaben durch AGA-Vertreter vor Ort ist möglich.

Für ein nationales Benchmarking[1] und eine erleichterte Verlaufsdokumentation der Therapie adipöser Kinder und Jugendlicher empfiehlt sich die Verwendung des APV-Programms (Adipositas-Patienten-Verlaufsdokumentation). Es erlaubt die Darstellung der geforderten Kriterien für die Ergebnisqualität. Das Programm steht unter www.a-p-v.de zum Download bereit.

Ambulante Therapie

Moby Dick (www.mobydicknetzwerk.de)

Moby Dick ist ein ambulantes Gesundheitsprogramm für übergewichtige und adipöse Kinder und Jugendliche im Alter von 5 bis 17 Jahren in Hamburg. Das Programm läuft ein Jahr – ein Einstieg ist jederzeit möglich. Entwickelt wurde Moby Dick von der Schulärztin Dr. Christiane PETERSEN in Zusammenarbeit mit Dr. Michael ZINKE vom Deutschen Kinderärzteverband. Die medizinische Betreuung inkl. der Eingangsuntersuchung erfolgt durch den vertrauten, niedergelassenen Kinderarzt. Nach einer ausführlichen Sozial- und Ernährungsanamnese zusammen mit einem Elternteil oder einem Erzieher können sich die Kinder und Jugendlichen Gruppen anschließen und treffen sich mit 10 bis 15 etwa Gleichaltrigen einmal wöchentlich. Zu dem Programm gehören 1½ Stunden Bewegung und anschließend 1½ Stunden gemeinsames Kochen, Ernährungsberatung und -schulung. Zusätzlich nehmen die Kinder innerhalb eines Jahres an vier psychosozialen Unterrichtssequenzen teil, in denen z.B. das Thema Hänseln behandelt wird. Die Eltern sind im Rahmen von sechs Elternabenden und sechs Eltern-Kind-Nachmittagen bei Moby Dick eingebunden.

Die Eltern treten in Vorleistung und bekommen nach Abgabe der monatlichen Bescheinigung über die Teilnahme oft einen Teil der Kosten von ihrer Krankenkasse erstattet.

---

[1] Benchmarking ist eine systematische Methode, die es Unternehmen/Einrichtungen ermöglicht, eigene Leistungen, Methoden und Verfahren mit denen der Marktführer zu vergleichen.

Obeldicks (www.kinderklinik-datteln.de/obeldicks.htm)

Das ambulante Schulungsprogramm „Obeldicks" wurde an der Vestischen Kinderklinik in Datteln in Kooperation mit dem Forschungsinstitut für Kinderernährung in Dortmund (FKE) und der Arbeitsgemeinschaft der Krankenkassen der Region entwickelt. Das Programm richtet sich an adipöse Kinder und Jugendliche von 6 bis 15 Jahren.

Ziel der Programme "Obeldicks" und "Obeldicks light" ist es, die Lebensgewohnheiten zu verändern, die zu Übergewicht führen: mangelnde Bewegung, unausgewogene, kalorienreiche Ernährung und ungünstiges Essverhalten. Dabei steht nicht die Gewichtsabnahme durch Diäten im Vordergrund, sondern eine dauerhafte Gewichtsstabilisierung der noch wachsenden Kinder und Jugendlichen. Innerhalb des einjährigen Programms werden die Kinder und Jugendlichen altersspezifisch und die Jugendlichen zusätzlich geschlechtsspezifisch in Gruppen aufgeteilt.

Am Anfang steht eine pädagogisch-endokrinologische Basisuntersuchung. In der dreimonatigen Intensivphase werden die Motivation verstärkt, Selbstbewusstsein gesteigert und das Wissen zur Genese und zu Behandlungsmöglichkeiten der Adipositas vermittelt. Gemeinsames Kochen, Ernährungs- und Verhaltensschulung stehen einmal wöchentlich auf dem Programm. Ebenso treffen sich die Eltern in dieser Phase einmal wöchentlich zur Ernährungs- und Verhaltensschulung. In der anschließenden sechsmonatigen Etablierungsphase wird durch individuelle psychologische Beratung der Familie und Elterngesprächskreise den übergewichtigen Kindern und ihren Familien Hilfe zur Selbsthilfe gegeben.

FITOC (www.fitoc.de)
(Freiburg Intervention Trial for Obese Children®)

FITOC ist ein ambulantes Programm für übergewichtige Kinder von 8 bis 11 Jahren, evaluiert von der Abteilung für Rehabilitative und Präventive Sportmedizin an der Medizinischen Universitätsklinik Freiburg. Zusätzlich gibt es das Programm FITOC Maxi für Jugendliche von 12 bis 16 Jahren.

Nach einer ausführlichen medizinischen Eingangsuntersuchung und Anamnese nehmen die Kinder an dem einjährigen Schulungsprogramm teil, das sich in eine achtmonatige Intensivphase und eine viermonatige Überwachungsphase gliedert. Die Gruppen mit je 15 Kindern treffen sich in der Intensivphase dreimal wöchentlich. Je eine Stunde Sport steht auf dem Programm, die von Gesprächen mit Ernährungsfachkräften, Psychologen oder einem Arzt begleitet werden. Ergänzend kommen sieben Kinderkochnachmittage und individuelle Termine zur Ernährungs- sowie psychologischer oder medizinischer Beratung hinzu. Die Eltern sind mit sieben Elternabenden in das Programm eingebunden.

In der anschließenden Überwachungsphase, die vier Monate oder länger dauern kann, reduziert sich das Sportangebot und die damit verbundenen sportbegleitenden Gespräche auf zweimal die Woche. Es ist möglich das Programm in den Orten Freiburg, Ludwigsburg, Hagen, Düren und Bad Hersfeld zu absolvieren.

BABELUGA
(über Internetseite der Charitè Berlin: www.charite.de/spz/fachbereiche_3.html)

Berliner
Adipositas-Programm für Kinder, Jugendliche und ihre Familien
Bewegung, Beratung, Begleitung
Essen und Trinken, Initiative
Lernen, Lebensqualität
Unterstützung der Familie
Gruppentherapie für Kinder und Eltern
Adipositas-Diagnostik, langfristiges Abnehmen

BABELUGA ist ein familienzentriertes Therapiekonzept, das im Sozialpädiatrischen Zentrum (SPZ) der Charité in Berlin angeboten wird. Es ist ein umfassendes Angebot, das sich an deutlich übergewichtige Kinder und Jugendliche bis 18 Jahre und ihre Familien richtet. Die Betreuung orientiert sich stark an den individuellen Bedürfnissen, variiert in der Betreuungsdauer und reicht von Einzeltherapie bis zum Gruppenprogramm.

Die Kinder und Jugendlichen werden nach einer umfassenden ärztlichen Untersuchung ein Jahr lang durch ein multidisziplinäres Team (Kinderärzte/innen, Psycholog/innen, eine Ökotrophologin, eine Physiotherapeutin) betreut. Kinder/ Jugendliche und Eltern treffen sich alle 14 Tage jeweils zwei Stunden in getrennten Gruppen, bei denen sich die Elemente Ernährung und Psychologie abwechseln. Das Ernährungskonzept wird an vier Kochmittagen praktisch vermittelt. Zusätzlich stehen einmal pro Woche 1½ Stunden Bewegung in einem Gesundheitssportpark für Eltern und Kinder auf dem Programm. Die Kinder werden mindestens ein Jahr nachbetreut.

Stationäre Therapie

Auch stationäre Therapieprogramme werden von der AGA anhand der Leitlinien überprüft und hinsichtlich ihrer Qualität zertifiziert. Bisher zertifizierte Einrichtungen sind unter anderem die Kinder-Reha-Klinik am Nicolausholz, die Ostsee-Kurklinik Fischland GmbH, die Fachklinik Sylt für Kinder und Jugendliche, das Adipositas-Reha-Zentrum INSULA oder die Fachklinik Wangen. Alle weiteren zertifizierten Kliniken finden sich im Internet (www.a-g-a.de).

Für eine Orientierung in dem vielfältigen Angebot von Therapieprogrammen für Adipositas bei Kindern und Jugendlichen ist das transparente Zertifizierungsverfahren, dessen Kriterien die derzeitigen wissenschaftlichen Kenntnisse berücksichtigen, von großem Vorteil. Sollte es gelingen, die umfassenden und detaillierten Qualifikationsstandards bei mehr Therapieeinrichtungen zu etablieren, wird sich die Qualität der Therapie adipöser Kinder und Jugendlicher weiter verbessern. Darüber hinaus sollte die Zertifizierung eine Kostenübernahme seitens der Kostenträger erleichtern und die bisherige, vielfach intransparent erscheinende Finanzierung in diesem Bereich verbessern.

ERNÄHRUNGS UMSCHAU

FORSCHUNG
& PRAXIS

Für wen?
Ernährungswissenschaftler
Ernährungsmediziner
Ernährungsberater
Oecotrophologen
Diätassistenten
Studenten
& Auszubildende

Was?
Fachinformationen rund um
die Themen Ernährung und
Lebensmittel

Aktuelle Erkenntnisse aus
der Ernährungswissenschaft
und -praxis

Online-Fortbildung

Aktuelle Themen-
schwerpunkte als Special
in jeder Ausgabe

Ernährungslehre und -praxis,
das Basiswissen zum
Sammeln

Wie?
Begutachtete
Berichterstattung – von
Ernährungswissenschaft
bis Ernährungsmedizin

Kompetente Übertragung
wissenschaftlicher Themen
in die Praxis

Mit umfassendem Archiv
zum Thema Ernährung für
den schnellen Online-Zugriff

Probeheft anfordern:

Tel. 06196 7667-261   www.ernaehrungs-umschau.de

*Das führende
Fachmagazin zum Thema
Ernährung!*

*Mit den wichtigsten
Fakten für Ihre Arbeit!*

Essstörungen mit Untergewicht: Präventions- und Therapieansätze

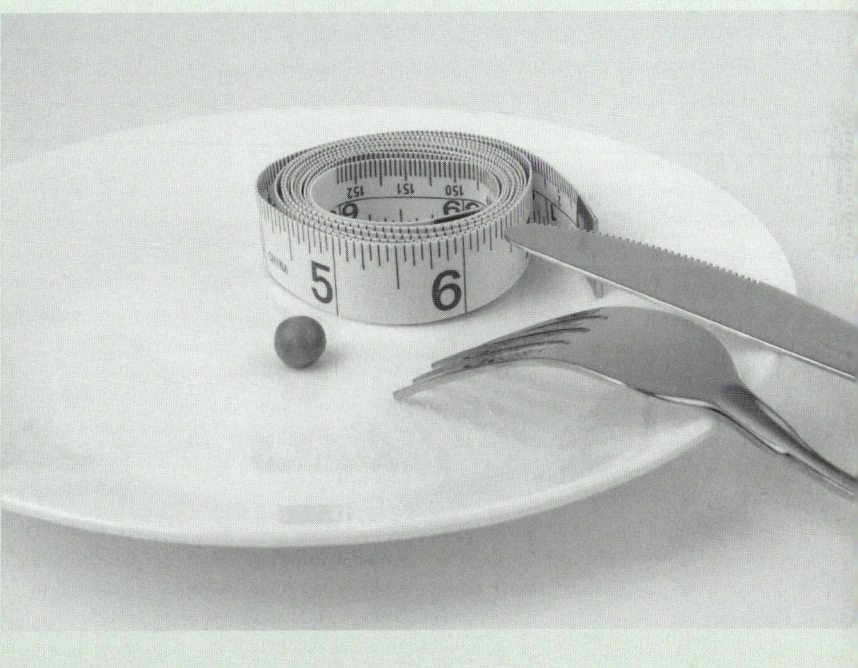

Essen gegen die innere Leere

Entstehung und Therapie von Essstörungen im Jugendalter

Eva Wunderer

Essen bzw. Nicht-Essen als Versuch, Schwierigkeiten im Leben in den Griff zu bekommen, die man auf andere Art und Weise nicht lösen kann – das ist der gemeinsame Nenner aller Essstörungen. Magersucht, Bulimie und Binge-Eating-Störung sind weit mehr als nur Probleme mit dem Essen, sie sind ernst zu nehmende und bedrohliche psychosomatische Erkrankungen.

Schon in der Grundschule wird verglichen: Wer isst was in der Pause, wer ist die Zierlichste, wer der Sportlichste, wer wiegt wie viel? Hänseleien mit 11, die erste Diät mit 12, der erste Essanfall mit 13 – so kann der Weg in die Essstörung aussehen. Beteiligt sind stets mehrere Faktoren: das familiäre und soziokulturelle Umfeld ebenso wie individuelle und biologische Faktoren. Um Essen geht es nur vordergründig, im Hintergrund verbergen sich Probleme, aus denen der oder die Jugendliche keinen Ausweg weiß.

Essstörungen erkennen

Hilde BRUCH [1], eine der berühmtesten Forscherinnen im Essstörungsbereich, nennt **drei wesentliche Merkmale der Essstörung**:

1. die Störung des Körperbildes, auch als „Körperschemastörung" bezeichnet,
2. große Schwierigkeiten, eigene Körpersignale und auch Gefühle wahrzunehmen und
3. ein tief verwurzeltes Gefühl der eigenen Unzulänglichkeit.

Tatsächlich steht hinter einer Essstörung eine Selbstwertproblematik. Die Essstörung macht dann zu etwas Besonderem, gibt vermeintlich Sicherheit und Halt.

- *Bei einer Essstörung wird aus der Notwendigkeit zu essen ein Krankheitsbild mit erheblichen psychischen, sozialen und körperlichen Konsequenzen. Dahinter steckt der Versuch, Schwierigkeiten im Leben in den Griff zu bekommen, aus denen der/die Jugendliche keinen Ausweg weiß.*

- *Drei wesentliche Merkmale einer Essstörung sind die Körperschemastörung, erhebliche Schwierigkeiten, Körpersignale und eigene Gefühle wahrzunehmen, sowie ein Gefühl eigener Unzulänglichkeit.*

- *Die verschiedenen Formen von Essstörungen wie Anorexia nervosa, Bulimia nervosa und Binge-Eating-Störung gehen oft fließend ineinander über.*

- *Für den Therapieeinstieg sind niederschwellige Angebote (z.B. Internetangebote) wichtig, die den Betroffenen einen Weg aus der Heimlichkeit ermöglichen.*

- *Bewährt hat sich die interdisziplinäre Zusammenarbeit im Team: medizinische Betreuung, Psychotherapie, sozialpädagogische Begleitung, Ernährungstherapie und Bewegung.*

- *Ziel der Ernährungstherapie ist es, diätetische Einschränkungen nach und nach abzulegen und durch regelmäßige Mahlzeiten wieder nach Hunger- und Sättigungssignalen essen zu lernen.*

Anna beginnt kurz vor einem Schüleraustausch-jahr radikal zu fasten: „In diesen neuen Lebens-abschnitt wollte ich endlich auch mal dünn und schön starten, also setzte ich mir ein Zielgewicht, das ich erreichen wollte. Dass mein damaliges Traumgewicht deutlich im Untergewichtsbereich lag, war mir egal. Schließlich sind viele Models ähnlich dürr, und damals empfand ich Dürrsein einfach als wunderschön."

◆Übersicht 1 zeigt die verschiedenen Formen von Essstörungen. Die Krankheitsbilder gehen oft fließend ineinander über.

- Magersucht (Anorexia nervosa) AN
- Ess-Brechsucht (Bulimia nervosa) BN
- Episoden von Essanfällen ohne gewichtsregulierende Gegensteuerung (Binge Eating Disorder) BED
- Psychisch bedingte Fettsucht (Adipositas)
- Sonstige Essstörungen (atypische Anorexie oder Bulimie, psychisch bedingter Appetitverlust, wiederholtes Kauen und Ausspucken von Nahrungsmitteln, ohne sie herunterzuschlucken)

Essstörungen gehören zu den Psychischen und Verhaltensstörungen (ICD-10)[1].

Übs. 5-1: **Einteilung der Essstörungen (nach [3])**

Anorexia nervosa (Magersucht)

Die augenfälligste Essstörung ist die Anorexia nervosa („nervöse Appetitlosigkeit") oder Mager-sucht. Diagnostisches Kriterium ist ein Gewicht von weniger als 85 % des gemäß Alter und Grö-ße zu erwartenden Gewichts. Der Gewichtsver-lust ist dabei selbst herbeigeführt, entweder durch Fasten, exzessive körperliche Aktivität oder durch

---

[1] ICD-10 = Internationale Klassifikation der Krankheiten in der Überarbeitungsversion 10

Maßnahmen, die einer Gewichtszunahme entge-gen wirken, wie Erbrechen oder Missbrauch von Abführ- oder Entwässerungsmitteln. In der Folge kommt es zu Störungen im Hormonhaushalt, de-ren erkennbares Zeichen bei Mädchen das Aus-bleiben der Regelblutung ist; bei männlichen Pa-tienten kommt es zu Libido- und Potenzverlust.

„Zuerst ließ ich bei jeder Portion einfach ein we-nig übrig, zudem hörte ich auf, Süßigkeiten zu essen. Schnell fing ich auch mit Sport an. Nach etwa drei Wochen entdeckte ich im Internet eine Homepage, die den genauen Kaloriengehalt jedes Lebensmittels ausrechnete. Ab sofort wog ich al-les genauestens ab und zählte jede einzelne Kalo-rie. Wenige Monate später aß ich nur noch beim Mittagessen ein paar Bissen und selbst das weni-ge Essen machte mir ein schlechtes Gewissen. Ich war extrem schlaff, eine normale Treppe hochzu-gehen, war für mich eine riesengroße Anstren-gung. Am liebsten wollte ich nur alleine im Bett liegen, nichts essen und warten, bis ich endlich mein Traumgewicht erreicht hatte." (Anna)

Trotz ihres meist erheblichen Untergewichts fühlen sich die Betroffenen zu dick (= **Körper-schemastörung**) und haben panische Angst zu-zunehmen („Gewichtsphobie"). Sie machen ih-ren Selbstwert in hohem Maße von Essen, Figur und Gewicht abhängig, jedes Pfund mehr auf der Waage wird als persönliches Versagen erlebt.

Die wenigsten schaffen es dabei, auf längere Sicht ihre selbst auferlegte „Diät" durchzuhalten. Die Nahrungsrestriktion provoziert Heißhun-geranfälle, denen die Betroffenen wiederum mit Erbrechen, Sport oder Abführmitteln entgegen-wirken. Bleibt Untergewicht bestehen, so spricht man dann von einer bulimischen Anorexie oder einer Anorexie vom binge eating-/purging Typus (*binge eating* = Essgelage, *purging* = reinigen, ab-führen; s.u.). Beim restriktiven Typ wird dagegen konsequent gefastet.

„Nach insgesamt acht Monaten hatte ich mein damaliges Traumgewicht erreicht, mehr noch: Ich hatte es sogar geschafft noch drei weitere Kilos abzunehmen. Diese drei Kilos sah ich als Sicherheitsspanne an. Nie wieder wollte ich mehr wiegen als mein Zielgewicht! Hätte ich auch nur ein Gramm mehr gewogen, wäre meine Welt zerstört gewesen. Sowieso hing meine komplette Stimmung von meiner Waage ab, wog ich weniger war der Tag gut, wog ich mehr, durfte ich an dem Tag noch weniger essen und musste noch mehr Sport machen." (Anna)

Bulimia nervosa (Ess-Brech-Sucht)

Der Übergang zur Bulimie (von griechisch *bous* = Ochse und *limos* = Hunger) ist fließend, ein guter Teil der bulimischen Patienten hatte eine Anorexie in der Vorgeschichte. Kernsymptomatik der Bulimia nervosa sind Heißhungeranfälle und anschließende gegenregulierende Maßnahmen. Manche Betroffenen verzichten auf Erbrechen und Medikamente und versuchen, sich die überschüssigen Kalorien wieder abzutrainieren. Bei den Essanfällen nehmen die Betroffenen in kurzer Zeit große Mengen von Nahrungsmitteln zu sich, bevorzugt solche, die sie sich sonst verbieten, weil sie zuviel Fett oder Kohlenhydrate enthalten.

Auch für die Bulimie ist eine Körperschemastörung kennzeichnend. Das Gewicht bewegt sich zumeist im Normalbereich und so kann die Erkrankung oft jahrelang geheim gehalten werden. Die Betroffenen schämen sich, haben starke Schuldgefühle und ziehen sich mehr und mehr zurück.

Auch Anna hält das Fasten auf Dauer nicht durch. Als sie nach ihrem Austauschjahr nach Deutschland zurückkommt, hat sie die ersten Essanfälle. Das Gegessene zu erbrechen, gelingt ihr jedoch nicht, sie entwickelt eine Binge-Eating-Störung.

Binge-Eating-Störung (Ess-Sucht)

Die Binge-Eating-Störung ist ebenfalls durch Essanfälle gekennzeichnet – jedoch fehlen gegenregulierende Maßnahmen. In der Folge nehmen die Betroffenen meist deutlich an Gewicht zu, viele sind übergewichtig, bis zu 40 % adipös. Die Binge-Eating-Störung bildet streng genommen keine eigene diagnostische Kategorie, sie zählt

vielmehr zu den „nicht näher bezeichneten Essstörungen" nach DSM-IV[1] bzw. den „atypischen Essstörungen" nach ICD-10. Dazu gehören alle Essstörungen klinischen Ausmaßes, die nicht die oben beschriebenen Kriterien der Anorexie oder Bulimie erfüllen, also beispielsweise auch eine Magersucht ohne Ausbleiben der Menstruationsblutung bei einem Mädchen. Schätzungen zufolge fallen bis zu 60 % aller Essstörungen in diese Kategorie, weswegen sich namhafte Forscher dafür aussprechen, eine einzige Essstörungsdiagnose ohne weitere Unterscheidungen in Anorexie, Bulimie usw. zu schaffen [2].

„Bald hatte ich beinahe täglich Essanfälle. Ich stopfte tütenweise Süßigkeiten in mich hinein, auch mein Gewicht war deutlich gestiegen. Zum Fasten oder Hungern hatte ich überhaupt keine Kraft und keinen Willen mehr. Jeden Abend nach einem Essanfall lag ich stundenlang wach, hasste mich und machte mir schwere Selbstvorwürfe. Ich schlief teilweise nur drei Stunden, wachte mit extremen Bauchschmerzen auf und war total übermüdet. In der Schule konnte ich mich nicht konzentrieren, wollte nur schlafen und weg sein. Meine Noten rutschten in den Keller." (Anna)

Wie Essstörungen entstehen

Essstörungen werden durch viele Faktoren bedingt: Familie und soziales Umfeld spielen ebenso eine Rolle wie soziokulturelle, individuelle und biologische Faktoren (◆Abbildung 5-1). Ein nicht unbeträchtlicher Teil der Betroffenen hat Grenzverletzungen, emotionalen oder sexuellen Missbrauch erlebt [3–5].

Auslöser einer Essstörung können dann kritische Lebensereignisse sein, beispielsweise ein Umzug, die Trennung vom Partner oder schwerwiegende Konflikte im Elternhaus. Der Wunsch,

---

[1] DSM-IV = Diagnostisches u. statistisches Manual psychischer Störung (überarb. Vers. 4); dient der Klassifikation und Vereinheitlichung der Nomenklatur in der Psychiatrie

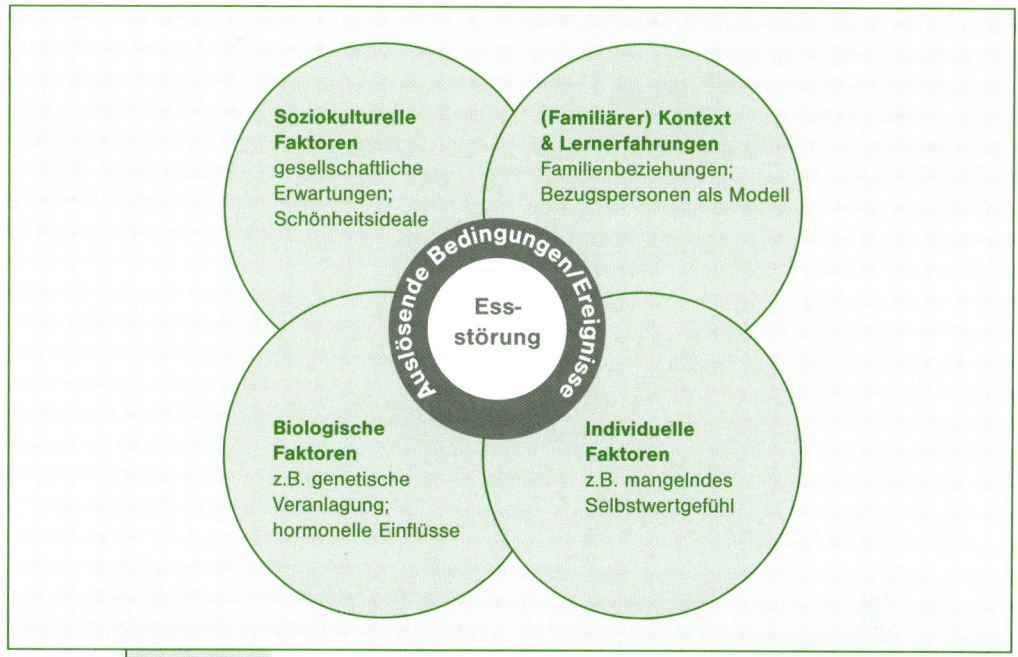

Abb. 5-1: Faktoren, die zur Entstehung einer Essstörung beitragen [5]

etwas anders zu machen, Halt zu finden, wird übermächtig, die Essstörung bietet vermeintlich einen Ausweg.

Biologische Faktoren

Physiologische Zusammenhänge spielen bei Essanfällen eine bedeutsame Rolle: Der Körper entwickelt als Reaktion auf eine anhaltend restriktive Ernährung zwangsläufig Heißhunger.

> Diäthalten ist als Risikofaktor für Essstörungen mittlerweile durch wissenschaftliche Studien belegt [6, 7].

Zwillingsstudien weisen auf eine genetische Komponente von Essstörungen hin. So leiden bei eineiigen Zwillingspaaren häufiger beide an einer Essstörung als bei zweieiigen [8]. Wie dieser Effekt zustande kommt und was genau vererbt wird, ist bislang ungeklärt.

Gut belegt ist inzwischen der Einfluss körpereigener Substanzen auf die Entstehung bzw. Aufrechterhaltung einer Essstörung. Dabei spielt unter anderem das Appetit hemmende Hormon Leptin eine wichtige Rolle. Leptin (griechisch leptos = dünn) wird vorwiegend in den Fettzellen des Körpers hergestellt und in die Blutbahn ausgeschüttet. Je größer die Körperfettmenge, desto mehr Leptin wird produziert. Ein niedriger Leptinspiegel verstärkt das Hungergefühl, ein hoher reduziert es. Studien zeigen, dass der niedrige Leptinspiegel bei magersüchtigen Frauen u. a. das Ausbleiben der Regelblutung bedingt, auch innere Unruhe und ein erhöhter Bewegungsdrang stehen damit in Zusammenhang [9].

Familiärer Kontext und Lernerfahrungen

Nicht immer stammen Jugendliche mit Essstörungen aus augenscheinlich schwierigen Familienverhältnissen. Ein Einfluss der Familie ist dennoch nicht von der Hand zu weisen. Gerade in Familien mit magersüchtigen Mitgliedern finden sich oftmals eine hohe Norm- und Leistungsorientierung sowie Perfektionismus der Eltern. Magersüchtige wie bulimische Betroffene berichten rückblickend über höhere Erwartungen und mehr familiäre Konflikte sowie psychische Störungen der Eltern als gesunde Altersgenossinnen.

Wie die Forschung zeigt, werden Kinder, die später Essstörungen entwickeln, häufiger wegen ihrer Figur und ihres Essverhaltens gehänselt, viele sind vor Beginn der Essstörung übergewichtig. Oft finden sich in der Familie andere Personen mit restriktivem Essverhalten. Sie geben ihren Kindern ein Modell: Wenn die Mutter nach jedem opulenteren Mahl einen Fastentag einlegt und der Vater sich täglich auf die Waage stellt, ist ein natürlicher und ausgewogener Umgang mit Nahrungsmitteln schwer erlernbar. Und das be-

ginnt bereits im Säuglingsalter: Mütter, die an einer Essstörung leiden oder gelitten haben, füttern ihre Babys eher zu festen Essenszeiten, während gesunde Mütter sich an den Bedürfnissen ihres Kindes orientieren.

Kritisch zu sehen ist weiterhin, wenn Essen als Belohnung oder Strafe eingesetzt und so mit bestimmten Gefühlen und Funktionen verknüpft wird. Ein Kind, das mit Keks und Schokolade erzogen wird, verlernt, Gefühle und Körperwahrnehmungen richtig zu deuten, körperlichen Hunger von seelischem Hunger, dem Bedürfnis nach Nähe, Anerkennung oder Beschäftigung, zu unterscheiden.

Soziokulturelle Faktoren

Beteiligt an der Entstehung der Essstörung – auch in Annas Fall – ist weiterhin das in westeuropäischen Ländern vorherrschende Schönheitsideal: Schön ist, wer schlank ist – am besten im Untergewichtsbereich. Und das beginnt bereits im Spielwarenregal mit der Barbiepuppe, die magerer ist als jede anorektische Patientin und mit ihren Körpermaßen kaum überleben könnte.

Schon normalgewichtige Kinder im Grundschulalter erleben sich vielfach als zu dick. Einer Untersuchung auf Basis des Jugendgesundheitssurveys zufolge erlebten sich nicht einmal die Hälfte der untergewichtigen Mädchen und Jungen im Alter zwischen 10 und 16 Jahren als zu dünn, 12 % der untergewichtigen Mädchen fanden sich gar zu dick. Bei den Normalgewichtigen waren rund 48 % der Mädchen und 29 % der Jungen der Meinung, sie seien ein bisschen oder viel zu dick [11].

Barbie fördert Schlankheitsstreben

In einer Studie gaben die Forscherin Helga DITTMAR und ihre Mitarbeiterinnen [10] 162 fünf- bis achtjährigen englischen Mädchen Bilder einer Barbie-Puppe, Bilder einer anderen Puppe („Emme") mit realistischen Körpermaßen oder Bilder von anderen Gegenständen. Sie wollten herausfinden, welchen Einfluss Barbie auf das Körperempfinden hat. In der Tat zeigte sich ein Zusammenhang: Jüngere Mädchen, die die Barbie-Puppe sahen, waren unzufriedener mit ihrem Körper und äußerten eher den Wunsch schlanker zu sein als Mädchen, die „Emme" oder neutrale Gegenstände vorgesetzt bekamen. Bei den Sieben- und Achtjährigen fand sich ein gegenläufiger Effekt: Hier verstärkte die üppigere Puppe den Wunsch, als Erwachsener schlank zu sein. Die Autorinnen mutmaßen, dass ältere Mädchen das Schlankheitsideal bereits verinnerlicht haben und „Emme" als bedrohlich erleben, nach dem Motto: „So ,dick' möchte ich später nicht werden". Auf das aktuelle Körperempfinden hatte „Emme" bei den älteren Mädchen keinen Einfluss.

Individuelle Faktoren

Essstörungen haben meist mit Abgrenzung und Ablösung zu tun. Wer bin ich? Wer will ich sein? Wo will ich hin? Zu wem gehöre ich? – Fragen, auf die Jugendliche eine Antwort suchen.

Heranwachsende, die eine Essstörung entwickeln, kommen mit den Entwicklungsanforderungen nicht klar, sie sind unsicher, fühlen sich nichts wert, inkompetent, ungeliebt. Sie suchen

Bestätigung und Halt und finden dies vermeintlich in der Essstörung, die sie zu etwas Besonderem macht und ihnen hilft, Spannung abzubauen. Oft bezeichnen Betroffene die Essstörung als „beste Freundin", als „die einzige, die immer für mich da ist und zu mir hält".

Gerade die Magersucht vermittelt ein Gefühl von Kontrolle und hebt den Selbstwert. Die Betroffenen sind stolz darauf, dass sie nichts essen müssen, während alle anderen ihrem Hunger nachgeben. Sie nehmen ab, bekommen zu Beginn viel Anerkennung dafür, und haben endlich das Gefühl, doch etwas zu können und im Griff zu haben [12].

Essverhalten in der Kindheit

Menschen, die schon als Kleinkinder sehr wählerisch waren und wenig Interesse am Essen hatten, haben ein erhöhtes Risiko, später eine Magersucht zu entwickeln [13]. Bulimische Personen berichten, dass Mahlzeiten in der Kindheit häufig mit Streitigkeiten verbunden waren. Auch haben sie als Kinder öfter ungenießbare Stoffe wie Papier oder Gras gegessen.

> Wichtig ist, in solchen Fällen angemessen zu reagieren: Wenn Essen das Hauptkonfliktthema der Kindheit wird und sich die ganze Familie damit beschäftigt, ob Hans seinen Brei isst und Lisa auch ordentlich zunimmt, ist Vorsicht geboten:
> Hans und Lisa lernen schnell, dass Essen ein geeignetes Mittel ist, um Aufmerksamkeit zu erlangen, Macht auszuüben oder andere unter Druck zu setzen. So erhält die Nahrungsaufnahme eine Bedeutung, die ihr keineswegs angemessen ist.

Die Therapie der Essstörung

Für Jugendliche und junge Erwachsene mit Anorexie oder Bulimie besteht eine 50- bis 70-prozentige Chance, die Essstörungs-Symptomatik zu überwinden. Bei 10–20 % chronifiziert die Essstörung, beim Rest tritt eine Besserung, aber keine vollständige Heilung ein. Die Prognose für die Binge-Eating-Störung ist etwas besser, allerdings bleibt das Übergewicht in der Regel bestehen [5].

Niederschwelliger Einstieg

Vor allem die Bulimie bleibt oft lange Zeit unbemerkt. Die Betroffenen schämen sich für ihre Essanfälle und verheimlichen diese erfolgreich – nicht selten über Jahre hinweg. Der erste wichtige Schritt ist daher der aus der Heimlichkeit.

In Annas Fall vergehen zweieinhalb Jahre, bevor sie sich ihren drei besten Freundinnen anvertraut. Drei Monate später spricht sie auch mit ihrer Familie und geht zu einer Beratungsstelle für Menschen mit Essstörungen: „Ich war total am Ende und fertig, ich wusste nicht mehr weiter und wollte und konnte so nicht mehr leben. Meine Freunde hatte ich immer angelogen, dass ich das perfekte Leben habe und da und da unterwegs sei, doch tatsächlich hatte ich mich in meinem Zimmer verschanzt, nur gegessen und geweint. Ich konnte keine Gefühle mehr spüren oder unterscheiden: War ich wütend, hungrig, traurig, müde, enttäuscht, unzufrieden? Ich wusste es nicht, stattdessen stopfte ich mich dann immer sofort mit Essen so voll, bis ich nicht mehr gerade gehen oder stehen konnte und das Gefühl hatte gleich zu platzen."

Das (erste) Gespräch über die Essstörung sollte in einer vertrauensvollen Atmosphäre stattfinden. Wichtig ist zu signalisieren, dass man die Essstörung nicht nur als Problem mit dem Essen versteht, sondern weiß, in welcher Not sich die Betroffenen befinden. Entsprechend bewährt es sich, nicht die essensbezogenen Symptome anzusprechen („Du isst ja gar nichts mehr!"), sondern andere damit zusammenhängende Auffälligkeiten („Ich mache mir Sorgen, weil du dich immer mehr zurückziehst").

Für den professionellen Erstkontakt sind niederschwellige Angebote wichtig, wie sie vor allem die Information und Beratung per Internet bieten (z. B. www.hungrig-online.de; www.anad.de; www.anad-beratung.de). Beratungsstellen ermöglichen dann eine erste Abklärung der Essstörung und ihrer Hintergründe und können gezielt über Therapieangebote informieren. Je nach Bedarf und Schweregrad der Essstörung schließen sich an die Beratung unterschiedliche Maßnahmen an. Konzepte der Integrierten Versorgung, z. B. das „Therapienetz Essstörung" in Bayern, bieten rasche und umfassende Hilfe aus einer Hand [14].

Wahl des Settings

Wenn die Essstörung erst vor kurzem begonnen hat und nicht allzu stark ausgeprägt ist, bietet sich eine **ambulante Therapie** an. Eine solche ist oft auch im Anschluss an einen Aufenthalt in einer Klinik ratsam, um die im Alltag aufkommenden Probleme oder auch Rückfälle besprechen und bearbeiten zu können.

Ist der körperliche Zustand der bzw. des Betroffenen sehr schlecht oder liegen weitere psychiatrische Störungsbilder vor, empfiehlt sich eine **stationäre Therapie**. Spezialkliniken bieten intensive Betreuung und verschaffen eine Art „Auszeit" vom Alltag, einen Abstand vom gewohnten Umfeld, das möglicherweise an der Entstehung und/oder Aufrechterhaltung der Essstörung beteiligt ist. Die räumliche Trennung kann zudem ein erster Schritt in Richtung Abgrenzung und Ablösung vom Elternhaus sein.

Doch gerade im Anschluss an eine solche „Klinik-Auszeit" gestaltet sich die Rückkehr ins „normale Leben" oft schwierig. Aus diesem Grund wurden 1994 durch den Träger ANAD®

Fallstricke im Gespräch mit Betroffenen

Hilf mir, aber nach meinem Willen

Hier wirkt ein Paradox aus offensichtlicher körperlicher Schwäche und Hilfsbedürftigkeit einerseits und einer zumeist sehr machtvollen Position im Familien- und Umweltsystem andererseits. Gerade Magesüchtige sind stolz auf ihre Selbstkontrolle und reagieren oftmals empfindlich auf Hilfsangebote von außen.

Einfach nur wieder essen?

Eine Essstörung ist ein destruktiver Lösungsversuch für eine tiefere Problematik. Unterstützungsangebote, die nur auf eine Veränderung der Ernährung abzielen, führen daher in aller Regel nicht weiter und geben den Betroffenen nicht das Gefühl, ernst genommen zu werden.

„Fressen", „Kotzen", „es überkommt mich"

Betroffene gebrauchen häufig eine abwertende und externalisierende Sprache. Steigt der Gesprächspartner darauf ein, könnten sie sich in ihrem Selbstbild bestätigt oder aber nicht akzeptiert fühlen.

Mein Kind braucht Hilfe!

Gerade bei jugendlichen Essstörungs-Patienten und -Patientinnen suchen teilweise die Eltern Hilfe. Fühlt sich die Patientin durch ein Bündnis zwischen Eltern und professionellem Helfer übergangen, ist die Vertrauensbasis zerstört.

---

[1] Weitere Informationen über die ANAD® intensivtherapeutischen Wohngruppen finden sich unter www.anad.de

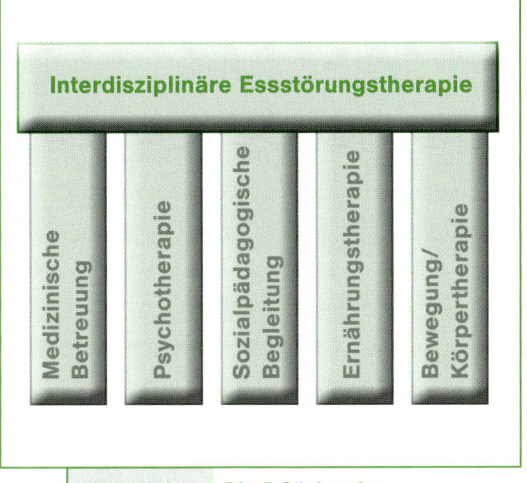

Interdisziplinäre Essstörungstherapie

Medizinische Betreuung

Psychotherapie

Sozialpädagogische Begleitung

Ernährungstherapie

Bewegung/ Körpertherapie

Abb. 5-2: Die 5 Säulen der interdisziplinären Essstörungstherapie

e.V. in München intensivtherapeutische Wohngruppen[1] ins Leben gerufen – gleichsam als Brückenschlag zwischen stationärer und ambulanter Versorgung [5]. Junge Menschen mit Essstörungen und psychisch bedingtem Übergewicht leben sechs Monate lang mit Gleichaltrigen in einer Wohngruppe in der Münchner Innenstadt und bleiben im schulischen bzw. beruflichen Alltag integriert. Sie sind somit den Problemen des alltäglichen Lebens ausgesetzt und zugleich in eine engmaschige multiprofessionelle Betreuung eingebunden, die sie dabei unterstützt, neue Wege im Umgang mit Stress und Konflikten zu suchen und zu erproben.

Mittlerweile gibt es eine Reihe therapeutischer Wohngruppen für Menschen mit Essstörungen in Deutschland, die sich in ihrem Konzept jedoch deutlich unterscheiden (nähere Auskünfte beim Bundesfachverband Essstörungen unter www.bundesfachverbandessstoerungen.de).

Auch Anna entscheidet sich für einen Therapieplatz in einer Wohngruppe: „Eine ambulante Therapie erschien mir als viel zu wenig, ein Aufenthalt in der Klinik allerdings als zu intensiv und alltagsfern. Ich wollte unbedingt weiterhin einen normalen Alltag haben können und nicht den ganzen Tag in der Klinik verbringen. Da ich hier bei ANAD alleine einkaufen gehe, koche etc. wird der Übergang beim Auszug deutlich einfacher sein als nach einem Klinikaufenthalt.

Mir persönlich hilft es sehr, mich mit anderen Mädchen auszutauschen, die mehr oder weniger dieselben Erfahrungen gemacht haben. Man muss sich für nichts schämen und kann viel offener und ehrlicher miteinander umgehen als mit Nicht-Essgestörten. Ich möchte alle meine Symptomatiken der Essstörung hinter mir lassen und wenn ich zu hundert Prozent daran glaube, dann weiß ich auch, dass ich es schaffen werde!"

Die fünf Säulen der Essstörungstherapie
Wichtig bei allen Essstörungen ist die parallele Arbeit an Symptomen und Gewicht sowie Auslösern und Hintergründen. Wesentliche Therapieziele sind neben der Gewichtsveränderung (sofern nötig) die Verbesserung der Körperwahrnehmung, der Aufbau einer bedarfs- und bedürfnisgerechten Ernährung, die Bearbeitung von Hintergründen sowie die Behandlung begleitend auftretender Störungen (z. B. Interaktionsstörungen, Depressionen, Angststörungen, Alkohol- oder Drogenmissbrauch). Zentral ist ferner der Aufbau sozialer Kompetenzen, denn Langzeituntersuchungen zeigen, dass die Betroffenen oftmals andauernde Schwierigkeiten im psychosozialen und psychosexuellen Bereich haben [15, 16].

Da Essstörungen vielfältige Hintergründe haben und sich auf verschiedene Lebensbereiche auswirken, hat sich eine interdisziplinäre Herangehensweise bewährt, die mehrere Berufsgruppen einbezieht (◆Abbildung 5-2).

Medizinische Betreuung Eine engmaschige medizinische Betreuung ist unabdingbar, da Essstörungen mit vielfältigen, zum Teil schwerwiegenden körperlichen Folge- und Begleiterscheinungen verbunden sind. So sollten sich Essstörungspatienten unbedingt regelmäßig bei Internisten, Gynäkologen und Zahnärzten vorstellen. Zudem zeigt ein großer Teil der Betroffenen weitere psychische Störungen, sehr häufig Depressionen, Angsterkrankungen, Suchterkrankungen, aber auch Persönlichkeitsstörungen, die teilweise eine Behandlung mit Psychopharmaka erforderlich machen können.

Psychotherapie   Im Rahmen der Psychotherapie werden die Hintergründe und Auslöser der Essstörungssymptomatik betrachtet. Oftmals ist nicht die vollständige Aufgabe der Symptomatik ein realistisches Therapieziel, sondern ihre Verminderung. Wichtig sind daher ein konstruktiver Umgang mit Rückfällen, der den Blick auf das lenkt, was die Patienten bereits erreicht haben, und die gemeinsame Erarbeitung alternativer Verhaltensweisen.

Für die Bulimia nervosa gilt die *kognitive Verhaltenstherapie* (◆ Übersicht 5-2) als Methode der Wahl, ihre Wirksamkeit ist gut belegt [5, 17]. Für die Binge-Eating-Störung zeigt sie ebenfalls gute Erfolge, die Befundlage für die Anorexia nervosa ist weniger konsistent. Bei magersüchtigen Jugendlichen hat sich der Einbezug der Familie in die Therapie bewährt. Zudem zeigt die *interpersonelle Therapie* bei Essstörungen gute Erfolge. Ergänzende Psychopharmakatherapie kann vor allem bei der Therapie der Bulimie und auch der Binge-Eating-Störung den Therapieeffekt verbessern. Für Patienten mit einer Borderline-Persönlichkeitsstruktur sind Techniken aus der *dialektisch-behavioralen Therapie* [18] hilfreich. Die *psychodynamische* und die *kognitiv-analytische Psychotherapie* zeigen ebenfalls positive Effekte, allerdings gibt es hierzu bislang wenige aussagekräftige Studien.

Sozialpädagogische Begleitung   Ziele der sozialpädagogischen Begleitung sind, eine individuelle Lebens- und eine realistische Zukunftsperspektive zu entwickeln, die berufliche und schulische Integration und eine aktive Freizeitgestaltung zu fördern sowie die soziale Kompetenz zu stärken. Bewährt hat sich aus unserer Sicht ein Bezugsbetreuersystem, das für jede Patientin und jeden Patienten eine/n Bezugssozialpädagogin/en vorsieht – wie im Übrigen auch je eine Bezugs-

Die **kognitive Verhaltenstherapie** beschäftigt sich mit den Wahrnehmungs- und Denkmustern der Patienten und versucht unangemessene Einstellungen zu korrigieren. Zudem setzt sie direkt am Essverhalten der Patienten an. Ziel ist es, Auslöser und Hintergründe zu verdeutlichen, die Funktion des gestörten Essverhaltens zu erarbeiten und neue Bewältigungsstrategien zu erproben.

Die **interpersonelle Psychotherapie** der Essstörung richtet ihren Fokus auf die Verbesserung der aktuellen interpersonalen Beziehungen der Patienten und beschäftigt sich nicht explizit mit dem Essverhalten und den verzerrten Einstellungen zu Figur und Gewicht.

Die **dialektisch-behaviorale Therapie** versucht eine Balance zu finden zwischen Wertschätzung und Verstehen des Problems und dessen Veränderung. Sie bezieht Elemente aus unterschiedlichen Therapieformen, insbesondere aus der Verhaltenstherapie ein, und findet vor allem bei der Behandlung der Borderline-Persönlichkeitsstörung Anwendung.

Die **psychodynamische Therapie** führt in der Regel weit und ausführlich in die Vergangenheit zurück, in die Träume, ins Unbewusste. Ziel ist es, den Patienten zu helfen, innere Konflikte, die sich aus früheren traumatischen Ereignissen ergeben, zu lösen sowie die unterbrochene persönliche Entwicklung wieder aufzunehmen. Im Fokus steht dabei die Beziehung zwischen Therapeut/in und Patient/in und deren heilende Wirkung.

Die **kognitiv-analytische Therapie** ist eine Kurzzeittherapie, die psychodynamische und kognitiv-verhaltenstherapeutische Ansätze integriert.

Übs. 5-2:   **Bei Essstörungen eingesetzte Formen der Psychotherapie**

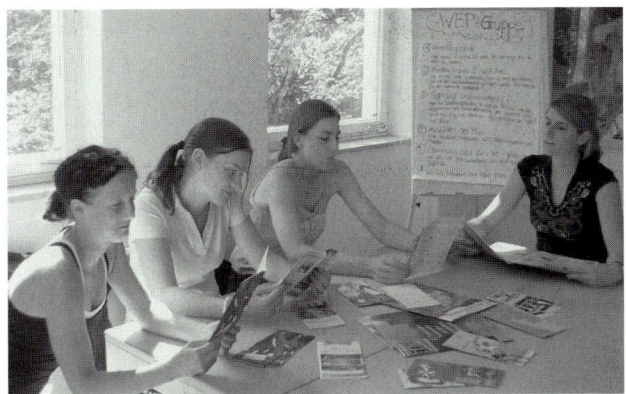

Abb. 5-3: **Gruppenberatung ist ein wichtiges Element der Essstörungstherapie**

ähnlich guten Erfolgen wie eine Reduktionsdiät [21]. Ziel der Ernährungstherapie bei Patienten mit Essstörungen ist (ähnlich wie in der Übergewichtstherapie), ein flexibles Ernährungsverhalten mit Spielraum für persönliche Vorlieben und unterschiedliche Esssituationen aufzubauen.

Aus unserer Erfahrung zeigt eine Kombination aus Einzelberatungen, Gruppenberatungen und praktischen Übungen, wie z. B. gemeinsames Kochen und Essen und Geschmackstraining, die besten Erfolge [22]. In der **Einzelberatung** wertet die Ernährungstherapeutin Essprotokolle aus, erstellt Esspläne und vermittelt Wissen bzgl. relevanter Ernährungsthemen. Ziel ist der Aufbau einer regelmäßigen Mahlzeitenstruktur mit normalen Essensmengen und in der Folge eine verbesserte Wahrnehmung von Hunger und Sättigung.

In der **Gruppenberatung** steht der Austausch der Betroffenen untereinander im Vordergrund. Mit Unterstützung der Ernährungstherapeutin lernen sie über ihre Essstörung zu sprechen, ihr Essverhalten zu reflektieren und schrittweise zu verändern. Beim **gemeinsamen Kochen und Essen** unterstützt die Ernährungstherapeutin die Gruppe bei der Zubereitung der Mahlzeiten, gibt Portionsgrößen vor und schätzt das Essverhalten der Betroffenen bezüglich Menge, Esstempo und Symptomatik ein. Sinnvoll ist auch eine Exposition außerhalb der Einrichtung, also beispielsweise ein gemeinsames Essen in einer Pizzeria oder einer Eisdiele. So kann unter professioneller Anleitung geübt werden, in Gesellschaft zu essen und sich an Nahrungsmittel heranzuwagen, die sich viele Betroffene zunächst verbieten.

In der Essstörungstherapie arbeiten Ernährungstherapeuten somit direkt am Symptom. Der Übergang zwischen beratender und therapeutischer Arbeit ist dabei oft fließend. Zudem hat die Motivationsarbeit einen zentralen Stellenwert, da es die Patienten häufig viel Überwindung kostet, die mit der Ernährungstherapeutin vereinbarten Verhaltensregeln umzusetzen und sich an die erstellten Essenspläne zu halten.

person aus dem psychotherapeutischen und ernährungstherapeutischen Bereich.

Zunehmend findet auch die Erlebnispädagogik Einzug in die Essstörungstherapie. Neben therapeutisch begleitetem Reiten bieten mehrere Einrichtungen mittlerweile pädagogisch begleitetes Klettern als Möglichkeit an, die eigenen Grenzen zu erproben und den eigenen Körper (wieder) besser kennen zu lernen.

Ernährungstherapie Handlungsleitend im Ernährungsbereich ist in vielen Therapieeinrichtungen das so genannte „Anti-Diät-Konzept" [19, 20]. Es wendet sich gegen diätetische Einschränkungen, sei es durch Light-Produkte und kalorienreduzierte Produkte oder „schwarze Listen" mit „verbotenen Lebensmitteln". Auf letzteren befinden sich oft insbesondere süße und fettreiche Nahrungsmittel, die dann vorzugsweise bei Essanfällen konsumiert werden.

Die Betroffenen sollen wieder in die Lage versetzt werden, auf ihre Körpersignale zu hören und nach Hunger und Sättigung zu essen, und zwar durch regelmäßige Mahlzeiten und mit „normalen", nicht fett- und zuckerreduzierten Lebensmitteln. Das „Anti-Diät-Konzept" findet auch in der Therapie übergewichtiger und adipöser Patienten Anwendung und führt langfristig zu

Die Verbreitung von Essstörungen bei Jugendlichen in Deutschland

Ergebnisse aus dem Kinder- und Jugendgesundheitssurvey (KiGGS)

Heike Hölling, Robert Schlack

Das Thema Essstörungen hat gerade in der jüngsten Zeit sowohl in der gesellschaftlichen als auch der gesundheitspolitischen Diskussion einen breiten Raum eingenommen. Im Kinder- und Jugendgesundheitssurvey wurden deshalb neben vielen anderen gesundheitlichen Faktoren auch Anzeichen von Essstörungen bei Kindern und Jugendlichen erhoben.

Wer ist betroffen?

Von Essstörungen sind nach wie vor vorrangig Mädchen und junge Frauen betroffen, wenngleich auch ein nicht unerheblicher Anteil von männlichen Jugendlichen Frühzeichen dieser Störungen aufweisen. Der Altersbereich für die Entwicklung einer Anorexia nervosa (AN) wird zwischen 15 und 24 Jahren, mit einem Altersgipfel im 14. und 16. Lebensjahr, für die Bulimia nervosa (BN) zwischen dem 16. und dem 19. Lebensjahr angegeben [1], auch im dritten Lebensjahrzehnt tritt eine Ersterkrankung jedoch noch häufig auf [2].

⮑ *Essstörungen zählen in Deutschland zu den häufigsten chronischen Gesundheitsproblemen im Kindes- und Jugendalter. Mädchen sind häufiger betroffen als Jungen.*

⮑ *Die Prävalenz der Anorexia nervosa in Deutschland wird auf 0,3–1 % geschätzt, die der Bulimia nervosa auf 2–4 %, die Prävalenz partieller Essstörungen einschließlich der Binge-Eating-Störung auf 10–15 %.*

⮑ *Ca. ein Fünftel der Kinder und Jugendlichen in Deutschland zeigen nach Ergebnissen von KiGGS Symptome einer Essstörung, bei den Mädchen sind es sogar ein Drittel.*

⮑ *Der Anteil von Kindern und Jugendlichen mit Symptomen einer Essstörung ist signifikant höher mit steigendem Alter (nur bei den Mädchen), bei sozial benachteiligten Kindern und solchen mit Migrationshintergrund.*

⮑ *Kinder und Jugendliche mit Symptomen einer Essstörung sind häufiger übergewichtig, zeigen signifikant häufiger psychische Auffälligkeiten und schätzen sich häufiger auch bei Normalgewichtigkeit als zu dick ein als Kinder ohne diese Symptome.*

⮑ *Kinder und Jugendliche mit Symptomen einer Essstörung schätzen ihre gesundheitsbezogene Lebensqualität und ihren Gesundheitszustand im Vergleich zu Kindern ohne Essstörungs-Symptome als schlechter ein.*

⮑ *Zur Prävention von Essstörungen ist eine bessere Früherkennung und Aufklärung von Kindern, Jugendlichen und Eltern über Entstehung und Erscheinungsbild von Essstörungen zu fordern. Die Entwicklung und Stärkung personaler, sozialer und familiärer Schutzfaktoren sollte durch geeignete Förderprogramme unterstützt werden und zum Aufbau und/oder der Stärkung von Selbstbewusstsein, Mut, Optimismus, Selbstwertgefühl beitragen.*

Die Binge Eating Disorder (BED), die von Episoden von Fressanfällen ohne gewichtsregulierende Gegensteuerung gekennzeichnet ist, beginnt in der Regel um das zwanzigste Lebensjahr herum und betrifft zu einem Drittel auch junge Männer. Auch diese Störung kann aber noch zu einem wesentlich späteren Lebenszeitpunkt einsetzen. Die oftmals erheblich übergewichtigen Betroffenen haben dann bereits eine Vielzahl von Diätversuchen hinter sich [3].

Essstörungen zählen zu den häufigsten chronischen Gesundheitsproblemen in Westeuropa [4, 5].

Prävalenz von Essstörungen in Deutschland

Über Prävalenzen gab es bislang keine bundesweit repräsentativen Daten. Nach Schätzungen der Deutschen Hauptstelle für Suchtfragen liegt die Prävalenz der AN in der Gesamtbevölkerung zwischen 0,5 und 1 %.

Die Prävalenz im Altersbereich 14- bis 18-Jahre stimmt mit dieser Angabe etwa überein und wird mit 0,3–1,0 % angegeben. In dieser Altersgruppe befindet sich auch die höchste Inzidenz[1], die mit 50–70 pro 100 000 der entsprechenden Altersgruppe angegeben wird. In jüngsten Untersuchungen ließ sich eine Zunahme der Erkrankungsrate speziell in dieser Altersgruppe nachweisen. Der Erkrankungsgipfel der Magersucht liegt bei ca. 14 Jahren [6].

Die Prävalenz der BN liegt je nach Erhebungszeitpunkt zwischen 1 und 1,5 %. Die wohl größte Essstörungsgruppe ist die Restgruppe der nicht näher benannten Essstörungen (EDNOS). Da diese Gruppe am wenigsten genau definiert ist, schwanken die Angaben zur Prävalenz hier er-

heblich [7]. Die DGE schätzt die Prävalenz für partielle Essstörungen einschließlich Binge Eating Disorder auf 10–15 % [8].

18 % der weiblichen Jugendlichen und 5 % der männlichen Jugendlichen ab 12 Jahren haben bereits eine Diät durchgeführt [9]. 26 % der Jugendlichen im Alter von 13–16 Jahren weisen ein gezügeltes Essverhalten (Kalorienrestriktion) bei gleichzeitiger Unzufriedenheit mit der Figur und einem intensiveren Erleben der Körperentfremdung auf [10]. Die Annahme, dass sich auch schon jüngere Kinder mit ihrer Figur und einem Idealbild auseinandersetzen, wurde in einer Untersuchung von Berger et al. bestätigt, nach der 42 % der Jungen und 53 % der Mädchen im Alter von 8–12 Jahren ein dünneres Idealbild bevorzugen und 32 % der normalgewichtigen Kinder lieber dünner wären. Zum Zeitpunkt der Studie versuchten 18 % der Jungen und 19 % der Mädchen abzunehmen [11].

Nach Aschenbrenner et al. korreliert das Gefühl, übergewichtig zu sein, zudem stark mit dem Schweregrad gestörten Essverhaltens [12].

Der Kinder- und Jugendgesundheitssurvey (KiGGS)

Von Mai 2003 bis Mai 2006 wurde im Robert Koch-Institut der Kinder- und Jugendgesundheitssurvey (KiGGS) durchgeführt. Ziel dieses bundesweiten Befragungs- und Untersuchungssurveys war es, erstmals umfassende und bundesweit repräsentative Daten zum Gesundheitszustand von Kindern und Jugendlichen im Alter von 0–17 Jahren zu erheben. An der Studie nahmen insgesamt 17 641 Kinder und Jugendliche (8 656 Mädchen und 8 985 Jungen) aus 167 für die Bundesrepublik repräsentativen Städten und Gemeinden teil. Die Teilnahmequote betrug 66,6 % [13].

Essstörungen wurden mit dem **SCOFF-Questionnaire** erhoben, einem Screening-Instrument zur Identifizierung von Symptomen von Essstörungen. Das Akronym SCOFF leitet sich aus den Fragen der englischen Version ab. Der Fragebogen besteht aus den in ◆Abbildung 5-4 genannten fünf Fragen.

---

[1] Zahl der Neuerkrankungen in einem bestimmten Zeitraum

1. **Übergibst du dich, wenn du dich unangenehm voll fühlst?**

2. **Machst du dir Sorgen, weil du manchmal nicht mit dem Essen aufhören kannst?**

3. **Hast du in der letzten Zeit mehr als 6 kg in 3 Monaten abgenommen?**

4. **Findest du dich zu dick, während andere dich zu dünn finden?**

5. **Würdest du sagen, dass Essen dein Leben sehr beeinflusst?**

Werden mindestens 2 Fragen positiv beantwortet = **Verdachtsfall**

Abb. 5-4: **Der SCOFF-Fragebogen**

Abbildung von Essstörungen sind hier vor allem die Subskala „Emotionale Probleme", die Ängste und Depressivitätsneigung abbildet, sowie der Gesamtproblemwert des SDQ relevant.

Die Bestimmung von Übergewicht erfolgte anhand der Referenzwerte von KROMEYER-HAUSCHILD et al. [19] (vgl. ◆ Kapitel 2.2). In die Auswertung einbezogen wurde auch die Frage, inwieweit sich die Kinder und Jugendlichen der identifizierten Risikogruppe hinsichtlich Lebensqualität und subjektiver Einschätzung des eigenen Gesundheitszustandes von denen unterscheiden, die keine Symptome von Essstörungen aufweisen. Die gesundheitsbezogene Lebensqualität wurde in KiGGS mit dem KINDL®-Fragebogen in den Dimensionen „Körper", „Psyche", „Selbstwert", „Familie", „Freunde", „Schule" erhoben [20].

Die Fragen, die die Kernsymptome von Anorexia und Bulimia nervosa charakterisieren, wurden von insgesamt 6 634 Kindern und Jugendlichen im Alter von 11–17 Jahren per Selbstauskunft schriftlich beantwortet. In einer Validierungsstudie wies der SCOFF-Questionnaire eine 100 %-Sensitivität für Anorexie und Bulimie auf, bei einer Falsch-Positiv-Rate von 12,5 % [14]. Eine Unterscheidung der Auffälligen nach einzelnen Essstörungsbildern wie Anorexie oder Bulimie ist alleine mit den Angaben aus dem SCOFF-Fragebogen nicht möglich.

Aufgrund seines Designs als Screening-Instrument wird die Prävalenz von Essstörungen durch den SCOFF-Questionnaire leicht überschätzt, was jedoch angesichts seiner hohen Sensitivität und der hohen Letalitätsraten bestimmter Formen von Essstörungen als vertretbar erachtet wird [15].

Zur Erhärtung der Ergebnisse wurden neben dem SCOFF-Questionnaire weitere Indikatoren für mögliche Essstörungen wie der Body Mass Index und Angaben zum Körperselbstbild sowie Angaben zu Verhaltensauffälligkeiten (erfasst mit dem „Strengths and Difficulties Questionnaire" SDQ [16, 17, vgl. a. 18]) herangezogen. Für die

Ergebnisse von KiGGS

Prävalenz von Essstörungssymptomen

Mit insgesamt 21,9 % zeigen mehr als ein Fünftel der Kinder und Jugendlichen in Deutschland im Alter von 11–17 Jahren Symptome einer Essstörung. Erwartungsgemäß liegt der Anteil der Mädchen mit Verdacht auf eine Essstörung mit 28,9 % signifikant höher als der der Jungen. Mit 15,2 % sind jedoch immerhin auch rund halb so viele Jungen bezüglich ihres Essverhaltens auffällig.

Im Altersverlauf zeigt sich für Jungen ein abnehmender, für Mädchen ein zunehmender Trend für das Vorliegen einer möglichen Essstörung bis hin zum 17. Lebensjahr.

Während im Alter von 11 Jahren mit ca. 20 % Jungen und Mädchen in etwa gleich häufig betroffen sind, steigt der Anteil der Auffälligen bei den 17-jährigen Mädchen auf 30,1 %, während er bei den Jungen auf 12,8 % absinkt. Das

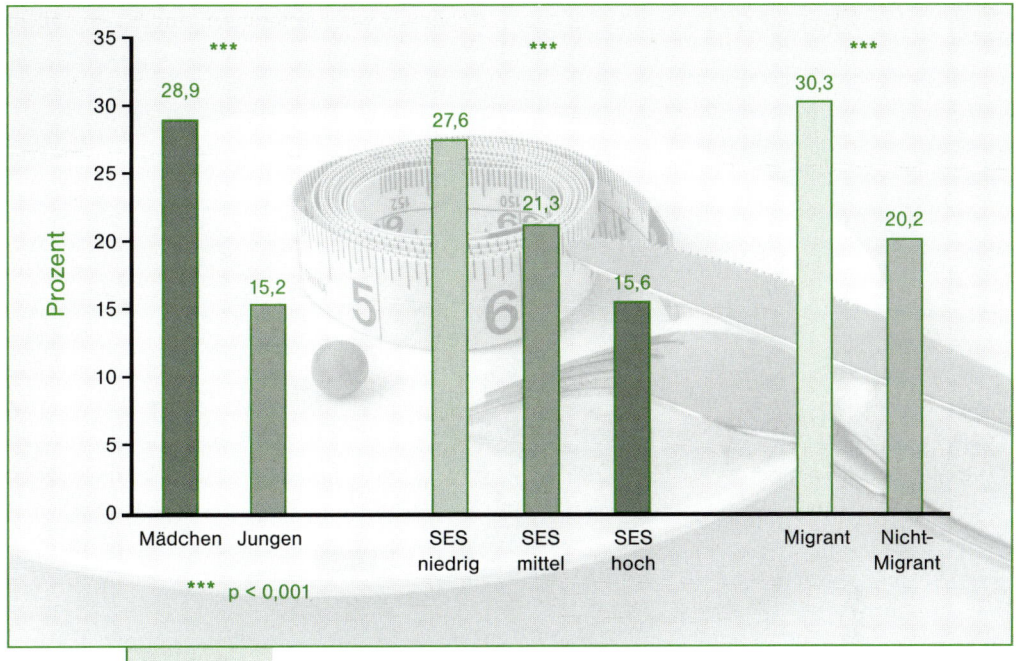

Abb. 5-5: Essstörungen (SCOFF) nach Geschlecht, sozio-ökonomischem Status (SES) und Migrationsstatus

Auftreten von Essstörungssymptomen ist zudem deutlich assoziiert mit einem niedrigen sozioökonomischen Status und mit einem Migrationshintergrund (◆Abbildung 5-5).

Essstörungen und psychische Auffälligkeit

Betrachtet man die Gruppen der essstörungsauffälligen und -unauffälligen Kinder und Jugendlichen getrennt nach Merkmalen psychischer Auffälligkeit (SDQ), dann weisen die SCOFF-Auffälligen in der Subskala „Emotionale Probleme" mit 24,7 % grenzwertig oder auffällig einzuschätzender Jugendlicher deutlich höhere Belastungen auf als die SCOFF-Unauffälligen mit 14,4 %. Im Gesamtproblemwert liegt der Anteil der Kinder und Jugendlichen mit Merkmalen von psychischer Auffälligkeit bei den SCOFF-Auffälligen beinahe doppelt so hoch wie in der diesbezüglich nicht auffälligen Vergleichsgruppe

(21,8 % vs. 11,5 %). Die Unterschiede sind jeweils hochsignifikant.

Körperselbstbild und BMI

Nach den Ergebnissen des KiGGS von KURTH et al. [21] sind 15 % aller Kinder und Jugendlichen in Deutschland im Alter von 3–17 Jahren übergewichtig. 6,3 % davon weisen eine Adipositas auf und damit hat jedes 7. Kind ein oberhalb der Norm liegendes Gewicht.

Auch bei Kindern und Jugendlichen mit Essstörungssymptomen ist die Körpermasse deutlich in Richtung Übergewicht verschoben [22]. Außerdem schätzen in der Gruppe der Normalgewichtigen mehr als drei Viertel der SCOFF-auffälligen Kinder und Jugendlichen ihr Körperselbstbild als „viel oder etwas zu dick" ein, während dies in der Gruppe der Unauffälligen nur 28,6 % sind. Die Unterschiede sind hochsignifikant.

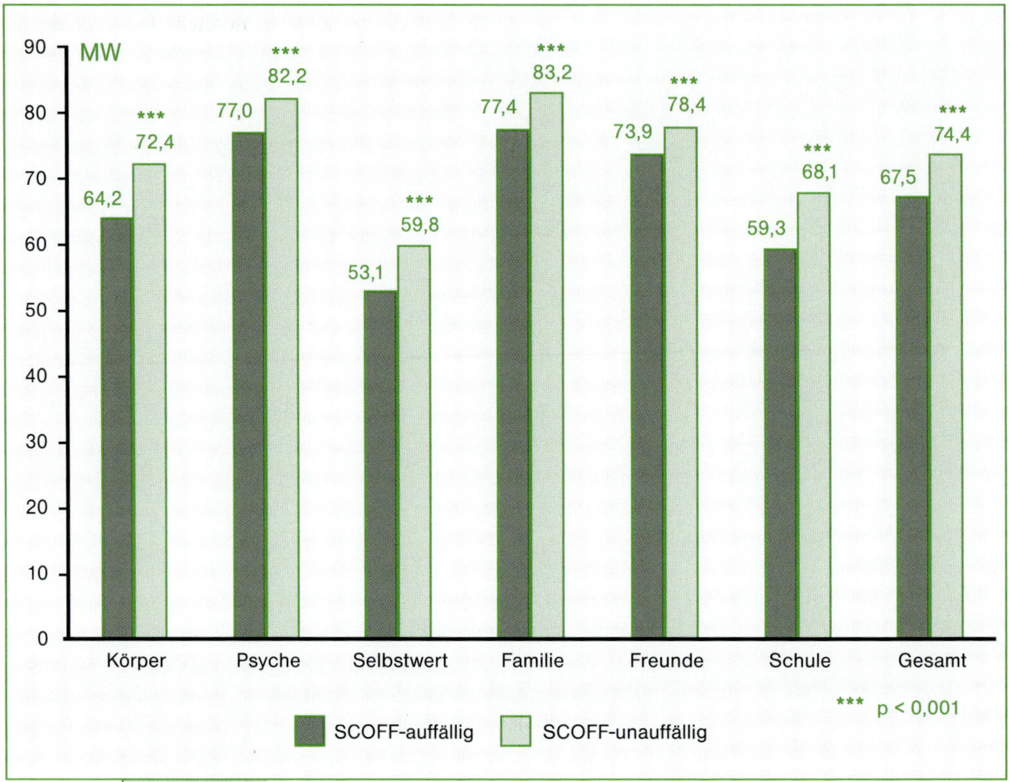

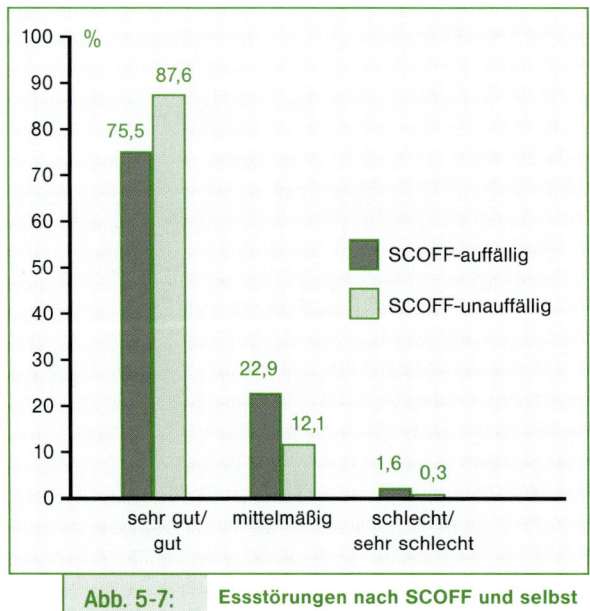

Abb. 5-6: Essstörungen nach SCOFF und Lebensqualität (KINDL®) im Selbsturteil

Abb. 5-7: Essstörungen nach SCOFF und selbst eingeschätzter Gesundheitszustand

Essstörungen und Einschätzung der subjektiven Gesundheit

Die gesundheitsbezogene Lebensqualität bzw. subjektive Gesundheit als ein mehrdimensionales Konstrukt beinhaltet körperliche, emotionale, mentale, soziale und verhaltensbezogene Komponenten des Wohlbefindens und der Funktionsfähigkeit aus der subjektiven Sicht der Betroffenen. Gesundheitsbezogene Lebensqualität beschreibt somit den subjektiv wahrgenommenen Gesundheitszustand bzw. die „erlebte Gesundheit" [4, 20]. In allen Dimensionen der Lebensqualität erreichen die SCOFF-auffälligen Kinder und Jugendlichen niedrigere Werte als die nicht auffälligen (◆Abbildung 5-6).

Dies spiegelt sich letztlich auch in der subjektiven Selbsteinschätzung des allgemeinen Gesundheitszustands wider: Während 88 % der nicht betroffenen 11–17-Jährigen ihren Gesundheitszustand als „sehr gut" oder „gut" einschätzen, sind das in der Gruppe der SCOFF-Auffälligen 76 %.

Dagegen schätzen ca. 23 % der SCOFF-Auffälligen ihren Gesundheitszustand nur als „mittelmäßig" ein, bei den nicht Betroffenen sind das nur ca. 12 % (◆Abbildung 5-7).

Schlussfolgerungen

Essstörungen treten über die gesamte Altersspanne auf. Im Jugendalter, besonders in der Zeit der Pubertät, besteht eine erhöhte Gefahr, eine Essstörung zu entwickeln.

Nach den vorliegenden Ergebnissen der KiGGS-Studie weisen mehr als 20 % der Kinder und Jugendlichen im Alter von 11–17 Jahren Symptome von Essstörungen auf, Mädchen sind fast doppelt so häufig betroffen wie Jungen. Die Ergebnisse zeigen auch, dass die einstmals typisch weiblichen Erkrankungen heute in zunehmendem Maße auch Jungen betreffen.

Jugendliche mit Migrationshintergrund weisen eine stark erhöhte Quote an Merkmalen für Essstörungen auf. Als mögliche Gründe hierfür werden eine Überidentifikation mit westlichen Normen und Werten sowie Anpassungsstress vermutet [23].

Besonders bemerkenswert ist die auffällig große Diskrepanz zwischen Studenteilnehmern aus Familien mit hohem im Vergleich zu Teilnehmern aus Haushalten mit niedrigem SES, bei denen die Quote an Essstörungsverdachtsfällen nach SCOFF nahezu doppelt so hoch ist.

Bestimmte Formen von Essstörungen (z. B. BN, BED oder essstörungsbedingte Adipositas) sind mit Übergewicht assoziiert bzw. nehmen von dort ihren Ausgang [3]. Ein großer Teil der Kinder und Jugendlichen, dabei vorzugsweise Mädchen und junge Frauen [8, 10, 12] setzen sich intensiv mit ihrem Erscheinungsbild auseinander und entwickeln, häufig auf der Grundlage von Idealbildern, Wunschvorstellungen von ihrer Figur. Auch aus den KiGGS-Daten gibt es starke Hinweise darauf, dass der Einfluss dieses gesellschaftlichen Ideals nicht unbeträchtlich ist: Der Anteil der nach SCOFF auffälligen Kinder und Jugendlichen mit Normalgewicht, die sich als zu dick einschätzen, ist ca. um den Faktor 2,5 erhöht [22].

Zu betonen ist, dass es sich bei Essstörungen um Formen psychischer Erkrankungen handelt. Insofern ist die durch den SCOFF-Fragebogen identifizierte Risikogruppe nicht alleine hinsichtlich ihres Essverhaltens oder bezüglich Körperschemastörungen auffällig. Sie weist signifikant höhere Ausprägungen bezüglich der Merkmale Ängste und Depressivitätsneigung (Subskala Emotionale Probleme, SDQ) sowie hinsichtlich des SDQ-Gesamtproblemwerts auf als die Gruppe der nicht Auffälligen. Die durchweg niedrigeren Werte auf den Lebensqualitätsskalen und die geringere Zufriedenheit mit dem eigenen Gesundheitszustand bei SCOFF-Auffälligen müssen in diesen Zusammenhang eingeordnet werden.

Prävention auf der Grundlage einer Risikogruppenidentifikation ist notwendig, um Zusammenhänge zwischen Risiko- und Schutzfaktoren sichtbar zu machen und zur Stärkung der personalen, familiären und sozialen Ressourcen beizutragen. Die Prävention sollte dabei sowohl auf kognitiver als auch auf emotionaler Ebene stattfinden [24]. Eine bessere Früherkennung und Aufklärung von Jugendlichen und Sorgeberechtigten über Entstehung, Verlauf und Erscheinungsbild von psychischen Auffälligkeiten bzw. Störungen wie z. B. Essstörungen ist dabei eine wichtige Aufgabe. Bezogen auf das Thema Essstörungen bleibt es weiteren Studien vorbehalten, zu untersuchen, welche Ursachen oder Bedingungen für den Übergang von präklinischen Formen von Essstörungen in die klinischen Vollbilder verantwortlich sind bzw. mit welchen vorklinischen Formen sie einhergehen.

6.1 Lebensmittelallergien im Kindesalter

Kinderernährung und Allergien

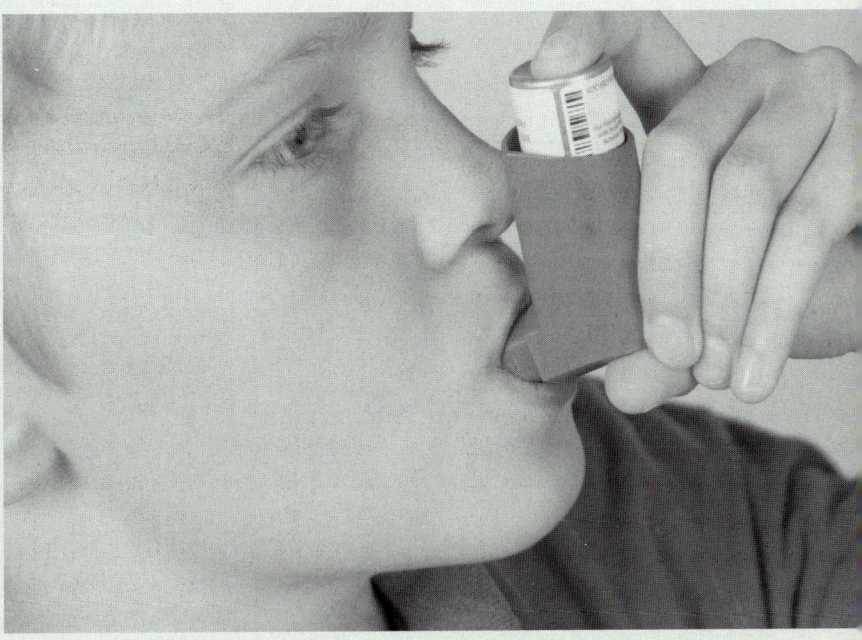

Lebensmittelallergien im Kindesalter

Imke Reese

Obwohl Allergien im Kindesalter heute keine Seltenheit mehr sind, ist der Anteil der Kinder, die eine Eliminationsdiät durchführen, weitaus größer, als es therapeutisch indiziert wäre. Da die kindliche Ernährung eine maßgebliche Rolle für ein altersgerechtes Wachsen und Gedeihen sowie für die Entwicklung eines günstigen Essverhaltens spielt, bergen unnötige Diäten in diesem Alter ernst zu nehmende Risiken für die Entwicklung des betroffenen Kindes – vor allem dann, wenn keine ernährungstherapeutische Betreuung der Betroffenen gewährleistet ist.

Wie viele Kinder leiden derzeit in Deutschland an Allergien?

Allergische Erkrankungen haben in den letzten Jahren so stark zugenommen, dass inzwischen – je nach Altersgruppe – 30 % der Kinder und 50 % der Jugendlichen eine allergische Bereitschaft zeigen. Mit anderen Worten: bei jedem dritten Kind bzw. bei jedem zweiten Jugendlichen lassen sich spezifische Antikörper gegenüber häufigen Allergenen nachweisen.

Bezogen auf die klassischen allergischen Krankheitsbilder bedeutet das: Etwa 15 % der Kinder leiden unter einer **atopischen Dermatitis** (Neurodermitis). Die Häufigkeit von **Heuschnupfen** wird beim Schuleintritt mit 1–7 %, bei 10-Jährigen bereits mit 10 % und bei Jugendlichen sogar mit 20 % angegeben. 2–4 % der Grundschüler leiden unter einem **Bronchialasthma**, bei älteren Schulkindern sind es bereits 7 %. Es muss davon ausgegangen werden, dass die Häufigkeitsangaben für ein kindliches Asthma zu niedrig liegen, da die klassischen Vorboten wie pfeifende Atemgeräusche nicht in die Prävalenz-

- ⮑ *Allergische Erkrankungen haben in den letzten Jahren stark zugenommen, Lebensmittelallergien im Kindesalter werden allerdings häufiger angenommen als sie tatsächlich nachweisbar sind.*

- ⮑ *Ein Nachweis spezifischer IgE-Antikörper ist allein kein Beweis für das Vorliegen einer Allergie. Erst ein Provokationstest bestätigt die Diagnose.*

- ⮑ *Positive IgG-Testbefunde haben keine diagnostische Aussagekraft im Hinblick auf Allergien und andere nicht-immunologisch vermittelte Unverträglichkeiten.*

- ⮑ *Die Therapie der Lebensmittelallergie umfasst neben der konsequenten Meidung der relevanten Lebensmittel einen ernährungsphysiologischen Ersatz und ernährungstherapeutische Begleitung zu einem individuellen Krankheitsmanagement.*

- ⮑ *In der Allergieprävention gab es einen Paradigmenwechsel weg von der Karenz potenzieller Allergene hin zur gezielten Exposition.*

- ⮑ *Die wichtigste präventive Maßnahme ist das viermonatige Stillen. Im Anschluss daran kann ohne diätetische Einschränkungen Beikost eingeführt werden.*

- ⮑ *Diätetische Einschränkungen für schwangere und stillende Mütter zur Allergieprävention sind in den aktuellen Empfehlungen nicht enthalten.*

zahlen eingegangen sind. So geben 4–10 % der jüngeren Kinder und 13–14 % der älteren Kinder an, unter genau diesen pfeifenden Atemgeräuschen zu leiden [1].

Die beschriebenen allergischen Krankheitsbilder haben jedoch nicht unbedingt Lebensmittel als Auslöser. Die allergischen Atemwegserkrankungen werden meist durch Inhalationsallergene wie Hausstaubmilben, Tierhaare, Pollen etc. und nur nachrangig durch Lebensmittel (z.B. in Form einer pollenassoziierten Lebensmittelallergie) ausgelöst. Auch für die atopische Dermatitis gibt es eine Reihe von Auslösern, darunter Hautreaktionen, z.B. auf Textilien, Tabakrauch, Kosmetika, allergische Reaktionen auf Pollen, Tierhaare u.a. sowie psychische, hormonelle, klimatische und mikrobielle Faktoren.

Betrachtet man ausschließlich lebensmittelabhängige Reaktionen, sind die Prävalenzzahlen deutlich geringer.

Wie häufig sind Lebensmittel die Ursache von Allergien?

In der Regel wird die Prävalenz von Lebensmittelallergien aufgrund einer bestehenden Sensibilisierung, z.B. in Form eines Hauttests, erfasst. So zeigten beispielsweise 8 % der Kinder im Schuleintrittsalter einen positiven Allergietest auf Hühnerei und 4 % auf Kuhmilch [1]. Aus diesen Zahlen kann allerdings nicht geschlossen werden, dass tatsächlich 8 % bzw. 4 % dieser Kinder eine manifeste Hühnerei- bzw. Kuhmilchallergie haben. Denn eine bestehende Sensibilisierung zieht nicht zwangsläufig klinische Beschwerden nach sich. Von einer manifesten Allergie kann nur dann gesprochen werden, wenn auch Symptome nach Verzehr des entsprechenden Lebensmittels auftreten. Eine Auswertung von 259 oralen Provokationen bei insgesamt 107 Kindern mit atopischer Dermatitis ergab, dass 70 % der Kinder mit Verdacht auf Hühnereiallergie auch tatsächlich auf die Gabe von Hühnerei reagierten, bei Kuhmilch waren es nur 51 %, bei Weizen 44 % und bei Soja lediglich 16 % [2]. Eine andere Arbeitsgruppe untersuchte 186 Kinder mit atopischer Dermatitis, von denen ein Viertel (24,2 %) eine kuhmilchfreie Diät durchführte. Nur vier der Kinder (2,2 %) reagierten tatsächlich auf Kuhmilchgabe [3]. Diese Zahlen zeigen eindeutig, dass eine orale Provokation zur Sicherung der Diagnose Lebensmittelallergie unbedingt notwendig ist. Dies gilt insbesondere dann, wenn es sich bei dem Verdacht um Grundlebensmittel oder schwierig zu meidende Lebensmittel handelt.

Vor allem im Säuglings- und Kleinkindalter wird die Hitliste der Lebensmittelallergene durch Grundlebensmittel angeführt. Diese frühkindlichen Allergien gegenüber Kuhmilch, Hühnerei, Weizen und Soja verlieren sich häufig noch vor dem Schuleintrittsalter, sodass Jugendliche und Erwachsene selten von einer Kuhmilch- oder Hühnereiallergie betroffen sind.
Die Zahl der Kleinkinder, die unter pollenassoziierten Lebensmittelallergien leiden, ist dagegen gering [4]. Klassischerweise spielen diese Kreuzreaktionen erst mit zunehmendem Lebensalter eine Rolle. Allerdings ist in den letzten Jahren zu beobachten, dass zunehmend auch jüngere Kinder von pollenassoziierten Kreuzreaktionen betroffen sind.

Die Auswertung der Provokationsergebnisse unterstreicht aber auch, dass Prävalenzzahlen auf Basis von Sensibilisierungen (nachgewiesen durch positive Allergietestbefunde) deutlich zu hoch liegen und nach unten korrigiert werden müssen. Doch die Durchführung von oralen

Provokationen, insbesondere doppel-blinden, placebo-kontrollierten Testungen (DBPCFC), ist zeitaufwändig und kostenintensiv. Folglich fußen – trotz besseren Wissens – die meisten Häufigkeitsangaben lediglich auf nachweisbaren Sensibilisierungen.

Für Deutschland existiert eine repräsentative Untersuchung an der Berliner Bevölkerung zur Ermittlung der Prävalenz von Lebensmittelunverträglichkeiten. Mehr als ein Drittel der Befragten gab an, betroffen zu sein. Nachweisbar durch die oben genannte, aussagefähigste Methode waren Unverträglichkeitsreaktionen allerdings lediglich für 3,6 % der Befragten. Bei 2,6 % der Erwachsenen konnten Lebensmittelallergien nachgewiesen werden [5]. Für Kinder ergab sich eine wesentlich größere Diskrepanz: 61,5 % der Befragten bzw. deren Eltern berichteten Unverträglichkeitsreaktionen, nach einem Telefoninterview konnten diese Angaben auf 38,4 % reproduzierbare Reaktionen eingeengt werden, eine Untersuchung inklusive Provokation ergab eine Häufigkeit für Lebensmittelallergien von 3,5 % [6].

Subjektiv empfunden stellen echte Lebensmittelallergien damit ein weitaus größeres Problem dar als objektiv nachweisbar.

Abgrenzung zu anderen Unverträglichkeiten

Die Diskrepanz zwischen Eigenangaben und Ergebnissen oraler Provokationen lässt sich vor allem durch zwei Sachverhalte erklären:

1. Der Laie unterscheidet bei Beschwerden nicht nach dem zugrunde liegenden Pathomechanismus, sondern betitelt jede Form der Unverträglichkeit mit dem Begriff der „Allergie". Tatsächlich können aber auch andere Erkrankungen im Kindesalter zu lebensmittelabhängigen Symptomen führen, deren Auslöser häufig erst nach jahrelangen Beschwerden erkannt wird. Beispielhaft seien an dieser Stelle Enzymdefekte (z.B. Laktoseintoleranz), Malabsorptionen (z.B. Fruktosemalabsorption) oder glutensensitive Enteropathien genannt (♦ Abbildung 6-1, ♦Übersicht 6-1 [7, 8]). Doch nicht nur in ihrer Diagnose unterscheiden sich diese Krankheitsbilder von Lebensmittelallergien – auch die therapeutischen Maßnahmen sind nicht vergleichbar. So geht es beispielsweise bei einer vorliegenden Laktoseintoleranz oder einer Fruktosemalabsorption

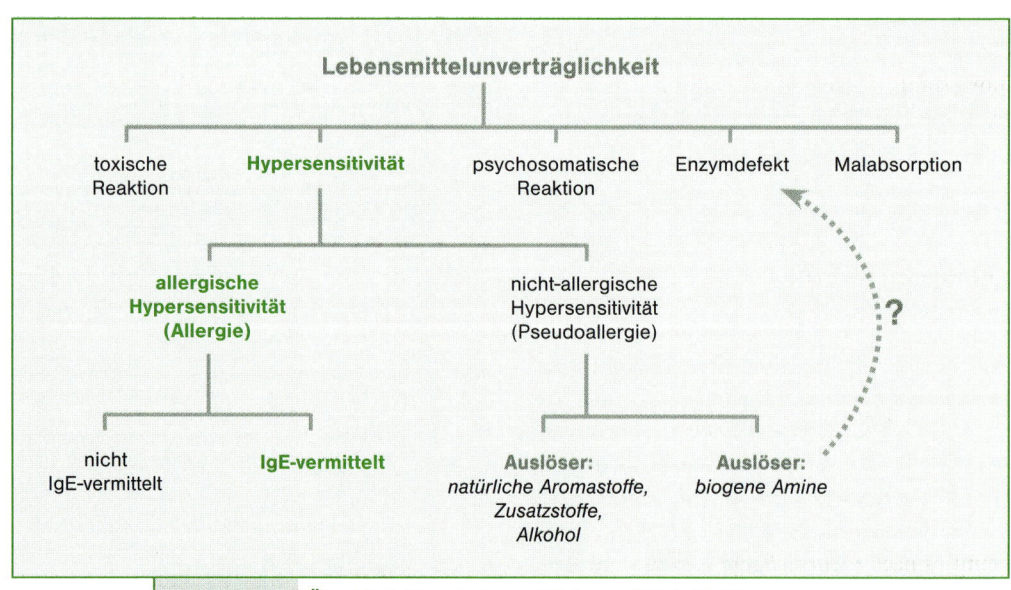

Abb. 6-1:   Überblick über Lebensmittelunverträglichkeiten
(mod. nach [7, 8])

nie um einen generellen Verzicht auf den Auslöser, sondern vielmehr um eine Reduzierung der Menge auf einen individuell verträglichen Schwellenwert, da es sich um mengenabhängige Reaktionen handelt.

2. Ein Großteil der Betroffenen erhält seine Diagnose Lebensmittelallergie auf Grund von positiven Allergietestbefunden, ohne dass eine Sicherung durch orale Provokation stattgefunden hat. Die Fehleinschätzung bei diesen Personen ist auf eine unzureichende Diagnostik, wie sie in der Praxis aber erfahrungsgemäß oftmals stattfindet, zurückzuführen.

Doch gerade, wenn Grundlebensmittel oder schwierig zu meidende Lebensmittel im Verdacht stehen, Beschwerden auszulösen, ist eine fundierte Diagnostik unumgänglich. Eine einschneidende Diät, wie sie als Konsequenz einer vorliegenden Lebensmittelallergie durchgeführt werden müsste, ist nur dann gerechtfertigt, wenn die Lebensmittelallergie eindeutig belegt ist. Gerade in der Kindheit, wo einerseits Wachstum und körperliche Entwicklung, andererseits aber auch Essverhalten und Ernährungserziehung im Vordergrund stehen, sollten die weitreichenden Risiken einer Auslassdiät nicht aus den Augen verloren werden. Eine bedarfsdeckende Ernährung ist notwendig für eine altersgerechte körperliche Entwicklung, ein genussvoller Bezug zum Essen die Voraussetzung für ein positives Essverhalten.

Um die Diagnostik bei Verdacht auf Lebensmittelallergie umfassend und fundiert durchführen zu können, müssen die Grundlagen der Allergieentstehung gegenwärtig sein und von Betroffenen genannte Symptome eingeordnet werden können.

Wie entsteht eine Allergie?

Dire normale Folge einer Auseinandersetzung des Immunsystems mit der Umwelt ist die Toleranz. Im Rahmen der natürlichen Immunantwort kommt es nach mehrmaligem Kontakt mit Lebensmittelbestandteilen zur Bildung von Immunglobulin-G-(IgG)-Antikörpern, vor allem einer

---

Relevanz nicht allergischer Lebensmittelunverträglichkeiten bei Kindern

Bei allen nachstehend beschriebenen Unverträglichkeiten besteht der therapeutische Ansatz vor allem in einer **Reduzierung der Auslösermenge** und nicht in einer Karenz.

Die **Pseudoallergie** oder auch nicht-allergische Hypersensitivität kommt im Kindesalter nur selten vor. Klassische Auslöser sind natürlich vorkommende Aromastoffe, Zusatzstoffe und biogene Amine. Lediglich bei Vorliegen einer atopischen Dermatitis sollte der Einfluss pseudoallergischer Reaktionen überprüft werden.

Die **Laktoseintoleranz**, ein Enzymdefekt, der in der Regel erst im Laufe des Lebens klinisch symptomatisch wird – auch wenn die genetische Veranlagung von Geburt an nachweisbar ist –, spielt bei Kindern im Vergleich zum Erwachsenalter (15–20%) eine untergeordnete Rolle. Ein Verdacht auf Laktoseintoleranz kann mit Hilfe eines H_2-Atemtestes bestätigt werden.

Stehen gastrointestinale Beschwerden im Vordergrund, sollte bei Kindern vor allem an eine **Fruktosemalabsorption** gedacht werden. Durch den gestiegenen Konsum von Obst und fruktose- bzw. sorbithaltigen Getränken, ist die Kapazitätsgrenze des GLUT-5-Transporters, der für den Abtransport von Fruktose aus dem Darm zuständig ist, schnell überschritten. Ein Verdacht kann ebenfalls mit Hilfe eines H_2-Atemtestes bestätigt werden.

Übs. 6-1   **Pseudoallergien und andere Unverträglichkeiten im Kindesalter**

bestimmten Untergruppe, der IgG4-Antikörper. Diese unterstützen den Körper darin, sich „zu erinnern", dass er das entsprechende Lebensmittel toleriert. Nach aktuellen wissenschaftlichen Erkenntnissen haben sie keine krankmachenden Eigenschaften. Folglich eignen sich positive IgG-Testbefunde nicht zur Diagnostik bei Verdacht auf allergische und/oder nicht-allergische Unverträglichkeitsreaktionen gegenüber Nahrungsmitteln [9].

> Leider werden IgG-Testungen intensiv damit beworben, Lebensmittelunverträglichkeiten identifizieren zu können. Da es sich bei IgG-Antikörpern um Toleranzantikörper handelt, fallen die Befunde in der Regel für zahlreiche Lebensmittel positiv aus. Umfangreiche Eliminationsdiäten, wie sie von den Anbietern dieser IgG-Tests empfohlen werden, sind nicht sinnvoll. Im Gegenteil – sie stehen häufig einer sinnvollen Diagnostik entgegen und können zu Fehl- und Mangelernährung führen.

Schätzt das Immunsystem bestimmte Lebensmittelbestandteile dagegen als potenziell gefahrbringend ein, bildet es so genannte IgE-Antikörper. Diese Antikörperbildung wird auch als **Sensibilisierungsphase** bezeichnet. Die IgE-Antikörper heften sich an bestimmte Zellen im Blut und im Gewebe (z.B. Mastzellen) und schaffen damit die Voraussetzung für eine allergische Reaktion bei erneutem Allergenkontakt.

Trifft das Allergen bei erneutem Kontakt auf eine mit IgE-Antikörpern besetzte Mastzelle und bindet an zwei der IgE-Antikörper, sodass sich eine Brücke aus Allergen und IgE bildet, wird eine allergische Reaktion ausgelöst. Im Rahmen dieser Reaktion schüttet die Mastzelle ihre Botenstoffe – vor allem Histamin – aus und bewirkt damit unterschiedlichste Entzündungsreaktionen an Muskelzellen, Blutgefäßen, Nervenfasern, Schleimdrüsen etc. Dadurch hervorgerufene

Symptome können an verschiedenen Organen als unterschiedlichste Symptome im Körper wahrgenommen werden. Erst wenn es nach Allergengabe zu allergischen Reaktionen kommt, spricht man von einer **manifesten Allergie**.

Die Sensibilisierung schafft also die Voraussetzung für eine allergische Reaktion. Dennoch beweist das Vorhandensein von spezifischen IgE-Antikörpern nicht, dass eine Allergie vorliegt. Es sind auch **stumme Sensibilisierungen** bekannt. In diesem Fall lassen sich IgE-Antikörper nachweisen, ohne dass es bei Allergengabe zu Reaktionen kommt.

Wie und wo zeigen sich Symptome einer Lebensmittelallergie?

Die für Lebensmittelallergien typischen IgE-vermittelten allergischen Reaktionen treten in der Regel innerhalb kürzester Zeit (unmittelbar nach Allergenkontakt bis zu zwei Stunden danach) auf und werden deshalb auch als Soforttypreaktionen bezeichnet [1].

> Allergische Symptome können sich an verschiedenen Organen des Körpers zeigen und im Extremfall auch systemische Beschwerden hervorrufen. Zu 45 % treten Symptome an der Haut (Juckreiz, Rötung, Quaddeln etc.), zu 25 % an den Atemwegen (Fließschnupfen, Atemnot, Asthma etc.) und zu 20 % im Bereich des Gastrointestinaltrakts (Erbrechen, Durchfall etc.) auf.

Eine meist schnell einsetzende, schwere Reaktion, bei der mehrere Organsysteme inklusive des Herz-Kreislauf-Systems (Schwindel, Schwäche, Blutdruckabfall etc.) betroffen sind, ist die

---

[1] Sog. „Spättypreaktionen", bei denen sich die Symptome innerhalb von 24 h zeigen, treten vor allem dann auf, wenn die Lebensmittelallergie mit einer atopischen Dermatitis assoziiert ist.

Anaphylaxie. Sie kann sich bis zum anaphylaktischen Schock (Kreislaufschock) entwickeln und tödlich verlaufen.

Mit zunehmendem Alter kommt es vermehrt zu Reaktionen auf Grund von pollenassoziierten Lebensmittelallergien, die sich vorwiegend als Beschwerden des so genannten **oralen Allergiesyndroms** (OAS) äußern. Diese können sich in der Minimalvariante als Kribbeln an den Schleimhäuten des Kopfbereiches, in der Maximalvariante aber auch als starke Schwellungen mit Schluckbeschwerden und Atemnot zeigen.

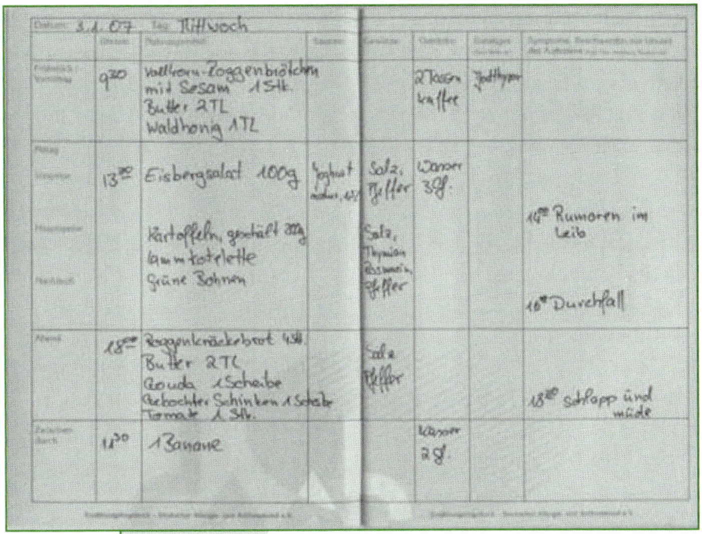

Abb. 6-2:   **Symptom- und Ernährungstagebuch** (Bildnachweis: Deutscher Allergie- und Asthmabund [DAAB] Mönchengladbach)

Pricktest

Beim Pricktest wird ein Tropfen des relevanten Allergens in Lösung auf die Haut getropft. Die Haut wird dann durch den Tropfen hindurch mit einer speziellen Nadel (Lanzette) oberflächlich angestochen, sodass die Lösung in die oberen Hautschichten eindringen kann. Nach 20 Minuten erfolgt die Ablesung in Form einer Messung der Größe von Quaddel und Rötung.

Um die Aussagekraft des Pricktests am individuellen Patienten zu prüfen, werden parallel zur Allergenlösung Histamin als Positivkontrolle und Kochsalz als Negativkontrolle geprickt. Die Histaminquaddel liefert den Vergleich für die Quaddel, die potenziell als Reaktion auf die Allergenlösung entsteht. Bei der Negativkontrolle darf es dagegen nicht zu einer Quaddelbildung kommen, da der Test sonst nicht aussagekräftig ist.

Diagnose von Lebensmittelallergien

Die Diagnostik bei Verdacht auf Lebensmittelallergie gleicht dem Zusammensetzen eines Mosaiks. Die wichtigsten Hinweise auf das mögliche Vorliegen einer Lebensmittelallergie liefert die Anamnese. Bei der Erfassung der Krankengeschichte ist es entscheidend, nicht nur die Berichte des Patienten zu dokumentieren, sondern sich als Therapeut durch gezieltes Nach- und Hinterfragen ein umfassendes Bild über die Zusammenhänge zu machen. Da der Patient eigene Rückschlüsse und Vermutungen berichten wird und dabei wichtige Informationen möglicherweise unerwähnt lässt, ist es in der Regel notwendig, allergologisch bedeutsame Aspekte direkt zu erfragen und berichtete Ereignisse zu hinterfragen.

Zusätzlich zur Aufnahme der Krankengeschichte sollte eine allergologisch orientierte Ernährungsanamnese erfolgen. Diese sollte vor allem bei chronischen Erkrankungen die Auswertung eines detaillierten **Symptom- und Ernährungstagebuchs** (◆ Abbildung 6-2) einbeziehen, das der Betroffene im Vorlauf über einige Zeit (mind. sieben Tage) geführt hat. Anhand eines solchen Tagebuchs lassen sich wichtige Schlüsse auf den zugrunde liegenden Pathomechanismus der angegebenen Beschwerden ziehen.

Ergibt sich auf Grund der Krankengeschichte und der Ernährungsanamnese die Verdachtsdiagnose Lebensmittelallergie, werden im nächsten Schritt allergologische Testverfahren (Hauttest/Bluttest) eingesetzt, um spezifische IgE-Antikörper nachzuweisen. Die Anamnese liefert also die Voraussetzung für die Auswahl der zu testenden Lebensmittel. Als Hauttest wird in der Regel der Pricktest eingesetzt.

Der Pricktest ist bei Verdacht auf Lebensmittelallergien nicht immer zuverlässig, da sich viele Lebensmittelallergene nur schwer in Lösung halten lassen. Vor allem bei Verdacht auf Allergien gegen eine oder mehrere Obst- und/oder Gemüsesorte(n) hat es sich deshalb bewährt, auf frische Lebensmittel statt auf Testlösungen zurückzugreifen. In einem solchen Fall wird die Pricklanzette zuerst in das Lebensmittel und dann in die oberflächliche Haut gestochen. Auch auf diesem Wege gelangen die Allergene in die oberen Hautschichten und können dort erkannt werden. Bei diesem Test spricht man von einem **Prick-zu-Prick-Test** oder **Nativ-Test**.

Wenn kein Hauttest durchgeführt werden kann oder Pricktestergebnisse untermauert werden sollen, lassen sich IgE-Antikörper auch im Reagenzglas nachweisen. Sowohl das Gesamt-IgE als auch die Menge an spezifischen IgE-Antikörpern (z.B. gegen Kuhmilch) können in einer Blutprobe des Patienten quantifiziert werden. Da diese Testsysteme teuer sind, werden sie nur gezielt, d. h. bei Vorliegen eines spezifischen Verdachts (z.B. auf Kuhmilchallergie), eingesetzt. Auf dem Markt sind verschiedene Testsysteme erhältlich, deren Ergebnisse unterschiedlich bewertet werden müssen und deshalb nur schwer untereinander vergleichbar sind.

Sowohl Haut- als auch Bluttestergebnisse dienen – wie schon erwähnt – lediglich als unterstützende Hinweise auf eine Lebensmittelallergie, nicht aber als Nachweis. Ein positiver Befund

DBPCFC

Bei diesem Verfahren werden zwei Testungen an zwei unterschiedlichen Tagen nach einem genau definierten Verfahren durchgeführt. An einem Tag wird das verdächtige Lebensmittel (Verum) verabreicht, an dem anderen Tag ein bekanntes verträgliches Lebensmittel (Placebo). Die Provokationsmahlzeiten sind optisch, sensorisch und geschmacklich nicht voneinander zu unterscheiden. Die Reihenfolge ist weder Patient noch Arzt bekannt. Auf diese Weise wird sichergestellt, dass weder Patient noch Arzt ihr Urteil auf Grund einer Erwartungshaltung fällen und der Provokationsverlauf damit weitgehend objektiv beurteilt werden kann.

bestätigt nur die Sensibilisierung, nicht aber, ob es sich um eine klinisch, d. h. symptomatisch, relevante Allergie handelt. Der tatsächliche Nachweis kann nur über eine diagnostische Diät (spezifische Elimination), gefolgt von einer gezielten Wiedereinführung (orale Provokation) erbracht werden.

Unter einer diagnostischen Eliminationsdiät werden alle verdächtigen Lebensmittel für 7 bis 14 Tage – bei Spättypreaktionen bis zu 4 Wochen – konsequent aus dem Speiseplan gestrichen. Der goldene Standard der oralen Provokation ist die doppelblinde, Placebo-kontrollierte Lebensmittelprovokation (DBPCFC).

Nur wenn unter der diagnostischen Diät eine Symptomfreiheit erreicht werden konnte und die orale Provokation ein eindeutig positives Ergebnis erbracht hat, ist das Vorliegen einer Lebensmittelallergie bestätigt. Und erst dann ist eine langfristige therapeutische Diät gerechtfertigt.

Therapie von Lebensmittelallergien

An erster Stelle der therapeutischen Maßnahmen steht die Meidung des identifizierten Lebensmittels, d. h. die Karenz. Nur wenn der Auslöser konsequent umgangen wird, tritt Symptomfreiheit ein. Da Lebensmittelallergien weitgehend dosisunabhängig sind, ist es notwendig, auch kleinste Mengen zu meiden. Gerade im Kindesalter ist allerdings zu beachten, dass Allergien gegenüber Grundlebensmitteln bei den meisten Kindern nach wenigen Jahren wieder verschwinden. Deshalb muss die Indikation für eine therapeutische Diät in Abständen von ein bis zwei Jahren regelmäßig durch eine erneute Provokation überprüft werden. Eine sogenannte Re-Provokation sollte allerdings immer unter ärztlicher Kontrolle stattfinden, da auftretende Symptome sehr heftig ausfallen und die anamnestisch bekannten in ihrem Schweregrad übertreffen können.

Kennzeichnung von Allergenen in Lebensmitteln

Das Vorkommen eines relevanten Allergens in verpackten Lebensmitteln zu erkennen, ist seit Ende November 2005 durch die EU-weite Änderung der Kennzeichnungsverordnung vereinfacht worden [10]. Inzwischen müssen auf verpackten Lebensmitteln 13 Hauptallergene und deren Erzeugnisse (◆ Übersicht 2) unabhängig von der eingesetzten Menge deklariert werden, wenn sie Zutat eines verpackten Produktes sind [11]. Eine Kennzeichnungspflicht besteht auch für Schwefeldioxid und Sulfite als Auslöser von Pseudoallergien. Auf Kleinverpackungen (< 10 cm^2) ist die Deklaration der Hauptauslöser von Unverträglichkeitsreaktionen laut Artikel 13 der RL 2000/13/EG allerdings nicht verpflichtend, sondern nur der Umverpackung zu entnehmen.

Als weitere Änderungen wurde die „25 %-Regel"[1] abgeschafft und die Verwendung von Klassennamen eingeschränkt. Lediglich für einige Zutaten wie z.B. Kräuter- und Gewürzmischungen

---

[1] nach der „25 %-Regel" mussten zusammengesetzte Zutaten erst ab einer Menge von einem Viertel des Gesamtgewichts detailliert, d. h. mit Zutatenliste, gekennzeichnet werden.

- Krebstiere und Krebstiererzeugnisse
- Eier und Eiererzeugnisse
- Fisch und Fischerzeugnisse
- Erdnüsse und Erdnusserzeugnisse
- Soja und Sojaerzeugnisse
- Milch und Milcherzeugnisse (einschließlich Laktose)
- Schalenfrüchte, d. h. Cashewnuss, Haselnuss, Macadamianuss/Queenslandnuss, Mandel, Paranuss, Pecannuss, Pistazie, Walnuss, sowie daraus hergestellte Erzeugnisse
- Sellerie und Sellerieerzeugnisse
- Senf- und Senferzeugnisse
- Sesamsamen und Sesamsamenerzeugnisse
- Schwefeldioxid und Sulfite (bei einer Konzentration von mind. 10 mg/kg oder Liter)
- Lupine und Lupinenerzeugnisse
- Weichtiere und Weichtiererzeugnisse

Übs. 6-2: **Hauptauslöser von Nahrungsmittelunverträglichkeiten**, die im Rahmen der EU-weiten Kennzeichnungsverordnung als Zutaten von verpackter Ware gekennzeichnet werden müssen

besteht eine Übereinkunft, dass unterhalb von 2 % keine detaillierte Auflistung enthaltener Bestandteile erforderlich ist. Diese so genannte 2 %-Regelung bezieht aber ausdrücklich nicht die in ◆ Übersicht 6-2 genannten Lebensmittel ein (Beispiel Gewürzmischung [mit Sellerie]). Letztere müssen, unabhängig von der verarbeiteten Menge, immer gekennzeichnet werden, wenn sie als Zutat verwendet wurden.

Die Änderungen haben allerdings nicht immer zur Klarheit beigetragen, sondern auch neue Probleme für Allergiker aufgeworfen. Das größte Problem liegt in der nicht geregelten Handhabung „unwissentlicher Einträge" (Kontaminationen) von Lebensmitteln, die durch Transport,

Lagerung oder während der Produktion – auch bei noch so großer Sorgfalt – auftreten können. Nach der aktuellen Kennzeichnungsverordnung muss hierfür keine Deklaration erfolgen, da es sich ja nicht um Zutaten handelt. Dennoch ist der Hersteller auf Grund des gültigen Produkthaftungsrechts angehalten, nach guter Herstellungspraxis zu produzieren und unwissentliche Einträge zu vermeiden. Kann er Kontaminationen nicht vermeiden, wird er aus Sicherheitsgründen auf diese hinweisen. Unterlässt er einen Warnhinweis, kann er haftbar gemacht werden, wenn ein Allergiker schwerwiegend auf sein Produkt reagiert und Kontaminationen nachgewiesen werden können.

Das hat zur Folge, dass inzwischen auf den meisten verarbeiteten Lebensmitteln – oftmals nur vorbeugend – Warnhinweise auf mögliche Spuren von Allergenen aufgebracht sind, um der Produkthaftung im Schadensfall zu entgehen.

> Faktisch sind die Vorteile der veränderten Kennzeichnungsverordnung damit weitgehend aufgehoben und viele Lebensmittel werden unnötig gemieden. Erschwerend kommt hinzu, dass ein Allergiker die Menge der möglicherweise enthaltenen Spuren nicht einschätzen kann.

Lebensmittelkarenz und Nährstoffdeckung

Die Karenz hat vor allem das Ziel, dass Symptome zum Sistieren kommen und eine lang andauernde Beschwerdefreiheit erreicht wird. So wird das Fortschreiten der Krankheit unterbrochen. Das zweite Ziel einer ernährungstherapeutischen Beratung ist das Sicherstellen einer bedarfsgerechten Versorgung. Gerade weil im Kindesalter auf Grund von Lebensmittelallergien meist wichtige Grundlebensmittel gemieden werden müssen, ist darauf zu achten, dass alle Nährstoffe in ausreichender Menge zugeführt werden. Nur auf diese Weise können längerfristige Schäden, die durch eine unzureichende Nährstoffzufuhr bedingt sind, verhindert werden. Ohne begleitende allergologische Ernährungstherapie inklusive einer jährlichen Überprüfung ist eine bedarfsgerechte Versorgung in der Regel nicht gewährleistet [12].

Wie wichtig der Ersatz der zu meidenden Lebensmittel im Hinblick auf eine ausreichende Nährstoffdeckung ist, lässt sich anschaulich am Thema Milch verdeutlichen: Liegt eine **Kuhmilchallergie** vor, müssen alternative Kalziumquellen im Austausch zur Milch gefunden werden. Eine ausreichende Kalziumzufuhr lässt sich am einfachsten über verschiedene Kalziumquellen (kalziumangereicherte Lebensmittel, kalziumreiches Mineralwasser, kalziumreiche Lebensmittel) realisieren. Ein Ersatz durch andere Säugermilchen (Schaf, Ziege, Stute) ist in der Regel nicht möglich, da das häufigste Allergen in der Kuhmilch, das Kasein, in sehr ähnlicher Form auch in den anderen Tiermilchen vorkommt und allergische Reaktionen auf diese Milchen sehr wahrscheinlich sind [13]. Nur in seltenen Fällen reagieren Betroffene ausschließlich auf ein hitzeempfindliches Allergen in der Kuhmilch (z. B. α-Lactalbumin), sodass eine Erhitzung der Milch bei dem Großteil der Betroffenen keine Minderung der Allergenität bewirken wird.

Angesichts der Komplexität der Allergenvermeidung in der alltäglichen Ernährung reicht es nicht, eine einmalige Beratung zu geeigneten Ersatzmöglichkeiten durchzuführen. Gerade in der Kinderernährung ist nicht davon auszugehen, dass genannte Alternativen auch tatsächlich akzeptiert werden. Erst wenn die Umsetzung therapeutischer Maßnahmen im Alltag eine ausreichende Zufuhr aller Makro- und Mikronährstoffe zeigt, ist das zweite Ziel der Ernährungstherapie erreicht und die Grundvoraussetzung dafür geschaffen, dass ein altersgerechtes Wachsen und Gedeihen sichergestellt ist.

Individuelles Krankheitsmanagement

Zusätzlich zur Allergenmeidung und Nährstoffdeckung ist für ein effizientes Allergen-Alltagsmanagement vor allem die Lebensqualität

Eine umfassende Aufklärung über das Vorkommen des relevanten Allergens und zur sinnvollen und effektiven Meidung, die Erarbeitung einer nährstoffdeckenden, kindgerechten und schmackhaften Ernährung und die Hilfe zur Realisierung eines gelungenen Krankheitsmanagements mit gleich bleibender Lebensqualität stellen den Ernährungstherapeuten bei jedem Patienten vor eine neue Herausforderung.

des Betroffenen und der Familie wichtig. Junge Menschen mit Allergien sollten trotz Einschränkungen genussvoll leben und essen können, davon hängen langfristig Compliance und Therapieerfolg ab. Nur wenn das Alltagsmanagement gut funktioniert, wird sich die Lebensqualität wieder auf einem hohen Niveau einpendeln.

Um das zu bewirken, ist eine individuelle Aufklärung des jungen Patienten und seines Umfeldes von großer Bedeutung. Dabei geht es auch darum, Vorlieben, Verzehrsgewohnheiten und den üblichen Tagesablauf des Betroffenen zu berücksichtigen. Anhand praxisorientierter Tipps, küchentechnischer Hilfen und geschmacklicher Alternativen kann der mit einer Lebensmittelallergie verbundene Leidensdruck minimiert werden und sich – trotz Karenz – ein positives Essverhalten entwickeln.

Gerade wenn es sich, wie im frühen Kindesalter, um Grundlebensmittel handelt, wird der Speiseplan erheblich eingeschränkt. Je umfangreicher die Meidungsstrategien sind, desto schwieriger ist es, nicht nur die Versorgung, sondern auch die Lebensqualität sicher zu stellen. Wenn die Umsetzung notwendiger Maßnahmen im Alltag mit einem hohen Leidensdruck verbunden ist, kann leicht ein gestörtes Essverhalten entstehen [14].

Lebensmittelallergiker assoziieren zwangsläufig mit Nahrungsaufnahme auch negative Erfahrungen. Unbekannte Speisen stellen auf Grund möglicherweise vorhandener Allergenbestandteile in der Regel ein Risiko für auftretende Symptome dar. Gerade wenn die erlebten Beschwerden sehr unangenehm oder gar lebensbedrohlich waren, sind die erlebten Ängste oft nur schwer zu bewältigen.

Essen bedeutet für betroffene Kinder oft, eine Außenseiterrolle einzunehmen und damit aufzufallen. Diese Aspekte gilt es im Rahmen der Ernährungstherapie zu berücksichtigen und Maßnahmen zu entwickeln, dem entgegen zu wirken.

Prävention – ist es möglich, vorzubeugen?

In der Allergieprävention hat ein Paradigmenwechsel stattgefunden [15]. Während lange die Meidung potenter Allergene als der Kardinalweg proklamiert wurde, hat die Forschung der letzten Jahre bzw. Jahrzehnte deutlich belegen können, dass **nicht Karenz, sondern Toleranzentwicklung durch gezielte Exposition** die entscheidende Strategie zur Verhinderung allergischer Erkrankungen ist.

Die neue S3-Leitlinie Allergieprävention
Anfang des Jahres 2009 entstand das update zur ersten evidenzbasierten und konsentierten Leitlinie Allergieprävention aus dem Jahre 2004 [16]. In einem interdisziplinär zusammengesetzten Gremium von Experten wurden die Empfehlungen von 2004 im Hinblick auf die aktuelle wissenschaftliche Evidenz überprüft und in aktualisierter Form verabschiedet [17].

Das Update machte deutlich, dass in vielen Bereichen ein Umdenken dringend erforderlich ist. Aus heutiger Sicht wird durch den Meidungsansatz die Allergiebereitschaft eher noch gesteigert als abgemildert [18]. Offenbar braucht das Immunsystem bestimmte Stimuli, um eine normale Immunantwort auszubilden. Eine Auseinandersetzung mit Umweltfaktoren ist nach aktueller Einschätzung die Voraussetzung für eine Toleranzentwicklung. Damit haben sich viele Präventionsstrategien weg von der Karenz und hin zur gezielten Konfrontation entwickelt (◆Abbildung 6-3).

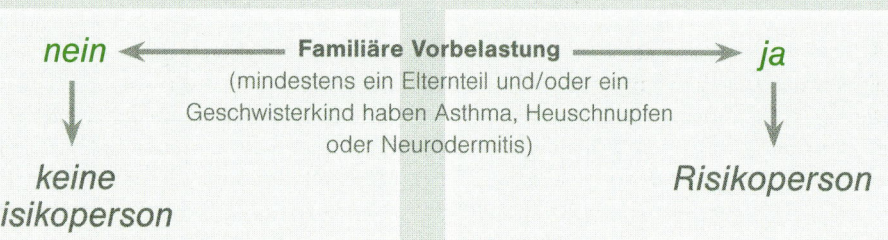

keine
Risikoperson

Risikoperson

ausschließliches Stillen in den ersten 4 Lebensmonaten

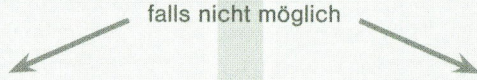

normale Säuglingsnahrung

hypoallergene (HA) Nahrung
(partiell oder extensiv hydrolisiert,
keine soja-basierte Säuglingsnahrung)

keine Beikost vor dem vollendeten 4. Lebensmonat

In Schwangerschaft, Stillzeit und im 1. Lebensjahr
eine ausgewogene und den Nährstoffbedarf deckende
Ernährung beachten

Fisch wird in der Schwangerschaft/Stillzeit und als Beikost empfohlen

Vermeidung von Übergewicht

**Es gibt keine allgemeine (restriktive) Diät
für Mutter und Kind zur Allergieprävention**

**keine Einschränkungen
bei der Haustierhaltung**

**keine felltragende Tiere,
Katzenhaltung vermeiden**

Vermeidung eines schimmelpilzfördernden Raumklimas

(Leitfaden des Umweltbundesamtes)

Aktiv- und Passivrauchexposition (besonders in der Schwangerschaft) vermeiden

Exposition gegenüber Luftschadstoffen des Innen- und Außenraumes minimieren

Impfung nach STIKO-Empfehlungen

Abb. 6-3: **Algorithmus zur Primärprävention von Asthma, Heuschnupfen und
atopischem Ekzem bei Risiko- und Nicht-Risikopersonen** Quelle: [19]

Die wichtigsten Präventionsmaßnahmen

Stillen wird als eine der wichtigsten präventiven Maßnahmen eingeschätzt und wird nach der aktuellen Präventionsleitlinie für volle vier [1] Monate empfohlen [16]. Ist Stillen nicht möglich oder nicht erwünscht, sollte bei einem Allergierisiko eine geeignete Hydrolysatnahrung („HA"-Nahrung, Säuglingsnahrung mit reduziertem Allergengehalt) verwendet werden.

Ein Allergierisiko liegt dann vor, wenn mindestens ein Mitglied der Kernfamilie (Mutter, Vater, Geschwisterkind) unter einer allergischen Erkrankung wie Neurodermitis, allergischem Heuschnupfen oder allergischem Asthma leidet.

---

[1] Die positive Wirkung einer längeren Stilldauer für die Allergieprävention ist derzeit nicht belegt.

Der nachfolgende **Beikostaufbau** gestaltet sich für Risikokinder nicht anders als für Säuglinge, deren enge Familienangehörige keine allergischen Erkrankungen aufweisen. Folglich besteht kein Grund, Vollmilch im Abendbrei (Vollmilch-Getreide-Brei), Weizen als Getreidevariante oder Fisch als hochwertige Proteinalternative zu Fleisch und als Lieferant wichtiger Fettsäuren zu meiden. Im Gegenteil – der Verzehr von Fisch hat sich als protektiv im Hinblick auf eine Allergieentwicklung herausgestellt. Dementsprechend wird nicht nur für die Säuglingsernährung, sondern auch der Schwangeren oder Stillenden sogar angeraten, regelmäßig Fisch zu essen. Restriktive Diätvorgaben für Mutter und Kind sind in der aktuellen Allergiepräventionsleitlinie 2009 [17] nicht mehr zu finden.

Zur Verhinderung allergischer Atemwegserkrankungen wird nachdrücklich empfohlen, sowohl aktives als auch passives Rauchen der Mutter in Schwangerschaft und Stillzeit zu vermeiden.

7.1 Aussichten und Forderungen für Gesundheitsförderung
und Prävention in der Kinderernährung

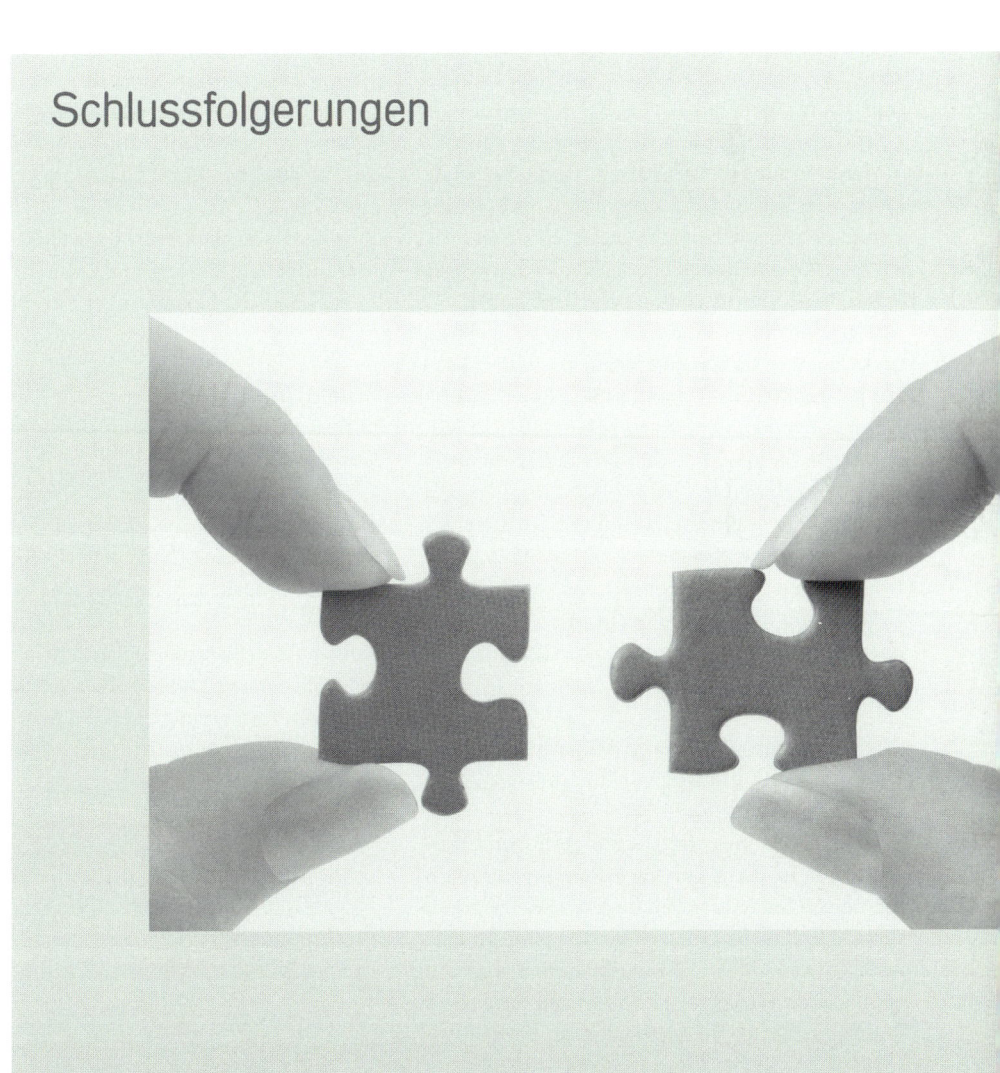

Schlussfolgerungen

Schlussfolgerungen: Aussichten und Forderungen für Gesundheitsförderung und Prävention in der Kinderernährung

Mathilde Kersting

In den letzten Jahren haben Fragen der Kinderernährung in der Wissenschaft und Öffentlichkeit bis hin zur Politik einen immer größeren Stellenwert erhalten. In einem wohlhabenden Land wie Deutschland geht es dabei glücklicherweise nicht mehr um die Bekämpfung von Hunger und akuten generalisierten Ernährungsdefiziten, sondern um die Ausschöpfung des Potenzials einer gesunden Ernährung für die Gesundheitsförderung und Prävention weit verbreiteter chronischer Krankheiten im späteren Leben, wie Herz-Kreislauf-Krankheiten, Diabetes mellitus Typ 2, Osteoporose und manche Krebsarten.

Aber obwohl sich das Wissen um Entstehung und Ursachen dieser Erkrankungen in den letzten Jahrzehnten stark erweitert und wissenschaftlich basierte Empfehlungen hervorgebracht hat, bestätigen bundesweite Verzehrsstudien die nach wie vor bestehende Diskrepanz zwischen den Empfehlungen einerseits und der Realität der Kinderernährung andererseits. Epidemiologische Studien belegen gleichzeitig die zunehmende Verbreitung von Übergewicht und Adipositas, aber ebenso von Essstörungen in Richtung Unterernährung.

Offensichtlich mangelt es an wirkungsvollen Strategien zum Transfer von Ernährungswissen in die Ernährungspraxis. Dabei ist zu bedenken, dass der Umsetzung von vernunftgeleiteten Empfehlungen in alltägliche Verhaltensweisen durch die vielen nicht-rationalen Bestimmungsfaktoren des Essverhaltens Grenzen gesetzt sind. In diesem Zusammenhang haben bisherige, vorwiegend edukativ ausgerichtete Wege teilweise sogar kontraproduktive Wirkungen, wenn sie nämlich die Freude am Essen und unbeschwerten Genuss erschweren.

Dass der stetig steigende Trend zu Übergewicht und Adipositas im Kindesalter sich möglicherweise abschwächt, gibt zu leiser Hoffnung Anlass. Aber solange die Ursachen hierfür im Einzelnen nicht bekannt sind, werden viele Kinder womöglich unwirksamen Interventionsmaßnahmen ausgesetzt, auch bei ihrer Ernährung.

Was lässt sich aus diesen Entwicklungen für die Gesundheitsförderung und primäre Prävention im Rahmen der Kinderernährung ableiten?

Forderung 1:
In Prävention und Gesundheitsförderung Qualität sichern

Es erscheint plausibel, lebensstilbedingte Gesundheitsprobleme durch lebensstilbezogene Interventionen (die z.B. Ernährung, Bewegung und Stressbewältigung einschließen) bewältigen zu wollen. Allerdings müssen auch bei diesen multimodalen Strategien die Wirkungen der einzelnen Komponenten verfolgt werden, sonst besteht die Gefahr, dass unwirksame Maßnahmen weiterhin „mitgeschleppt" werden.

Gesundheitsförderungs- und Präventionsprogramme sollten noch stärker von Anfang an durch spezifische Evaluationsforschung begleitet werden.

Im Bereich der Adipositastherapie bei Kindern hat eine verstärkte wissenschaftliche Fundierung zur Herausgabe evidenzbasierter Leitlinien geführt, auf deren Basis nun qualitativ gute Therapieprogramme gefördert werden können, von denen Kinder und Familien in hohem Maße profitieren. Im Bereich der Ernährungstherapie kann jetzt auch wissenschaftlich fundiert die Schlussfolgerung gezogen werden, dass anstatt „Kalorienzählen" und spezieller Diätvorschriften die allgemeinen Empfehlungen der Präventionsernährung auch als Orientierung für die Behandlung adipöser Kinder und ihrer Familien angewendet werden können.

Ebenfalls bemerkenswert ist der evidenzbasierte Paradigmenwechsel in der Allergieprävention, der in der Säuglingsernährung erhebliche Lockerungen bisheriger Restriktionen erlaubt und Entspannung rund um das Essen bei Eltern und Kindern fördern dürfte.

Forderung 2:
Präventionsmaßnahmen an Zielgruppen adaptieren

Für Bevölkerungsgruppen mit häufig multiplen Gesundheitsproblemen, wie Kindern und Familien mit niedrigem Sozialstatus und/oder Migrationshintergrund, müssen eigene Zugangswege und Konzepte gefunden werden. Die berufs- und vernunftbezogene Gesundheitseinstellung von Expert/innen entspricht nicht automatisch den Anschauungen anderer „Kulturen", sei es in anderen sozialen Milieus oder bei unterschiedlicher ethnischer Herkunft.

Wird beispielsweise durch körperliche „Stärke" von Kindern ein sozialer Status oder (bei Jungen) ein Bild von Männlichkeit angestrebt, muss in der betreffenden Zielgruppe eine Diskussion dieses Zusammenhangs von Status und Körperschema angeregt werden. Sich wiederholende Hinweise auf gesundheitliche Risiken von kindlichem Übergewicht werden auch weiterhin ins Leere gehen, wenn sie die Weltsicht der Eltern ignorieren.

Das gleiche gilt für eine wirkungsvolle Gesundheitsförderung bei Jugendlichen. Auch hier müssen die speziellen Einflussfaktoren auf das Essverhalten in dieser besonderen Entwicklungsphase berücksichtigt werden, z. B. die Rolle der Peergroup und der Versuch der Abgrenzung vom Elternhaus.

> Es ist also zu prüfen, inwieweit die bisherigen Präventionskonzepte die kulturelle, soziale und weltanschauliche Vielfalt der Lebensweisen und Einstellungen von Familien ausreichend berücksichtigen.

Forderung 3:
Maßnahmen der Verhältnisprävention ausweiten

Vor allem in Anbetracht des sozialen Gradienten beim Gesundheitsverhalten und des erschwerten Zugangs zu sog. bildungsfernen Familien gewinnt die Verhältnisprävention zunehmend an Bedeutung. Sie besteht u. a. in einem erleichterten Zugang zu gesunden Nahrungs- und Bewegungsangeboten, der von Public Health Experten weltweit unterstützt wird.

Die Förderung einer gesunden Verpflegung in der Ganztagsbetreuung von Kindern ist eine entscheidende Maßnahme in diesem Bereich, denn über Kindertagesstätten und Schulen werden Kinder aller sozio-kulturellen Schichten niederschwellig erreicht. Die Wirksamkeit eines erleichterten Zugangs zu Trinkwasser als Maßnahme der Übergewichtsprävention bei Grundschulkindern in sozialen Brennpunkten wurde bereits nachgewiesen. Eine verstärkte Erfolgskontrolle anderer verhältnispräventiver Maßnahmen ist wünschenswert.

Mit dem optimiX®-Konzept des Forschungsinstituts für Kinderernährung sowie den „Qualitätsstandards für die Verpflegung in Schulen/in Kindertagesstätten" der Deutschen Gesellschaft für Ernährung stehen wissenschaftlich begründete Standards zur Verfügung. Jetzt muss deren Praxistauglichkeit untersucht werden.

Forderung 4:
Den Fokus auf die Frühprävention legen

Möglicherweise kommt das Gros der heutigen Präventionsmaßnahmen in Kindergarten und Schule zu spät, wenn metabolische Prozesse und Verhaltensweisen bereits vorgeprägt sind.

Die zunehmenden Kenntnisse der „Programmierung" metabolischer und vermutlich auch sensorischer Prozesse in kritischen Phasen in der frühen Kindheit und schon pränatal sprechen für eine verstärkte Fokussierung von Präventionsmaßnahmen auf junge Familien.

Außerdem sind Eltern in dieser Phase empfänglich für Ernährungsbotschaften und ihre wichtige Rolle als Ernährungserzieher und Vorbild kann verstärkt werden.

Welche Entwicklungen bei der Kinderernährung sich in den kommenden Jahren abzeichnen und wie sie im Sinne der Primärprävention zu werten sind, könnte Gegenstand dieses Buches in späteren Auflagen sein.

Dortmund, Oktober 2009

Service – Adressen – Tipps

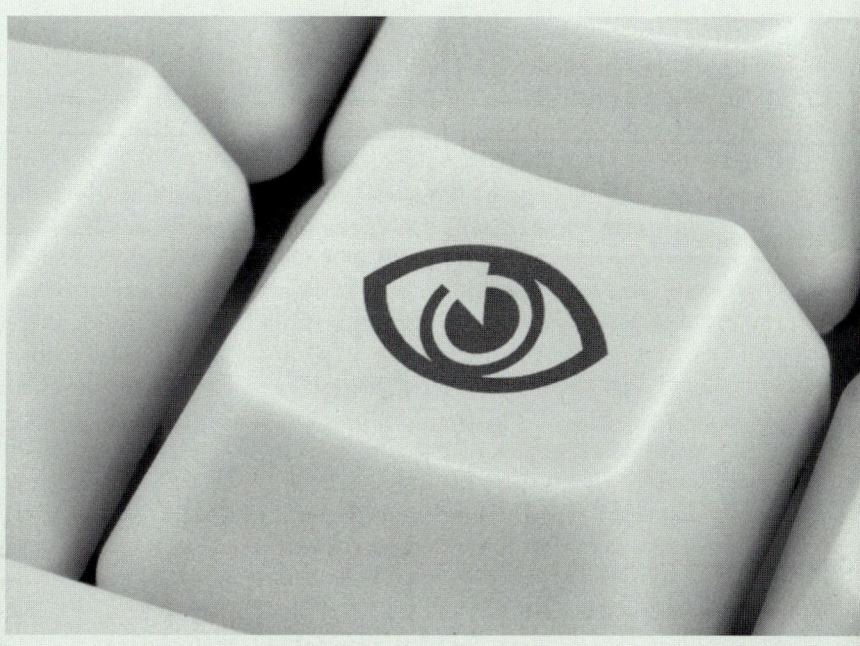

Internet-Adressen

Zum Thema Ernährung von Kindern und Jugendlichen

www.a-g-a.de
Die Arbeitsgemeinschaft Adipositas im Kindes- und Jugendalter (AGA), ist die Vereinigung der auf dem Gebiet der Adipositas im Kindes- und Jugendalter tätigen Wissenschaftler, Kliniker und Therapeuten in Deutschland.

www.allum.de
Homepage zum Thema Allergie, Umwelt und Gesundheit. Informationen rund um allergische Erkrankungen: Auslöser, Schadstoffe, Prävention. Gestaltet von der Kinderumwelt gemeinnützigen GmbH und der Deutschen Akademie für Kinderheilkunde und Jugendmedizin e.V. (DAKJ).

www.beki-de
(auch: www.landwirtschaft-bw.info/servlet/PB/menu/1035332/index.html) Die Landesinitiative Bewusste Kinderernährung des Ministeriums für Ernährung und Ländlichen Raum Baden-Württemberg bietet hier Wissenswertes zu Lebensmitteln, Hygiene etc. für die Fortbildung von pädagogischen Fachkräften in Kindergärten sowie umfangreiches Informations- und Arbeitsmaterial für Eltern und Erziehungskräfte.

www.coolfoodplanet.org
Ein mehrsprachiges Portal der EUFIC (*The European Food Information Council*) über Ernährung und gesunden Lebensstil für Kinder und Jugendliche. In leicht verständlicher Form werden Informationen und Spiele über Lebensmittel und Themen in Verbindung mit Lebensmitteln und Fitness angeboten.

www.dgkj.de
Seite der Deutschen Gesellschaft für Kinder- und Jugendmedizin e.V. Enthält verschiedene Elterninformationen und eine Liste mit Kinderkliniken oder Abteilungen.

www.ernaehrung-und-bewegung.de
Internetseite der Plattform Ernährung und Bewegung e.V. Beinhaltet Projekte und Aktionen in Kindergärten, Schulen etc. sowie Vernetzung von Aktivitäten und Infomaterial.

www.evb-online.de
Reform der Ernährungs- und Verbraucherbildung in Schulen. Informationen zum REVIS-Projekt und zu aktuellen Forschungsergebnissen zur Ernährungs- und Verbraucherbildung.

www.fitkid-aktion.de
Homepage des vom Bundesministerium für Ernährung, Landwirtschaft und Verbraucherschutz zusammen mit der DGE durchgeführten Projektes FIT KID, u.a. mit Buchtipps, Rezepten, nützlichen Downloads und Projektberichten.

www.fke-do.de
Seite des Forschungsinstituts für Kinderernährung Dortmund mit Informationen rund um das FKE und dessen Studien (besonders DONALD). Shop für Broschüren und didaktische Materialien sowie Hinweise zur Telefonberatung.

www.5amtag-schule.de
Die Seite wird initiiert von 5 am Tag e.V. mit vielfältigem Wissen, Spielen und Spaß plus Ideen für einen kreativen Unterricht und Pausensnacks.

www.gesunde-ernaehrung.org
Homepage der Dr. Rainer Wild-Stiftung mit Informationen sowohl für Laien als auch für Fachleute zum Thema gesunde Ernährung und Bewegung für Kinder und Jugendliche

www.gesunde-schulbrote.de
Ein Projekt für Kinder, Eltern und Lehrer mit Hinweisen und Tipps für ein vollwertiges Frühstück in der Schule.

www.kindergesundheit.de
Seite der Stiftung Kindergesundheit mit dem Vorsitzenden Prof. Dr. B. Koletzko.

www.kindergesundheit-info.de
Eine Seite der Bundeszentrale für gesundheitliche Aufklärung. Sie beinhaltet Informationen für Eltern und Fachkräfte zur gesunden Entwicklung von Kindern sowie Rat und Hilfsangebote.

www.kindernetzwerk.de
Vom Kindernetzwerk e.V., mit einer umfassenden Datenbank für mehr als 2000 Erkrankungen und Behinderungen. Zusätzlich 225 000 Adressen von z.B. Selbsthilfegruppen, Kliniken, Verbänden und weitere Internetadressen

www.leitlinien.net
Auflistung aktueller Leitlinien der medizinischen Fachgesellschaften und Wissenswertes über die Systematik und Methodik von Leitlinien.

www.nutrichild.de
www.verbraucherfenster.de
Verantwortlich für die Internetseite ist der Landesbetrieb Hessisches Landeslabor. Angeboten werden Informationen zu Themen wie z.B. Säuglinge und Kleinkinder, Kinder und Jugendliche, Kindererziehung und Kinderlebensmittel sowie dazu passendes Unterrichtsmaterial und eine Diskussionsplattform.

www.powerkids.de
Alles rund um das PowerKids-Programm: wie man mitmachen kann, Ziele und ein spezielles Forum für Teilnehmer.

www.schuleplusessen.de
Die Homepage des Projekts Schule + Essen = Note 1 (durchgeführt von der DGE), u.a. mit den Qualitätsstandards für die Schulverpflegung, praktischen Tipps sowie vielen Informationen und Services.

www.stillen-info.de
Ein Überblick über vorhandene praktische Angebote von stillfördernden Verbänden und Organisationen sowie andere Informationsangebote zum Stillen.

www.tigerkids.de
Eine Seite der Stiftung Kindergesundheit (s.o.) mit Informationen zur Adipositasprävention im Kindergarten, Projektinformationen mit einer Elternseite zu Ernährung und Bewegung sowie Songs für Tigerkids.

www.yomag.net
Ein hauptsächlich englischsprachiges Online-Magazin für junge Konsumenten in Europa. Unterstützt u.a. von der Europäischen Kommission, dem Bundesministerium für Umwelt, Naturschutz und Reaktorsicherheit sowie dem Verbraucherzentralen Bundesverband.

Zum Thema Essstörungen

www.ab-server.de
Informationsreiches Seitenangebot mit allen Informationen, Online-Beratung, Foren, Adresslisten und einem Verzeichnis von Studien der Universität Leipzig zum Thema.

www.anad.de

Alles über Essstörungen (Adipositas, Magersucht etc.) und die ANAD e.V. intensivtherapeutischen Wohngruppen. Es gibt weiterhin ein Therapienetz und wichtige Adressen, die bei Essstörungen weiterhelfen.

www.bulimie-online.de
www.hungrig-online.de
www.magersucht-online.de

Für Betroffene: Umfangreiche und ansprechend aufgemachte Seiten mit vielen Informationen, Beratungsstellen-Suche, Chat und Foren für Betroffene, Angehörige und Mediatoren, „virtueller Selbsthilfegruppe" etc.

www.bundesfachverbandessstoerungen.de

Eher für Fachpersonal: Bietet u.a. Informationen zu den verschiedenen Essstörungen, Leitlinien zur Behandlung und einen Quick-Test zur Erfassung von Essstörungen.

www.bzga-esstoerungen.de

Für Betroffene: Sehr umfangreiches Seitenangebot mit Erklärung der verschiedenen Essstörungen, Präventionsangeboten, Medien (s. auch Medienumschau), Telefonberatung, einer umfangreichen Link-Liste und einem schnellen Suchservice für Beratungsstellen deutschlandweit. Die Liste mit allen Beratungsstellen kann auch ausgedruckt werden.

www.essstoerungs-hotline.de

Für Betroffene: Bietet v. a. eine Suchmaschine für Therapeuten in Deutschland.

www.magersucht.de

Infoseiten mit Erfahrungsforum, Klinikberichten und Lyrik von Betroffenen, Hilfe für Angehörige, Informationen über Fortbildungsangebote großer Beratungsstellen für Fachpersonal und Beratungsstellen-Suchservice.

Internet-Seiten einiger
größerer Beratungsstellen:
www.anad-pathways.de
www.Balance-bei-EssStoerungen-Frankfurt.de
www.cinderella-rat-bei-essstoerungen.de
www.dick-und-duenn-berlin.de

Ernährungsepidemiologische Studien (Auswahl)

DINO

Dortmunder Interventionsstudie zur Optimierung der Säuglingsernährung

DINO ist eine prospektive, doppelblinde, randomisierte, kontrollierte Interventionsstudie des Forschungsinstituts für Kinderernährung Dortmund (FKE). Teilnehmer der DINO Studie sind Mütter mit ihren Säuglingen in den ersten zehn Lebensmonaten. Die Studie soll klären, ob die bisherige Zusammensetzung der Beikost für Säuglinge in Deutschland ernährungsphysiologisch noch weiter verbessert werden kann. Im Einzelnen soll anhand von Biomarkern untersucht werden, welche Auswirkungen Veränderungen beim Gehalt an Fleisch und Fett in kommerziellen Gemüse-Kartoffel-Fleisch-Gläschen auf die Versorgung der Säuglinge mit wichtigen Nährstoffen, nämlich Eisen und Fettsäuren, haben.

Aus den Ergebnissen von DINO sollen evidenzbasierte lebensmittelbezogene Empfehlungen für die Beikost in Deutschland abgeleitet werden. Der Erhebungszeitraum lief von 2005 bis 2007. Finanziert wird das Projekt durch die Union zur Förderung von Öl- und Proteinpflanzen (UFOP) und ehemals durch die die Centrale Marketing Gesellschaft der Deutschen Agrarwirtschaft (CMA). Die Produktion der Studiennahrung erfolgte durch die Hipp GmbH und Co. Vertrieb KG sowie die Nestlé Nutrition GmbH. Kooperationspartner sind die Klinik für Kinder- und Jugendmedizin, Klinikum Dortmund gGmbH und das Institut für Grenzflächen- und Bioverfahrenstechnik (IGB) in Stuttgart.
Kontakt: www.fke-do.de

DONALD

Dortmund nutritional and anthropometric longitudinally designed Study

Die Studie wurde 1985 am Forschungsinstitut für Kinderernährung Dortmund (FKE) als Langzeitstudie begonnen und wird bis heute weitergeführt. DONALD ist eine offene Kohortenstudie, bei der von Kindern (vom Säuglings- bis ins Erwachsenenalter) in regelmäßigen Abständen detaillierte Untersuchungsdaten zum Ernährungsverhalten, Wachstum, Entwicklung, Stoffwechsel und Gesundheitsstatus erhoben werden.

Die Qualität der Ernährungsdaten wird über 3-Tage-Wiege-Protokolle und auch durch eine besondere Lebensmitteldatenbank (LEBTAB) erreicht. LEBTAB enthält neben Nährstoffangaben zu üblichen Lebensmitteln auch Daten aktuell verzehrter und neu auf den Markt gekommener Produkte. Zusätzlich wurde eine der weltweit größten Urin-Biobanken mit 24-Stunden Urinen gesunder Kinder aufgebaut.
Kontakt: www.fke-do.de

EARNEST

The Early Nutrition Programming Project

Beobachtungsstudien haben gezeigt, dass die Ernährung während der Schwangerschaft und im frühen Kindesalter langfristige Auswirkungen auf Wachstum und Gesundheit hat. Die Mechanismen der metabolischen Prägung sollen im Rahmen des EARNEST-Projekts („EARly Nutrition programming – long-term follow-up of Efficacy and Safety Trials and integrated epidemiological, genetic, animal, consumer and economic research") aufgeklärt werden. Die Laufzeit des Projekts geht von 2005 bis 2010. Unter der Koordination von Professor Berthold Koletzko (Universität München) gehen Wissenschaftler von 38 Institutionen in 16 europäischen Ländern mit verschiedenen Ansätzen an die Thematik heran. Im Verlauf von fünf Jahren sollen die Ergebnisse und Kenntnisse aus verschiedenen Wissenschaftsdomänen wie klinische Forschung, Epidemiologie, Physiologie, Molekularbiologie, Soziologie und Ökonomie integriert und vernetzt werden.

Kontakt: www.metabolic-programming.org

EsKiMo
Die Ernährungsstudie als KiGGS Modul

Eine repräsentative Studie zur Ernährung von Kindern und Jugendlichen und die erste Nachfolgeerhebung des Kinder- und Jungendgesundheitssurveys (KiGGS). Die Finanzierung erfolgte durch das Bundesministerium für Ernährung, Landwirtschaft und Verbraucherschutz (BMELV), die Studie wurde vom Robert Koch-Institut (RKI) in Kooperation mit der Universität Paderborn, Fachgruppe Ernährung und Verbraucherbildung, geplant und durchgeführt. Ziel der Studie war es, eine umfassende, repräsentative und aktuelle Bestandsaufnahme der Ernährungssituation von 6- bis 17-Jährigen zu liefern.

Die Ankopplung von EsKiMo an KiGGS ermöglicht umfangreiche Analysen zur Beziehung von Ernährung und Gesundheitsindikatoren. Der Erhebungszeitraum umfasste Januar bis Dezember 2006. Kleinere Kinder füllten mit Hilfe der Eltern ein 3-Tage-Verzehrsprotokoll aus, Jugendliche wurden mit DISHES (Dietary Interview Software for Health Examination Studies) zu ihrer Ernährung in den letzten vier Wochen befragt. Zusätzlich wurde ein Kurzfragebogen für die Erfassung soziodemografischer Daten, Supplementeneinnahme, Freizeitgestaltung, Körpergröße, -gewicht usw. eingesetzt.

Kontakt: www.rki.de   sowie   www.kiggs.de

GINI
German Infant Study on the Influence of Nutrition Intervention

Die vom Bundesministerium für Bildung und Forschung geförderte und von der Stiftung Kindergesundheit unterstützte Langzeitstudie untersucht seit 1996 den Einfluss verschiedener Säuglingsmilchen auf die allgemeine Allergieentwicklung. Die GINI-Studie zeigt, dass hypoallergene Säuglingsnahrungen zur primären Prävention eine sinnvolle Ergänzung zur Muttermilch sind. Sowohl schwache als auch starke Hydrolysate haben einen präventiven Effekt zur Reduktion des atopischen Ekzems und der Nahrungsmittelallergie. Mittlerweile gibt es GINI plus, die Studie beinhaltet zusätzlich Umwelteinflüsse und genetische Einflüsse auf die Allergieentwicklung. Die Studien-Rekrutierung ist abgeschlossen und die Zehn-Jahres-Folgeuntersuchungen laufen.

Kontakt: www.helmholtz-muenchen.de/epi/arbeitsgruppen/umweltepidemiologie/projects-projekte/gini-plus/index.html

HELENA
Healthy Lifestyle in Europe by Nutrition in Adolescence

Die HELENA Studie hat das Ziel, die Gesundheit von Jugendlichen in Europa zu verbessern und späteren Krankheiten vorzubeugen. In der Studie werden kulturelle, soziale, genetische und geschlechtsbedingte Unterschiede und Gemeinsamkeiten in Zusammenhang mit der Ernährung bei 13- bis 16-jährigen Jugendlichen in Europa untersucht. Durchgeführt wird das multizentrische Projekt in 11 Städten (10 Ländern) der Europäischen Union. In Deutschland ist Dortmund an der HELENA-Querschnittstudie (u.a. Erhebungen zu Nahrungsverzehr, körperlicher Aktivität und Fitness) und der HELENA-Interventionsstudie (internetbasierte individuelle Beratung zu Ernährung und Bewegung) beteiligt sowie verantwortlich für die Auswertung der Verzehrserhebungen.

Kontakt: www.helenastudy.com

IDEFICS Study
Identification and Prevention of Dietary- and Lifestyle-induced
Health Effects In Children and Infants

Die Studie (Identifikation und Prävention von ernährungs- und lebensstilbedingten Gesundheitsfaktoren bei Kindern und Kleinkindern) ist die größte zur Erforschung von Übergewicht bei Kindern im

Alter von zwei bis zehn Jahren. An der internationalen Studie beteiligen sich 23 Forschungsinstitute und Unternehmen aus 11 europäischen Ländern. Koordiniert und geleitet wird die IDEFICS Studie vom Institut für Präventionsforschung und Sozialmedizin der Universität Bremen. Der Beginn der Untersuchung war im September 2006. Die Laufzeit beträgt fünf Jahre, die Europäische Kommission finanziert die groß angelegte Studie im Rahmen des sechsten Forschungsrahmenprogramms.

Kontakt: www.ideficsstudy.eu/Idefics

ISAAC
International Study on Allergies and Asthma in Childhood

Eine weltweite Untersuchung, die Asthma, Rhinitis und Ekzeme bei Kindern untersucht. Die Studie entstand in Folge von erheblichen Bedenken, dass diese Krankheitsbilder in Industrie- und Entwicklungsländern zunehmen.

ISAAC wurde zum größten weltweiten und gemeinschaftlichen Forschungsprojekt, das je durchgeführt wurde. Die Studie beinhaltet 100 Länder und erfasst über 2 Mio. Kinder.

Kontakt: www.isaac.auckland.ac.nz

KOPS
Kiel Obesity Prevention Study

Die Kieler Adipositas-Präventionsstudie soll die Prävalenz des Übergewichts von Kindern und Jugendlichen in Kiel bestimmen. Des Weiteren war es ein Ziel der Studie, Risikofaktoren zu charakterisieren sowie Präventionsmaßnahmen durchzuführen und deren Einfluss zu untersuchen. KOPS ist eine Langzeitstudie, die bis voraussichtlich 2009 fortgesetzt wird und besteht aus drei Querschnittuntersuchungen und einer Längsschnittuntersuchung. Bis 2001 wurden insgesamt 4 997 5- bis 7-jährige Kinder im Rahmen der Schuleingangsuntersuchung erfasst und im Hinblick auf Ernährung, Ernährungszustand, Aktivität, sozio-ökonomischen Status, Morbidität, Geburtsgewicht, Stillen und Familienanamnese charakterisiert. Die Kinder werden im Alter von zehn Jahren sowie in der Pubertät nachuntersucht.

Gefördert wird die Studie durch DFG, BMFT, Wirtschaftliche Vereinigung Zucker, Danone-Stiftung für Ernährung, Precon, Land Schleswig-Holstein, BMBF und WCRF UK.

Kontakt: www.uni-kiel.de/nutrfoodsc/nutrition/forschung.htm

LISA
Lifestyle-related Factors on the Immune System and the
Development of Allergies in Childhood

Eine Langzeitstudie über die Zusammenhänge zwischen Lebensstil, Immunsystem und Allergien; mittlerweile LISA plus: Einfluss von Emissionen und Genetik. Durchgeführt vom Helmholtz-Zentrum für Umweltforschung in Leipzig (UFZ), vom Helmholtz-Zentrum München und vom Institut für umweltmedizinische Forschung (IUF) in Düsseldorf. Die Laufzeit umfasst den Zeitraum 1997 bis 2008. Die Forscher haben Blutproben von 234 sechsjährigen Kindern untersucht und im Zusammenhang mit Umzug oder Trennung der Eltern erhöhte Blutkonzentrationen des Stresspeptides VIP (Vasoaktives intestinales Peptid) gefunden. Der Botenstoff VIP aus der Gruppe der Neuropeptide könnte eine Vermittlerrolle zwischen Stressereignissen im Leben und der Immunregulation einnehmen.

Kontakt: www.helmholtz-muenchen.de/epi/arbeitsgruppen/umweltepidemiologie/projects-projekte/lisa-plus/index.html

Therapie der Adipositas im Kindes- und Jugendalter

Kurzfassung[1] Version 2009, Abdruck mit frdl. Genehmigung der AGA

Inhaltsverzeichnis der Leitlinie

---

[1] Mitherausgebende Organisationen, Anwendungshinweis und Urheberrechtsvermerk s. Literaturverzeichnis auf S. 219 ff.

[2] Es wird empfohlen die ausführliche Fassung und den zugehörigen Methodenreport unter www.a-g-a.de bzw. www.leitlinien.net zu lesen.

[3] Abweichend von den anderen Kapiteln dieses Buches wurde in diesem Abschnitt die Original-Zitierweise der S3-Leitlinie beibehalten! Die Literatur zu den Abschnitten ist ab S. 219 ff. zusammengestellt.

Erläuterungen zu den Evidenz- und Empfehlungsklassen finden Sie am Ende dieses Kapitels.

➲ *Evidenzbasierte Leitlinie (Kurzfassung)*
der Arbeitsgemeinschaft Adipositas im Kindes- und Jugendalter (AGA) und der beteiligten medizinisch-wissenschaftlichen Fachgesellschaften, Berufsverbände und weiterer Organisationen [2]

➲ *Gültigkeitsdauer und Fortschreibung*
Diese Leitlinie wurde im Januar 2009 verabschiedet. Sie ist bis zur nächsten Überarbeitung bzw. bis spätestens Januar 2012 gültig. Eine Aktualisierung ist alle 2 bis 3 Jahre durch das Expertengremium „Adipositas" der AGA (Leitlinienkommission) vorgesehen. Ergeben sich im Gültigkeitszeitraum neue Erkenntnisse, die die Therapieempfehlungen dieser Leitlinie maßgeblich verändern, werden kurzfristig entsprechende Informationen durch die Leitlinienkommission erstellt.

1. Hintergrund

Seit gut 20 Jahren sind Übergewicht und Adipositas bei Kindern und Jugendlichen eine neue präventive und therapeutische Herausforderung für die noch keine überzeugende Lösung gefunden ist. Auf Grund der vielfältigen Gesundheitsstörungen, die mit übermäßigem Körpergewicht assoziiert sind, handelt es sich bei Übergewicht und Adipositas um zahlenmäßig bedeutsame Gesundheitsstörungen.

Bereits im Jahr 2000 wurden erstmals Leitlinien zur Prävention und Therapie von Adipositas im Kindes- und Jugendalter von der AGA veröffentlicht. Diese S2-Leitlinien wurden jährlich überarbeitet und sind bei der AWMF publiziert.

Leitlinien sind aus dem klinischen Alltag nicht mehr wegzudenken und werden auch in Zukunft das diagnostische und therapeutische Handeln zunehmend beeinflussen. Sie geben Hilfe für Entscheidungsprozesse, sind Orientierungshilfe und wissenschaftlich begründete sowie praxisorientierte Handlungsempfehlungen. Das Ziel von Leitlinien ist, die Entscheidungen von Mitarbeitern in den Gesundheitssystemen und von Patienten, über eine angemessene Versorgung bei gesundheitlichen Problemen zu unterstützen. Leitlinien haben weiterhin die Aufgabe, das umfangreiche Wissen (wissenschaftliche Evidenz und klinische Praxiserfahrung) zu speziellen Versorgungsproblemen explizit darzulegen und zu werten, gegensätzliche Standpunkte zu klären und unter Abwägung von Nutzen und Schaden das derzeitige Vorgehen der Wahl zu definieren. Unter Berücksichtigung der vorhandenen Ressourcen sollen sie gute klinische Praxis fördern und die Öffentlichkeit darüber informieren. Um dieses Ziel noch deutlicher zu erreichen, werden nun sukzessive die vorhandenen konsensbasierten S2 Leitlinien mit evidenzbasierten S3 Leitlinien ergänzt bzw. ersetzt.

Viele Leser werden sich jetzt die Frage stellen, warum gerade für das Thema „Adipositas bei Kindern und Jugendlichen" evidenzbasierte Leitlinien entwickelt werden. Zu diesem Gesundheitsproblem gibt es doch nur wenig evidenzbasierte Vorgehensweisen in der Prävention und Therapie. Die Fachgesellschaft ist hier anderer Meinung. Gerade bei diesem, zahlenmäßig bedeutsamen Gesundheitsproblem ist es erforderlich, die zur Verfügung stehende Evidenz in Form von Leitlinien darzustellen. Damit soll dem „Wildwuchs" im Bereich der Therapieprogramme und der Vorgehensweisen in der Versorgung und Betreuung der Patienten entgegen gewirkt werden. Immerhin können die publizierten Studien von über 4 500 Kindern und Jugendlichen berichten, die in interdisziplinären Schulungsprogrammen behandelt wurden und von über 1 500 Patienten, die an medikamentösen Therapiestudien teilnahmen. Die Ergebnisse davon sind im Fließtext der Leitlinie (www.a-g-a.de) dargestellt. Somit sieht die Studienlage gar nicht so schlecht aus und ist mitunter besser als für andere Themen in der medizinischen Versorgung.

Die Notwendigkeit der Erarbeitung von klaren Handlungsanweisungen und evidenzbasierten Leitlinien wird auch von unseren US-amerikanischen Kolleginnen und Kollegen gesehen, wie dies in aktuellen Publikationen erkennbar ist (Kamath et al. 2008; Mc Govern et al. 2008; August et al. 2008; Spear et al. 2007; Barlow et al. 2007; Oude Luttikhuis et al. 2009). Insbesondere soll hier die Stellungnahme zur Prävention und Therapie von Adipositas im Kindesalter durch eine Expertengruppe der Endocrine Society Erwähnung finden (August et al. 2008), sowie eine Metaanalyse der publizierten randomisierten Therapiestudien (Kamath et al. 2008; McGovern et al. 2008). Letztere Arbeiten wurden im Dezember 2008 in einer Ausgabe des J Clin Endocrinol Metab publiziert. Damit wurden sie zeitgleich mit den hier vorliegenden evidenzbasierten Leitlinien herausgegeben. Die Autoren freuen sich über diese zeitgleiche Initiative und über die vergleichbaren Interpretationen der Studienlage. Übereinstimmend wird auch zum Ausdruck gebracht, dass zukünftig Studien zu erfolgversprechenden Präventionsmaßnamen über einen längeren Zeitraum und mit überprüfbaren Zielparametern dringend erforderlich sind.

Die jetzt neu erstellte evidenzbasierte Leitlinie zur Therapie der Adipositas im Kindes- und Jugendalter ist in dieser Kurzfassung sowie in der Langfassung unter www.a-g-a.de oder www.leitlinien.net abrufbar.

2. Methodische Vorangehensweise bei der Erstellung evidenzbasierter Leitlinien

Bei der Erstellung der vorliegenden S3-Leitlinie wurde sorgfältig darauf geachtet, die Anforderungen der Evidenzbasierten Medizin zu erfüllen. Als Grundlage dienten nationale und internationale Qualitätskriterien für gute Leitlinien, wie sie u. a. von dem Scottish Intercollegiate Guidelines Network (SIGN 1999), vom Ärztlichen Zentrum für Qualität in der Medizin (ÄZQ) und der Leitli-

nienkommission der Arbeitsgemeinschaft der wissenschaftlichen Medizinischen Fachgesellschaften (AWMF) gemeinsam erarbeiteten „Deutschen Leitlinien-Bewertungsinstruments" (DELBI) aufgestellt wurden (Zitat Hauner et al. 2007). Details zur Methodik der Leitlinienerstellung können dem der Leitlinie zugehörigen Methodenreport unter www.leitlinien.net entnommen werden.

2.1   Vorbereitung

Im Rahmen der Mitgliederversammlung der AGA in Köln 2006 wurde die Entwicklung ei-

Name	Expertise	Ort
H. Bode	Kinder- und Jugendarzt	Ulm
H. Hauner	Internist, Ernährungsmediziner, Diabetologe	München
J. Hebebrand	Kinder- und Jugendpsychiater	Essen
T. Kauth	niedergelassener Kinder- und Jugendarzt	Ludwigsburg
W. Kiess	Kinder- und Jugendarzt, Diabetologe	Leipzig
U. Korsten-Reck	Sportmedizinerin, Ernährungsmedizinerin	Freiburg
K. Kromeyer-Hauschild	Anthropologin	Jena
D. Kunze	Leitlinienbeauftragter AGA	München
D. l'Allemand-Jander	Pädiatrische Endokrinologie & Diabetologie	St. Gallen
H. Mayer	Kinder- und Jugendarzt, Rehabilitation	Murnau
M. Müller	Ernährungsmediziner, Prävention	Kiel
J. Oepen	Kinder- und Jugendarzt, Rehabilitationsmedizin	Bad Kreuznach
R. Pankau	Experte für syndromale Adipositas	Walsrode
T. Reinehr	Pädiater, Sprecher der AGA	Datteln
W. Siegfried	Internist, Experte für extreme Adipositas	Bischofswiesen
K. Stübing	Experte für Adipositasschulung	Scheidegg
J. Tafel	Endokrinologe	Heidelberg
A. van Egmond-Fröhlich	Experte für Adipositasschulung	Bad Kösen
M. Wabitsch	Kinder- und Jugendarzt, Diabetologe	Ulm
J. Westenhöfer	Psychologe	Hamburg
K. Widhalm	Kinder- und Jugendarzt, Ernährungsmediziner	Wien
S. Wiegand	Kinder- und Jugendärztin, Diabetologin	Berlin
A-M. Wolf	Chirurgin	Ulm

Tab. 1:   **Expertengruppe**

Fachgesellschaften	
Deutsche Adipositas-Gesellschaft	DAG
Deutsche Gesellschaft für Kinder- und Jugendmedizin	DGKJ
Deutsche Diabetes Gesellschaft	DDG
Deutsche Gesellschaft für Ernährung	DGE
Deutsche Gesellschaft für Sozialpädiatrie und Jugendmedizin	DGSPJ
Deutsche Gesellschaft für Sportmedizin und Prävention	DGSP
Deutsche Gesellschaft für Adipositaschirurgie	
Deutsche Gesellschaft für Kinder- und Jugendpsychiatrie, Psychosomatik und Psychotherapie	
Arbeitsgemeinschaft Pädiatrische Endokrinologie	APE
Arbeitsgemeinschaft Pädiatrische Diabetologie	AGPD
Berufsverbände	
Berufsverband der Kinder- und Jugendärzte	BVKJ
Berufsverband Deutscher Psychologinnen und Psychologen	BDP
Verband der Diätassistenten – Deutscher Bundesverband e.V.	VDD
Weitere	
Patientenvertreter	

Tab. 2:   **Mitherausgebende Organisationen**

ner S3-Leitlinie zur Therapie der Adipositas im Kindes- und Jugendalter beschlossen. Es wurden auf diesem Gebiet fachlich anerkannte und klinisch erfahrene Experten und Vertreter von Betroffenenverbänden in ein Expertengremium berufen (◆Tabelle 1). Parallel zur Erstellung des Zeitplans wurde das Vorhaben bei der AWMF (Arbeitsgemeinschaft der Wissenschaftlichen Medizinischen Fachgesellschaften) angemeldet zur Sicherung der Qualität und des korrekten methodischen Vorgehens.

2.2   Patientenbeteiligung

Ziel der Beteiligung von Patientenvertretern bei der Erstellung dieser Leitlinie war es einerseits die Patientensicht zu berücksichtigen und ist andererseits nachfolgend eine Patientenversion zu erarbeiten. Die Beteiligung von Patienten in un-

serer Zielgruppe ist schwierig, da es sich um Kinder- und Jugendliche handelt. Auch gibt es unseres Wissens keine Selbsthilfeorganisationen in diesem Bereich. Aus diesem Grund haben wir für die Patientenbeteiligung ein betroffenes Elternteil in die Konsensusprozesse mit einbezogen.

2.3   Interdisziplinarität

Um die Qualität und Anerkennbarkeit dieser Leitlinie zu verstärken, waren verschiedene relevante Fachgesellschaften im Erstellungsprozess involviert (◆Tabelle 2). Es wurde jeweils ein Vertreter von den jeweiligen Vorständen nominiert, der mit einfachem Stimmrecht an den Konsensverfahren teilnahm. Vor Veröffentlichung der Leitlinie haben zudem alle Vorstände über das Manuskript beraten und letztendlich ihre Zustimmung abgegeben.

3. Ergebnisse und Empfehlungen

Als Ergebnis wurden insgesamt 21 Empfehlungen für diese Leitlinie konsentiert. Die Empfehlungen wurden überwiegend im „starken Konsens" (mit einer Zustimmung von mehr als 95 %) verabschiedet. Die ausführliche Darstellung der Klassifikation der Konsensusstärke kann dem zur Leitlinie gehörigen Methodenreport entnommen werden.

Alle Empfehlungen resultieren aus dem Fließtext, der anhand der Evidenz erstellt wurde. Für jede Empfehlung wurde das entsprechende „wording", bezogen auf die vergebene Evidenzklasse, verwendet sowie ein Empfehlungsgrad vergeben. Nachfolgend sind die Empfehlungen dargestellt.

3.1   Basisprogramm

Grundlage einer Adipositastherapie in jeder Alterstufe sollte ein multimodales Programm sein, das die Komponenten Ernährungs-, Bewegungs- und Verhaltenstherapie umfasst, da isolierte Ernährungs-, Bewegungs- und Verhaltenstherapien nicht zu einem langfristigen Erfolg führen (Epstein et al. 1985c, 1993 EK Ib; Schwingshandl and Sudi 1999 EK Ib; Blomquist et al. 1965 EK IIa). Im Kindesalter müssen die Eltern, bzw. die Familie oder die Betreuer des Patienten eine neben dem Patienten gleichbewertete Zielgruppe für die Therapie sein (familienbasierte Therapie) (Epstein et al. 1985c EK Ib; Israel et al. 1985 EK Ib; Jiang et al. 2005 EK Ib; Golan et al. 1998 EK Ib). Im Jugendalter gilt dies in vermindertem Maße, da hier die Familie deutlich an Einfluss verliert. Ein Programm zum Gewichtsmanagement sollte 2 Phasen beinhalten: zum ersten die Übergewichtsreduktion und zum zweiten die Stabilisierungsphase mit langfristiger Umstellung des Lebensstils mit Ernährungsumstellung und gesteigerter körperlicher Bewegung, die eine Erhaltung der Übergewichtsreduktion ermöglichen (Hauner et al. 2007 EK IV).

3.2   Kombinierte multidisziplinäre Therapieprogramme

Im Folgenden werden die Empfehlungen zu meistens zeitintensiven kombinierten multidisziplinären Therapieprogrammen (Ernährungs-, Bewegungs- und Verhaltenstherapie) dargestellt. Die Literaturrecherche und Auswahl durch die Expertengruppe ergab 39 Originalarbeiten mit ~ 4141 Probanden, die eine kombinierte Therapie bezüglich kindlicher Adipositas einschlossen. Die Unterscheidung in Langzeit- und Kurzzeitstudien zeigte 22 Langzeitstudien und 17 Kurzzeitstudien. Eine ausführliche Zusammenfassung der Literatur kann in der Langfassung der Leitlinie unter www.a-g-a.de nachgelesen werden.

Der Zugang zu einem kombinierten multidisziplinären Therapieprogramm sollte jedem adipösen bzw. übergewichtigen Kind und Jugendlichen mit Komorbidität (6 bis 17 Jahre) ermöglicht werden [EK IV], starker Konsens.	B

Kombinierte multidisziplinäre Therapieprogramme sollten Therapien, die nur einzelne Aspekte berücksichtigen, vorgezogen werden (Caroli and Burniat 2002 EK IV; Hills and Parker 1988 EK IIa; Epstein et al. 1985a EK Ib, Blomquist et al. 1965 EK IIa) [EK Ib], Konsens.	B

Die Familie sollte motivierend und unterstützend im Rahmen der Adipositas-behandlung mitwirken (Flodmark et al. 1993 EK Ib) [EK Ib], starker Konsens.	B

3.3 Modul Therapiemaßnahmen zur Ernährung

Im Folgenden werden Empfehlungen von Maßnahmen zur Ernährungstherapie zusammengefasst. Die Literaturrecherche und Auswahl durch die Expertengruppe ergab 8 Übersichten und 22 Studien mit ~ 703 Probanden, die den Effekt von Ernährungstherapiemaßnahmen im Rahmen der Behandlung der Adipositas im Kindesalter untersucht haben. Die Unterscheidung nach der Beobachtungsdauer zeigte 11 Langzeitstudien und 11 Kurzzeitstudien. Eine ausführliche Zusammenfassung der Literatur kann in der Langfassung der Leitlinie unter www.a-g-a.de nachgelesen werden.

| B | Eine alleinige Ernährungstherapie hat nur geringe Langzeiteffekte auf den Gewichtsstatus. Sie sollte deshalb immer in Kombination mit anderen Therapiebausteinen (Steigerung der körperlichen Aktivität, Verhaltenstherapie) durchgeführt werden (Caroli and Burniat 2002 EK IV; Nuutinen 1991 EK IIa; Epstein et al. 1885a EK Ib, 1980 EK Ib) [EK IIa], starker Konsens. |

| B | Bei der Ernährungsumstellung sollte die Familie mit einbezogen werden, da dies die Langzeitcompliance der Patienten fördert (Gidding et al. 2006 EK IV; Cousins et al. 1992 EK Ib) [EK IIa], starker Konsens. |

| B | Durch eine Ernährungstherapie kann die Lebensmittelauswahl günstig beeinflusst werden (Alexy et al. 2006 EK IIa). Sie kann zu einer Steigerung der Obst- und Gemüseaufnahme sowie auch zur Reduktion der Aufnahme an fett- und zuckerhaltigen Lebensmitteln führen (Epstein et al. 2001c EK Ib). Sie kann insbesondere auch zur Änderung der Getränkeauswahl zugunsten von Wasser beitragen (Malik et al. 2006 EK IV) [EK IIa]. Daher sollte eine Ernährungstherapie durchgeführt werden, starker Konsens. |

| O | Bilanzierte Kostformen mit sehr niedriger Energiezufuhr (Gesamtenergie 800 bis 1200 kcal/Tag, z. B. als Formuladiät oder proteinsparendes modifiziertes Fasten) ermöglichen einen starken Gewichtsverlust in einem kurzen Zeitraum, haben jedoch keinen langfristigen Effekt (Widhalm und Eisenkölbl 2003 EK IIb; Figueroa-Colon et al. 1996, 1993 EK Ib). Solche Maßnahmen können für spezielle Indikationen unter intensiver Betreuung durch Experten eingesetzt werden [EK IIb], Konsens. |

| B | Starre Diätpläne oder Kostformen mit extremen Nährstoffrelationen (z. B. häufige Gewichtsreduktionsdiäten, totales Fasten, „Heilfasten", Schrothkur, Mayr-Kur, Ananasdiät etc.) sollten wegen potenzieller medizinischer Risiken und fehlendem Langzeiterfolg nicht angewandt werden (Kunze und Wabitsch 2006 EK IV; Field et al. 2003 EK III) [EK IV], starker Konsens. |

3.4   Modul Therapiemaßnahmen zur Bewegung

Im Folgenden werden Empfehlungen von Maßnahmen zur Bewegungstherapie zusammengefasst. Die Literaturrecherche und Auswahl durch die Expertengruppe ergab 9 Übersichten und 23 Studien mit ~ 1468 Probanden, die den Effekt einer Bewegungstherapiemaßnahme im Rahmen der Behandlung der kindlichen Adipositas untersucht haben. Die Differenzierung nach der Beobachtungsdauer ergab 13 Langzeitstudien und 10 Kurzzeitstudien. Eine ausführliche Zusammenfassung der Literatur kann in der Langfassung der Leitlinie unter www.a-g-a.de nachgelesen werden.

Die Steigerung der körperlichen Aktivität sollte im Gruppensetting erfolgen, da hier neben der körperlichen Aktivität gleichzeitig die gegenseitige Motivation gestärkt wird (Kunze und Wabitsch 2006 EK IV; Korsten-Reck 2007 EK IV) [EK IV], starker Konsens.	**KKP**
In praktischen Schulungseinheiten sollte vordergründig kein Leistungsanspruch bestehen (Kunze und Wabitsch 2006 EK IV) [EK IV], starker Konsens.	**KKP**
Eine zusätzliche theoretische Wissensvermittlung zu Effekt und Nutzen körperlicher Aktivität sollte nach Möglichkeit auch in Elternschulungen stattfinden (Kunze und Wabitsch 2006 EK IV) [EK IV], starker Konsens.	**KKP**
Körperliches Training sollte Teil eines multidisziplinären Programms zur Behandlung der Adipositas im Kindesalter sein und durch Maßnahmen zur Ernährungs- und Verhaltenstherapie ergänzt werden (Spear et al. 2007 EK IV; Parízková et al. 2002 EK IV; Korsten-Reck et al. 2005 EK IV) [EK IV], starker Konsens.	**B**
Primäre Ziele der Bewegungstherapie sind: die Verringerung der körperlichen Inaktivität (z. B. Medienkonsum, TV/Computer), die Steigerung der Alltagsaktivität und die Anleitung zum körperlichen Training [EK IV], starker Konsens.	**B**
Die Steigerung der körperlichen Bewegung im Alltag soll primäres Ziel einer Bewegungstherapie sein. Sie ist langfristig effektiver bezüglich der Gewichtsreduktion als die Teilnahme an zeitlich limitierten Sportprogrammen (Andersen et al. 1999 EK Ib; Epstein et al. 1985b EK Ib, 1982 EK Ib) [EK Ib], starker Konsens.	**B**
Die körperliche Aktivität sollte an den Grad der Adipositas angepasst (Lobstein et al. 2004 EK IV) und geschlechtsspezifisch gestaltet werden (Robinson et al. 2003 EK Ib; Flores 1995 EK Ib; Epstein et al. 2001a EK Ib) [EK Ib], starker Konsens.	**B**

B Maßnahmen zur Steigerung der körperlichen Aktivität sollten durch das soziale Umfeld unterstützt werden (z.B. positives Feedback). Die Unterstützung durch Eltern, Mitschüler und Lehrer kann zu anhaltenden positiven Effekten der Bewegungstherapie beitragen (Korsten-Reck 2007 EK IV; CDC 2007 EK IV; Beets et al. 2006 EK III; Parízková et al. 2002 EK IV; Epstein et al. 1990 EK Ib) [EK Ib], starker Konsens.

3.5 Modul verhaltenstherapeutische Maßnahmen

Im Folgenden werden Empfehlungen zu Maßnahmen, in denen vorwiegend verhaltenstherapeutische Techniken überprüft wurden, dargestellt. Die Literaturrecherche und Auswahl durch die Expertengruppe ergab 2 Übersichten und 29 Studien mit ~ 2271 Probanden, die den Effekt von Maßnahmen zur Verhaltenstherapie im Rahmen der Behandlung der Adipositas im Kindes- und Jugendalter untersucht haben. Die Differenzierung nach der Beobachtungsdauer ergab 17 Langzeitstudien und 12 Kurzzeitstudien. Eine ausführliche Zusammenfassung der Literatur kann in der Langfassung der Leitlinie unter www.a-g-a.de nachgelesen werden.

B Verhaltenstherapeutische Maßnahmen sind zur Umsetzung und Aufrechterhaltung der erzielten Veränderungen im Ernährungs- und Bewegungsverhalten sinnvoll und sollten deshalb in Programmen zur Behandlung der Adipositas integriert sein (Westenhöfer 2001 EK IV; Jeffery et al. 2000 EK IV) [EK IV], starker Konsens.

B Ein flexibel kontrolliertes Essverhalten sollte eingeübt werden, da es im Vergleich zur rigiden Verhaltenskontrolle langfristig effektiver ist (Kunze und Wabitsch 2006 EK IV; Westenhöfer 2001 EK IV) [EK IV], mehrheitliche Zustimmung.

B Die erreichte Verhaltensänderung sollte durch Verstärkungsmechanismen (z.B. Loben) unterstützt werden, da dies das erlernte Ess- und Bewegungsverhalten stabilisieren und das Selbstbewusstsein der Kinder verbessern kann. Außerdem werden Rückfälle vermieden (Epstein et al. 1994 EK Ib; Mellin et al. 1987 EK Ib) [EK Ib], starker Konsens.

B Die Kombination verschiedener verhaltenstherapeutischer Techniken (z.B. Kontrolle/Stimuluskontrolle, Belohnung, Verstärkung) verbessert das Wissen und Verhalten der Kinder bezüglich Adipositas, adipositasbezogener Risiken und adipositasförderndem Verhalten (Yin et al. 2005 EK Ib; Epstein et al. 2004 EK Ib) [EK Ib]. Diese Techniken sollten im Rahmen eines kombinierten multidisziplinären Therapieprogramms erlernt werden, da sie den Behandlungserfolg verbessern, starker Konsens.

3.6　Bedeutung der Elternschulung

Die Einbeziehung der Eltern ist ein wichtiger Teil der Adipositasbehandlung des Kindes (Epstein et al. 1981, 1980 EK Ib; Brownell et al. 1983 EK IIa; Flodmark et al. 1993 EK Ib). Die Eltern spielen eine bedeutende Rolle, da sie das Ernährungs- und Bewegungsverhalten und damit bei genetischer Prädisposition auch die Gewichtsentwicklung des Kindes in vielfältiger Weise beeinflussen (Modelllernen, Exposition etc.). Verhaltensgenetisch betrachtet, belegen Studien, dass der Einfluss der gemeinsamen Umwelt und damit auch der Familie im Vorschulalter besonders ausgeprägt ist, während er sich im Jugendalter kaum mehr nachweisen lässt, da er durch außerfamiliäre Einflüsse, insbesondere den Einfluss von Gleichaltrigen abgelöst wird. Eine ausführliche Zusammenfassung der Literatur kann in der Langfassung der Leitlinie unter www.a-g-a.de nachgelesen werden.

> Vor Beginn einer Behandlungsmaßnahme soll den Eltern/der Familie und dem Kind bewusst gemacht werden, dass eine langfristige Behandlung der Adipositas unter Einbeziehung der Eltern/der Familie notwendig ist (Lobstein et al. 2004 EK IV) [EK IV], starker Konsens.
>
> **A**

> Die Eltern/Familien sollen in die Adipositasbehandlung im Kindesalter mit einbezogen werden, da dies eine erfolgreiche Gewichtsabnahme fördert (Jiang et al. 2005 EK Ib; Kirschenbaum et al. 2005 EK Ib; McLean et al. 2003 EK IV; Burniat et al. 2002 EK IV; Cousins et al. 1992 EK Ib; Epstein et al. 1990 EK Ib, 1981 EK Ib). Dies gilt besonders, wenn die Eltern Zielgruppe für Verhaltensänderungen sind (Golan et al. 1998a/b EK Ib; Epstein et al. 1981 EK Ib) [EK Ib], starker Konsens.
>
> **A**

3.7　Adjuvante medikamentöse Therapie

Das Ergebnis der Literaturrecherche und Auswahl durch die Expertengruppe zeigte 15 Studien mit ca. 1 610 Probanden, die eine pharmakologische Behandlung im Rahmen der Therapie der Adipositas im Kindes- und Jugendalter einschlossen. Die Anzahl der behandelten Patienten ist geringer als bei den Erwachsenen. Der Beobachtungszeitraum lag im Mittel bei 7,6 Monaten. Die Aufteilung nach Medikament ergab 7 Studien (n = 833) zu Sibutramin, 5 Studien (n = 664) zu Orlistat sowie 3 Studien (n = 81) zu Metformin und 1 Studie (n = 32) zu Epinephrin.

Die Indikation für eine zusätzliche Pharmakotherapie zur Gewichtssenkung kann unter folgenden Vorraussetzungen gestellt werden: Bei Adipositas mit erheblicher Komorbidität und einem extrem erhöhten Gesundheitsrisiko sowie Versagen einer herkömmlichen verhaltensorientierten Therapie über mindestens 9-12 Monate kann in Einzelfällen eine medikamentöse Therapie erwogen werden (Kunze und Wabitsch 2006 EK IV). Die Indikation sollte durch einen auf dem Gebiet der Adipositas im Kindes- und Jugendalter erfahrenen Therapeuten gestellt werden. Klar definierte Kriterien (z.B. Alter, Grad der Adipositas, Ergebnis bisheriger verhaltenstherapeutischer Maßnahmen usw.) zur Indikation für die medikamentöse Behandlung liegen aufgrund mangelnder Studien nicht vor. Grundsätzlich gilt auch hier, dass jede therapeutische Maßnahme im Rahmen eines langfristig angelegten, interdisziplinären Therapieprogramms durchgeführt werden muss.

O Bei Adipositas im Kindes- und Jugendalter kann in Einzelfällen eine medikamentöse Therapie zur Übergewichtsreduktion erwogen werden, insbesondere bei Patienten mit erheblicher Komorbidität und einem extrem erhöhten Gesundheitsrisiko sowie Versagen einer herkömmlichen verhaltensorientierten Therapie über mindestens 9−12 Monate. Gesamtevidenz [EK IV], starker Konsens.

3.8 Chirurgische Therapie

Berichte in der Literatur über den erfolgreichen Einsatz chirurgischer Maßnahmen zur Behandlung extremen Übergewichts bei Jugendlichen gehen bis in die 1970er und 1980er Jahre zurück. Publiziert wurde bisher das Outcome von mehr als 523 extrem adipösen Patienten unter 21 Jahren. Es wurden bei weiblichen Patienten mehr chirurgische Eingriffe durchgeführt als bei männlichen.

In den Text eingeschlossen wurden 8 Übersichten, 9 Studien (n = 249 Patienten) zu Magen-Bypass, 4 Studien (n = 124 Patienten) zu Magenband sowie 3 Studien bei Erwachsenen (n = 168 Patienten), die diese beiden Verfahren vergleichen.

Die Effektivität adipositaschirurgischer Maßnahmen bezüglich Gewichtsreduktion ist bei Jugendlichen durch eine Vielzahl von klinischen Studien belegt. Das Risiko für Komplikationen und Nebenwirkungen muss allerdings berücksichtigt werden. Gesamtevidenz [EK Ib], starker Konsens.

B Eine chirurgische Maßnahme sollte nur als letzte therapeutische Möglichkeit nach Scheitern sämtlicher konservativer Therapien bei extrem adipösen Patienten mit erheblicher Komorbidität erwogen werden [EK IV], starker Konsens.

A Adipositaschirurgische Eingriffe sollen in spezialisierten Einrichtungen, die das ganze Spektrum der operativen adipositasspezifischen Techniken sowie auch Rezidiveingriffe anbieten, vorgenommen werden (Hauner et al. 2007 EK IV), Konsens.

A Die operierten Patienten sollen in einem über den Eingriff hinaus langfristigen multidisziplinären Konzept betreut werden [EK IV], starker Konsens.

Empfehlungen und Richtlinien für adipositaschirurgische Behandlungen bei Jugendlichen und jungen Erwachsenen (›13 Jahre bei Mädchen und ›15 Jahre bei Jungen) wurden kürzlich veröffentlicht. Auf diese ausführliche Darstellung wird hier ausdrücklich verwiesen (Inge et al. 2004a EK IV; Apovian et al. 2005 EK IV; Fried et al. 2007 EK IV).

4. Zusammenfassung und Ausblick

Die vorliegende evidenzbasierte Leitlinie beinhaltet Empfehlungen zur Therapie der Adipositas bei Kindern und Jugendlichen. Bei der Entwicklung der Leitlinie wurde festgestellt, dass die Zahl der Patienten, die an Therapiestudien beteiligt waren, hoch ist. Die Studien jedoch haben zum Teil methodische Mängel. Die erzielten Ergebnisse zeigen, dass das Körpergewicht und die Körperfettmasse mit den herkömmlichen verhaltenstherapeutischen Maßnahmen und auch den aktuell zur Verfügung stehenden medikamentösen Maßnahmen signifikant beeinflussbar sind, jedoch das Ausmaß der erreichten Gewichtsreduktion eher gering ist. Die chirurgischen Maßnahmen sind dagegen sehr erfolgreich, was die Reduktion des Körpergewichts anbelangt. Allerdings handelt es sich hier um eine nicht geprüfte, experimentelle Therapie, die nur als ultima ratio bei speziell ausgewählten Patienten erwogen werden kann. Es ist zu erwarten, dass in den nächsten Jahren weitere Therapiestudien publiziert werden. Dabei muss ein besonderes Augenmerk auf die längerfristigen Effekte der konservativen und medikamentösen Maßnahmen gerichtet werden sowie auf die mittel- und langfristigen Effekte und Nebenwirkungen der chirurgischen Interventionen. Es ist geplant, dass die evidenzbasierte Leitlinie zur Therapie der Adipositas im Kindes- und Jugendalter alle drei Jahre aktualisiert wird. Die Leitlinie soll durch ein weiteres Kapitel zur evidenzbasierten Prävention von Übergewicht und Adipositas im Kindes- und Jugendalter ergänzt werden. Die Weiterentwicklung der Leitlinie soll im Rahmen des BMBF Kompetenznetzes Adipositas durchgeführt werden. Es ist vorgesehen, dass Ergebnisse, die in Studien, die in diesem Kompetenznetz durchgeführt werden, erzielt werden, in die Leitlinie mit aufgenommen werden. Neben dieser wissenschaftlichen Leitlinie soll eine Praxis-Leitlinie verfasst werden.

Danksagungen

Die Entwicklung der Leitlinie wurde finanziell unterstützt durch die Deutsche Gesellschaft für Kinderheilkunde und Jugendmedizin (DGKJ), die Deutsche Adipositas Gesellschaft (DAG), die Deutsche Diabetes Gesellschaft (DDG) und vom Universitätsklinikum Ulm.

Leitlinien – Kurzinfo

Die „Leitlinien" der Wissenschaftlichen Medizinischen Fachgesellschaften sind systematisch entwickelte Hilfen für Ärzte zur Entscheidungsfindung in spezifischen Situationen. Sie beruhen auf aktuellen wissenschaftlichen Erkenntnissen und in der Praxis bewährten Verfahren und sorgen für mehr Sicherheit in der Medizin, sollen aber auch ökonomische Aspekte berücksichtigen. „Leitlinien" (*guidelines*) sind im Gegensatz zu „Richtlinien" (*directives*) für Ärzte rechtlich nicht bindend und haben daher weder haftungsbegründende noch haftungsbefreiende Wirkung. Die Empfehlungen der Leitlinien können nicht unter allen Umständen angemessen genutzt werden.

Nach dem System der Arbeitsgemeinschaft der Wissenschaftlichen Medizinischen Fachgesellschaften (AWMF) werden Leitlinien in drei Entwicklungsstufen von S1 bis S3 entwickelt und klassifiziert, wobei S3 die höchste Qualitätsstufe ist: S1: von einer Expertengruppe im informellen Konsens erarbeitet, S2: eine formale Konsensfindung oder eine formale „Evidenz"-Recherche hat stattgefunden, S3: Leitlinie mit zusätzlichen/allen Elementen einer systematischen Entwicklung (Logik-, Entscheidungs- und „Outcome"-Analyse, Bewertung der klinischen Relevanz wissenschaftlicher Studien und regelmäßige Überprüfung). Einzelheiten zu den **Evidenzklassen Ia bis IV** sowie zu den **Empfehlungsgraden A** (starke Empfehlung), **B** (Empfehlung) und **0** (Empfehlung offen) sowie **KKP** (Klinischer Konsenspunkt, „Standard in der Behandlung" – empfohlen als gute klinische Praxis) sind in der Langversion der Leitlinie (www.a-g-a.de zu finden, **allgemeine Infos zu Leitlinien** auch unter www.leitlinien.net).

Verzeichnis der Autorinnen und Autoren

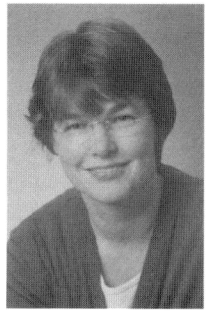

Dr. Ute Alexy

Forschungsinstitut für Kinderernährung
Heinstück 11, 44225 Dortmund
E-Mail: alexy@fke-do.de

Dr. oec. troph. Ute Alexy, geb. 1966 in Witten, promovierte nach einer Ausbildung zur Köchin und Studium der Ökotrophologie an der JLU Gießen am Forschungsinstitut für Kinderernährung in Dortmund und ist dort seit 1993 als wissenschaftliche Mitarbeiterin mit den Arbeitsschwerpunkten DONALD Studie und Optimierte Mischkost tätig.

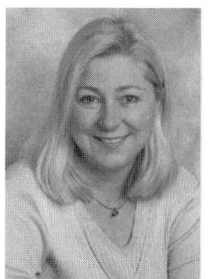

Dr. Silke Bartsch

Freiwaldauer Weg 44
12205 Berlin
E-Mail: silke.bartsch@jugendesskultur.de

Lehramtsstudium (TU Berlin); anschließend Fachlehrerin. 1999–2002 Wissenschaftliche Mitarbeiterin im Projekt „Esskultur im Alltag" (PH Heidelberg), danach freie Mitarbeit. Seit 2002 Fachlehrerin und freischaffende Wissenschaftlerin; seit 2003 beteiligt an REVIS (Reform zur Ernährungs- und Verbraucherbildung in Schulen); 2006 Promotion zum Thema Jugendesskulturen, ausgezeichnet mit dem OECOTROPHICA-Preis 2007.

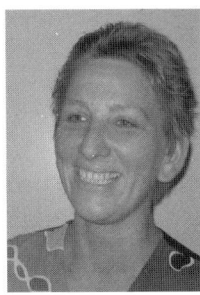

Dr. oec. troph. Anette E. Buyken

Forschungsinstitut für Kinderernährung Dortmund
Heinstück 11, 44225 Dortmund
E-Mail: buyken@fke-do.de

Dr. oec. troph. Anette Buyken hat zur Rolle der Kohlenhydrate in der Blutzuckereinstellung von Typ 1 Diabetikern promoviert und arbeitet seit 2003 am Forschungsinstitut für Kinderernährung (FKE) in Dortmund. Ihr derzeitiger **Arbeitsschwerpunkt** ist die Prävention von Übergewicht und Diabetes mellitus mit Fokus auf der Ernährung in so gennanten „kritischen Phasen".

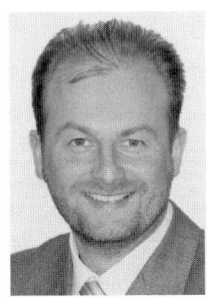

PD Dr. Thomas Ellrott

Institutsleiter Inst. f. Ernährungspsychologie an der Universität Göttingen
Humboldtallee 23, 37073 Göttingen
E-Mail: tellrot@med.uni-goettingen.de

Arbeitsschwerpunkte: Adipositastherapie (Schwerpunkt Verhaltensmodifikation und diätetische Therapie), Gewichtsstabilisierungs-Strategien nach erfolgter Gewichtsreduktion, Prävention und Therapie der Adipositas im Kindes und Jugendalter (PowerKids-Programm u.a.), Adipositastherapie über neue Medien, öffentliche multimediale Gesundheitsaktionen (PfundsFit/PfundsKur u.a.), Erfassung von Ernährungsgewohnheiten, kommunikative Aspekte in der Ernährung, Verbraucherverhalten, Ernährungstrends, Functional Food, Fettmodifikation, Nährwertdeklaration/Signposting, Schulinterventionskonzepte, Entwicklung des Essverhaltens im Kindesalter u.a.

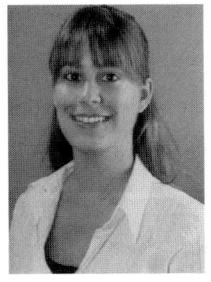

Tina Gareis

E-Mail: t.gareis@mpm-online.de

Im Dezember 2009 Abschluss mit dem Master of Science Ernährungswissenschaften an der Justus-Liebig-Universität Gießen. Interessengebiete und Themenschwerpunkte: Ernährungsmedizin, Ernährungsverhalten und Qualitätsmanagement. Zweitstudium Lehramt an beruflichen Schulen (Staatsexamen im Mai 2010). Seit 2008 freie Mitarbeit bei mpm Fachmedien, Pohlheim, im Redaktionsteam der Fachzeitschrift Ernährungs Umschau. Für das vorliegende Buch hat sie die Kapitel 4.3, 8.1 und 8.2 bearbeitet.

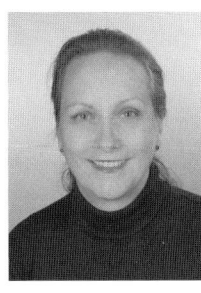

Heike Hölling

Robert Koch-Institut, Epidemiologie und Gesundheitsberichterstattung
General-Pape-Str. 62–66, 12101 Berlin
E-Mail: hoellingh@rki.de

Studium der Entwicklungsphysiologie, Psychologie und Gesundheitserziehung.
Seit 1991 ist die Gesundheitswissenschaftlerin am Robert Koch-Institut, Abteilung
Epidemiologie und Gesundheitsberichterstattung in Berlin tätig. Heike Hölling ist Projektleiterin KiGGS Welle 1.
Arbeitsschwerpunkte: Konzeption, Methodenentwicklung, Untersuchungsleitung und Auswertung von Studien. Forschungsgebiet: Kinder- und Jugendgesundheitsforschung; Schwerpunkt:
Psychische Gesundheit/Krankheiten.

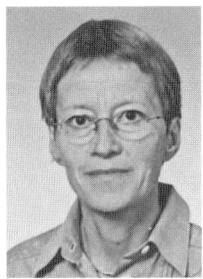

PD Dr. Mathilde Kersting

Forschungsinstitut für Kinderernährung
Heinstück 11, 44225 Dortmund
E-Mail: kersting@fke-do.de

Studium der Haushalts- und Ernährungswissenschaften an der Universität Bonn, danach Promotion zum Dr. troph. Habilitation im Fach Angewandte Ernährungslehre.
Wissenschaftliche Mitarbeiterin am Forschungsinstitut für Kinderernährung Dortmund
(FKE), seit 2006 stellvertretende Institutsleiterin.
Arbeitsschwerpunkte: Ernährung von gesunden Säuglingen, Kindern und Jugendlichen;
Entwicklung von Public Health Konzepten für die Kinderernährung; Evaluations- und Interventionsstudien zu primärpräventiven Fragen der Kinderernährung.

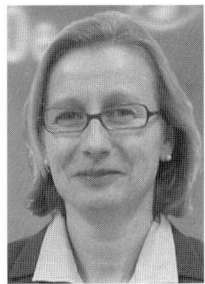

Prof. Dr. habil. Anja Kroke

Fachhochschule Fulda
Fachbereich Oecotrophologie
E-Mail: anja.kroke@he.hs-fulda.de

Inhaberin des Lehrstuhls Ernährungsepidemiologie – Präventionsstrategien im Fachbereich Oecotrophologie an der Fachhochschule Fulda. Prof. Kroke war stellvertretende
Leiterin des Forschungsinstituts für Kinderernährung, Dortmund, ist Mitglied des wissenschaftlichen Präsidiums der DGE und des wissenschaftlichen Beirats der Ernährungs Umschau.
Arbeitsschwerpunkte: Ernährungsepidemiologie und Präventionsstrategien durch Ernährung.

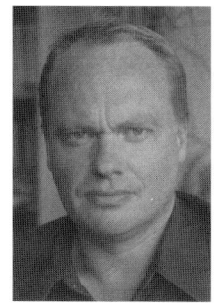

Dr. Gert B. M. Mensink

Robert-Koch-Institut, Epidemiologie und Gesundheitsberichterstattung
Seestr. 10, 13353 Berlin
E-Mail: MensinkG@rki.de

Fachgebietsleiter „Methoden der Risikoermittlung und Risikobewertung, allgemeine Epidemiologie am Robert Koch-Institut, Berlin (1994–1998), derzeit Projektleiter Ernährungssurvey 1998 und EsKiMo. **Arbeits-/Forschungsschwerpunkte:** Ernährungs- und Bewegungsepidemiologie, Erhebungsmethoden, Übergewicht. Gert B. Mensink ist Mitglied verschiedener Arbeitsgemeinschften und Fachgesellschaften: AG Ernährungsepidemiologie, Wissenschaftsbeirat der Nationalen Verzehrsstudie II, AG „Nährstoffprofile als Voraussetzung für Health Claims" des Bundesinstituts für Risikobewertung, ILSI Europe Expert Group of „Patterns of Intake of Fortified Foods and Supplements"

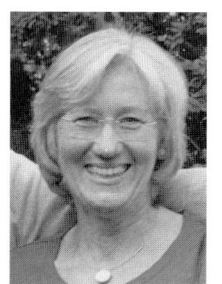

Prof. Dr. phil. Barbara Methfessel, Dipl. troph.

Pädagogische Hochschule Heidelberg
Abt. Ernährungs- und Haushaltswissenschaft und ihre Didaktik
Postfach 104240, 69032 Heidelberg
E-Mail: methfessel@ph-heidelberg.de

Seit 1989 Professorin an der Pädagogischen Hochschule Heidelberg, Institut für Alltags- und Bewegungskultur, Abteilung Ernährungs- und Haushaltswissenschaft und ihre Didaktik. Aktuelle Arbeits- und Forschungsschwerpunkte sind esskulturbezogene Ernährungsbildung unter Berücksichtigung von Geschlechterverhältnis und entwicklungsspezifischen Einflussfaktoren. Prof. Methfessel ist Mitglied des wissenschaftlichen Beirats der Ernährungs Umschau.

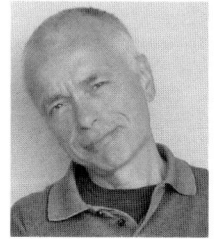

Prof. Dr. med. Manfred James Müller
Institut für Humanernährung und Lebensmittelkunde der Christian-Albrechts-Universität zu Kiel, Düsternbrooker Weg 17, 24105 Kiel
E-Mail: mmueller@nutrfoodsc.uni-kiel.de

Professor für „Ernährung des Menschen" und Direktor des Instituts für Humanernährung und Lebensmittelkunde der Christian-Albrechts-Universität zu Kiel. Apl. Professor für Innere Medizin an der Medizinischen Hochschule Hannover. **Arbeitsschwerpunkte:** Prävention von Übergewicht und Adipositas von Kindern und Jugendlichen, Regulation des Körpergewichtes. Seit 2006 Präsident der Deutschen Adipositasgesellschaft (DAG), seit 2008 Leiter des BMBF Netzwerks „Prävention der Adipositas". Manfred. J. Müller ist Mitglied zahlreicher nationaler und internationaler Fachgesellschaften, Mitglied der Deutschen Akademie für Ernährungsmedizin, Mitglied der New York Academy of Science.

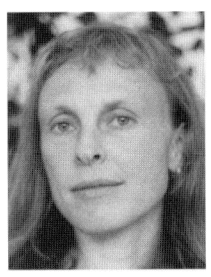

Dr. Imke Reese

Ernährungsberatung und -therapie, Schwerpunkt Allergologie
Ansprengerstr. 19, 80803 München
E-Mail: info@ernaehrung-allergologie.de

Freiberufliche Ernährungsberaterin und -therapeutin mit den **Schwerpunkten** Allergologie und Kinderernährung. Nach ihrem Studium der Ernährungswissenschaften in Kiel arbeitete sie von 1995 bis Ende 2000 an der Klinik für Dermatologie, Venerologie und Allergologie des Universitätsklinikums Charité, Berlin. Sie baute dort die Ernährungsberatung im Bereich Allergologie auf und promovierte im Januar 2000 zum Thema Pseudoallergien bei atopischer Dermatitis. Frau Dr. Reese leitet die DGE-Arbeitsgruppe „Diätetik in der Allergologie" und arbeitet in der Arbeitsgruppe „Nahrungsmittelallergie" der DGAI mit. Sie ist Mitgründerin und Vorsitzende des Arbeitskreises „Diätetik in der Allergologie" (www.ak-dida.de).

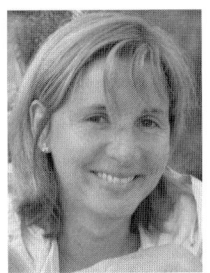

Dr. Sabine Schmidt

Waldstr. 14, 35463 Fernwald
E-Mail: sabine.schmidt@mpm-online.de

Dr. oec. troph. Sabine Schmidt promovierte über das Thema „Mittagsmahlzeiten in Kindertagesstätten" und beschäftigt sich seitdem inhaltlich mit dem Thema Kinderernährung mit Schwerpunkt auf Ernährungssozialisation und -erziehung. Nach anderen Verlags- und Beratungstätigkeiten ist sie seit 2006 bei mpm Fachmedien, Pohlheim, in der Redaktion der Ernährungs Umschau tätig, nebenberuflich berät sie in Fragen zur Säuglings- und Kinderernährung.

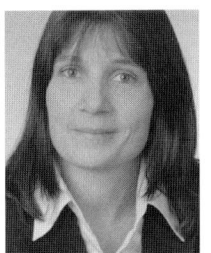

Prof. Dr. phil. Eva Wunderer

Von-Frays-Str. 9
81245 München
E-Mail: eva@wunderers.de

Diplom-Psychologin; Systemische Paar- und Familientherapeutin (DGSF). Seit 2000 Tätigkeit im Essstörungsbereich. Von 2002–2009 Diplom-Psychologin bei ANAD e.V., wissenschaftliche Leitung. Seit September 2009 ist Frau Wunderer Professorin für Psychologie der Sozialen Arbeit an der Fachhochschule Landshut.

Weitere Autoren:

Dr. Kerstin Clausen

Studium der Ernährungswissenschaft an der Fachhochschule Hamburg, Fachbereich Oecotrophologie;
Promotion an der Agrar- und Ernährungswissenschaft-
lichen Fakultät zu Kiel, Fachbereich Oecotrophologie.
Themenschwerpunkte: Ernährung von gesunden Kindern und Jugendlichen, Ernährung in der Gemeinschaftsverpflegung von Kindern und Jugendlichen
E-Mail: clausen@fke-do.de

Prof. Dr. Helmut Heseker

Universität Paderborn, Fachgruppe Ernährung und Gesundheit. Arbeitsschwerpunkte: Untersuchungen zur
Ernährungssituation in verschiedenen Lebensphasen.
Professor Heseker ist Vizepräsident des Wissenschaftlichen Präsidiums der Deutschen Gesellschaft
für Ernährung e.V. DGE und Mitglied des wissenschaftlichen Beirats der Ernährungs Umschau.
E-Mail: helmut.heseker@uni-paderborn.de

Dr. oec. troph. Beate Landsberg

Institut für Humanernährung und Lebensmittelkunde
der Christian-Albrechts-Universität zu Kiel
Düsternbrooker Weg 17, 24105 Kiel
Arbeitsgruppe: KOPS
E-Mail: blandsberg@nutrfoodsc.uni-kiel.de

Dr. oec. troph. Sandra Plachta-Danielzik

Arbeitsgruppe: KOPS
Institut für Humanernährung und Lebensmittelkunde
der Christian-Albrechts-Universität zu Kiel
Düsternbrooker Weg 17, 24105 Kiel
E-Mail: sdanielzik@nutrfoodsc.uni-kiel.de

Dipl. oec. troph. Almut Richter

Master in Public Health; war verantwortlich für die
Koordination, Durchführung und Auswertung von
EsKiMo am Robert Koch-Institut. Seit 2008 ermittelt
sie, mithilfe der EsKiMo-Daten, Ernährungsmuster bei
Jugendlichen in Deutschland im Rahmen eines For-
schungsprojekt der DFG an der TU München.

Robert Schlack

Robert Koch-Institut. Seestr. 10; 13353 Berlin. Wissenschaftlicher Mitarbeiter in der Abteilung Epidemiologie und Gesundheitsberichterstattung des Robert Koch-Instituts, Berlin. Arbeitsschwerpunkte:
Kinder- und Jugendgesundheit, insbesondere:
Psychische Gesundheit, Medien.

Dr. Anna Stahl

Diplom-Ökotrophologin; arbeitet derzeit als Epide-
miologin am Deutschen Diabetes-Zentrum in Düsseldorf. Lesern der Fachzeitschrift Ernährungs Umschau ist sie als Autorin zahlreicher Beiträge bekannt.
E-Mail: Anna.Stahl@ddz.uni-duesseldorf.de

Dipl. Biol. Claudia Vohmann

arbeitet heute in der Suchtprävention und Gesundheitsförderung zusammen mit Schulen in Oldenburg
und Nordwest-Niedersachsen. Sie hat an der Universität Paderborn sowohl an der VELS-Studie als auch
an der EsKiMo-Studie maßgeblich mitgearbeitet und
die Durchführung und Auswertung koordiniert.

9

Anhang

Literatur zu den Kapiteln

1.1 Perinatale Prägung und die Entstehung von Übergewicht im Kindesalter

1. Kurth B-M, Schaffrath Rosario A (2007) Die Verbreitung von Übergewicht und Adipositas bei Kindern und Jugendlichen in Deutschland. Ergebnisse des bundesweiten Kinder und Jugendgesundheitssurveys (KiGGS). Bundesgesundheitsblatt. 50: 736–743

2. World Health Organization (WHO). WHO. Obesity: preventing and managing the global epidemic: report of a WHO consultation. WHO Consultation on Obesity, Genf (2000)

3. Simmons R (2008) Perinatal programming of obesity. Semin Perinatol. 32: 371–4

4. Plagemann A, Dudenhausen JW. Ernährung und frühe kindliche Prägung. In: (Hg): Ernährungsbericht 2008. Deutsche Gesellschaft für Ernährung e.V., Bonn (2008)

5. Lucas A (1998) Programming by early nutrition: an experimental approach. J Nutr. 128: 401S–406S

6. Oken E, Gillman MW (2003) Fetal origins of obesity. Obes Res. 11: 496–506

7. Lucas A, Fewtrell MS, Cole TJ (1999) Fetal origins of adult disease-the hypothesis revisited. Bmj. 319: 245–249

8. Dietz WH (1994) Critical periods in childhood for the development of obesity. Am J Clin Nutr. 59: 955–959

9. Dorner G (1973) [Possible significance of pränatal and-or perinatal nutrition for the pathogenesis of obesity]. Acta Biol Med Ger. 30: K19–22

10. Dorner G. Perinatal hormone levels and brain organisation. In: Stumpf W, Grant LD (Hg): Anatomical neuroendocrinology. Seite 245-252. Karger, Basel (1975)

11. Dorner G, Mohnike A (1977) Zur Bedeutung der perinatalen Überernährung für die Pathogenese der Fettsucht und des Diabetes mellitus. Deutsche Gesundheitswissenschaft. 32: 2325–2357

12. Barker DJ, Winter PD, Osmond C, et al. (1989) Weight in infancy and death from ischaemic heart disease. Lancet. 2: 577–580

13. Barker DJ, Osmond C, Law CM (1989) The intrauterine and early postnatal origins of cardiovascular disease and chronic bronchitis. J Epidemiol Community Health. 43: 237–240

14. Barker DJ (2004) The developmental origins of chronic adult disease. Acta Paediatr Suppl. 93: 26–33

15. Barker DJ (1990) The fetal and infant origins of adult disease. Bmj. 301: 1111

16. Barker DJ (2008) Human growth and cardiovascular disease. Nestle Nutr Workshop Ser Pediatr Program. 61: 21–38

17. Michos A, Xue F, Michels KB (2007) Birth weight and the risk of testicular cancer: a meta-analysis. Int J Cancer. 121: 1123–1131

18. McCormack VA, dos Santos Silva I, Koupil I, et al. (2005) Birth characteristics and adult cancer incidence: Swedish cohort of over 11,000 men and women. Int J Cancer. 115: 611–617

19. Whincup PH, Kaye SJ, Owen CG, et al. (2008) Birth weight and risk of type 2 diabetes: a systematic review. Jama. 300: 2886–97

20. Tequeanes AL, Gigante DP, Assuncao MC, et al. (2009) Maternal anthropometry is associated with the body mass index and waist:height ratio of offspring at 23 years of age. J Nutr. 139: 750–754

21. Torloni MR, Betran AP, Daher S, et al. (2009) Maternal BMI and preterm birth: A systematic review of the literature with meta-analysis. J Matern Fetal Neonatal Med. 1–14

22. Li C, Kaur H, Choi WS, et al. (2005) Additive interactions of maternal prepregnancy BMI and breast-feeding on childhood overweight. Obes Res. 13: 362–71

23. Sewell MF, Huston-Presley L, Super DM, Catalano P (2006) Increased neonatal fat mass, not lean body mass, is associated with maternal obesity. Am J Obstet Gynecol. 195: 1100–1103

24. Saldana TM, Siega-Riz AM, Adair LS, Suchindran C (2006) The relationship between pregnancy weight gain and glucose tolerance status among black and white women in central North Carolina. Am J Obstet Gynecol. 195: 1629–1635

25. Plagemann A (2009) Perinatale Prägung. Interview. Ernährungs Umschau 56, Teil 1: B29–32, Teil 2: B33–36

26. Durnwald C, Huston-Presley L, Amini S, Catalano P (2004) Evaluation of body composition of large-for-gestational-age infants of women with gestational diabetes mellitus compared with women with normal glucose tolerance levels. Am J Obstet Gynecol. 191: 804–808

27. Ong KK, Diderholm B, Salzano G, et al. (2008) Pregnancy insulin, glucose, and BMI contribute to birth outcomes in non-diabetic mothers. Diabetes Care. 31: 2193–2197

28. Metzger BE, Lowe LP, Dyer AR, et al. (2008) Hyperglycemia and adverse pregnancy outcomes. N Engl J Med. 358: 1991–2002

29. Tieu J, Crowther CA, Middleton P (2008) Dietary advice in pregnancy for preventing gestational diabetes mellitus. Cochrane Database Syst Rev. CD006674

30. Zhang C, Liu S, Solomon CG, Hu FB (2006) Dietary fiber intake, dietary glycemic load, and the risk for gestational diabetes mellitus. Diabetes Care. 29: 2223–2230

31. Moses RG, Luebcke M, Davis WS, et al. (2006) Effect of a low-glycemic-index diet during pregnancy on obstetric outcomes. Am J Clin Nutr. 84: 807–812

32. Moses RG, Barker M, Winter M, et al. (2009) Can a low-glycemic index diet reduce the need for insulin in gestational diabetes mellitus? A randomized trial. Diabetes Care. 32: 996–1000

33. Bächle C, Kersting M, Kunz C (2008) Pränatale Prägung des Stoffwechsels. Ernährungs Umschau. 55: 428–435

34. Kroke A. Pränatal and postnatal development of obesity: primary prevention trials and observational studies. In: Lucas A, Sampson HA (Hg): Primary prevention by nutrition intervention in infancy and childhood. Seite 51–66. Karger, Basel (2006)

35. Martorell R, Stein AD, Schroeder DG (2001) Early nutrition and later adiposity. J Nutr. 131: 874–880

36. Rogers I (2003) The influence of birthweight and intrauterine environment on adiposity and fat distribution in later life. Int J Obes Relat Metab Disord. 27: 755–777

37. Painter RC, Roseboom TJ, Bleker OP (2005) Pränatal exposure to the Dutch famine and disease in later life: an overview. Reprod Toxicol. 20: 345–352

38. Jährig K, Jährig D, Voigt M, Krentz H (2009) Trends in den anthropometrischen Daten der Schwangeren und des Geburtsgewicht in Deutschland. Aktuel Ernaehr Med. 34: 15–18

39. Bergmann RL, Richter R, Bergmann KE, et al. (2003) Secular trends in neonatal macrosomia in Berlin: influences of potential determinants. Paediatr Perinat Epidemiol. 17: 244–249

40. Bergmann KE, Bergmann RL, Ellert U, Dudenhausen JW (2007) [Perinatal risk factors for long-term health. Results of the German Health Interview and Examination Survey for Children and Adolescents (KiGGS)]. Bundesgesundheitsblatt Gesundheitsforschung Gesundheitsschutz. 50: 670–676

41. Rooth G (2003) Increase in birthweight: a unique biological event and an obstetrical problem. Eur J Obstet Gynecol Reprod Biol. 106: 86–87

42. Monteiro PO, Victora CG (2005) Rapid growth in infancy and childhood and obesity in later life - a systematic review. Obes Rev. 6: 143–54

43. Ong KK, Loos RJ (2006) Rapid infancy weight gain and subsequent obesity: systematic reviews and hopeful suggestions. Acta Paediatr. 95: 904–908

44. Karaolis-Danckert N, Buyken AE, Bolzenius K, et al. (2006) Rapid growth among term children whose birth weight was appropriate for gestational age has a longer lasting effect on body fat percentage than on body mass index. Am J Clin Nutr. 84: 1449–1455

45. Dulloo AG (2006) Regulation of fat storage via suppressed thermogenesis: a thrifty phenotype that predisposes individuals with catch-up growth to insulin resistance and obesity. Horm Res. 65 Suppl 3: 90–97

46. Karaolis-Danckert N, Gunther AL, Kroke A, et al. (2007) How early dietary factors modify the effect of rapid weight gain in infancy on subsequent body-composition development in term children whose birth weight was appropriate for gestational age. Am J Clin Nutr. 86: 1700–1708

47. Arenz S, Ruckerl R, Koletzko B, von Kries R (2004) Breastfeeding and childhood obesity–a systematic review. Int J Obes Relat Metab Disord. 28: 1247–56

48. Harder T, Bergmann R, Kallischnigg G, Plagemann A (2005) Duration of breastfeeding and risk of overweight: a meta-analysis. Am J Epidemiol. 162: 397–403

49. Owen CG, Martin RM, Whincup PH, et al. (2005) Effect of infant feeding on the risk of obesity across the life course: a quantitative review of published evidence. Pediatrics. 115: 1367–1377

50. O'Tierney PF, Barker DJ, Osmond C, et al. (2009) Duration of breast-feeding and adiposity in adult life. J Nutr. 139: 422–425

51. Michels KB, Willett WC, Graubard BI, et al. (2007) A longitudinal study of infant feeding and obesity throughout life course. Int J Obes (Lond). 31: 1078–1085

52. Kramer MS, Matush L, Vanilovich I, et al. (2007) Effects of prolonged and exclusive breastfeeding on child height, weight, adiposity, and blood pressure at age 6.5 y: evidence from a large randomized trial. Am J Clin Nutr. 86: 1717–1721

53. Buyken AE, Karaolis-Danckert N, Gunther A, Kersting M (2008) Effects of breastfeeding on health outcomes in childhood: beyond dose-response relations. Am J Clin Nutr. 87: 1964–1965; author reply 1965–1966

54. Buyken AE, Karaolis-Danckert N, Remer T, et al. (2008) Effects of breastfeeding on trajectories of body fat and BMI throughout childhood. Obesity (Silver Spring). 16: 389–395

55. Koletzko B, von Kries R, Monasterolo RC, et al. (2009) Infant feeding and later obesity risk. Adv Exp Med Biol. 646: 15–29

56. Koletzko B, von Kries R, Closa R, et al. (2009) Lower protein in infant formula is associated with lower weight up to age 2 y: a randomized clinical trial. Am J Clin Nutr. 89: 1836–1845

57. Gunther AL, Buyken AE, Kroke A (2007) Protein intake during the period of complementary feeding and early childhood and the association with body mass index and percentage body fat at 7 y of age. Am J Clin Nutr. 85: 1626–1633

58. Gunnarsdottir I, Thorsdottir I (2003) Relationship between growth and feeding in infancy and body mass index at the age of 6 years. Int J Obes Relat Metab Disord. 27: 1523–1527

59. Scaglioni S, Agostoni C, Notaris RD, et al. (2000) Early macronutrient intake and overweight at five years of age. Int J Obes Relat Metab Disord. 24: 777–781

60. Rolland-Cachera MF, Deheeger M, Akrout M, Bellisle F (1995) Influence of macronutrients on adiposity development: a follow up study of nutrition and growth from 10 months to 8 years of age. Int J Obes Relat Metab Disord. 19: 573–578

61. Gunther AL, Remer T, Kroke A, Buyken AE (2007) Early protein intake and later obesity risk: which protein sources at which time points throughout infancy and childhood are important for body mass index and body fat percentage at 7 y of age? Am J Clin Nutr. 86: 1765–1772

62. Vohr BR, Boney CM (2008) Gestational diabetes: the forerunner for the development of maternal and childhood obesity and metabolic syndrome? J Matern Fetal Neonatal Med. 21: 149–157

63. Dabelea D, Mayer-Davis EJ, Lamichhane AP, et al. (2008) Association of intrauterine exposure to maternal diabetes and obesity with type 2 diabetes in youth: the SEARCH Case-Control Study. Diabetes Care. 31: 1422–1426

64. Buyken AE (2009) Übergewichtsprävention – es ist nie zu früh. UGB Forum. 26: 241–244.

2.1 Die Ernährung des gesunden Säuglings nach dem "Ernährungsplan für das 1. Lebensjahr".

Aktualisierte und überarbeitete Version des Originalbeitrages aus Ernährungs Umschau 10/2007, S. 588–593

Weiterführende Literatur

- Both D, Frischknecht K: Stillen kompakt. Atlas zur Diagnostik und Therapie in der Stillberatung. Urban & Fischer, München, 2007
- Largo RH: Babyjahre – die frühkindliche Entwicklung aus biologischer Sicht. Piper, München, 2004
- Forschungsinstitut für Kinderernährung Dortmund: Empfehlungen für die Ernährung von Kindern und Jugendlichen (Broschüre). FKE, Dortmund 2005
- Forschungsinstitut für Kinderernährung: Empfehlungen für die Ernährung von Säuglingen (Broschüre). FKE, Dortmund, 2007
- Forschungsinstitut für Kinderernährung: Empfehlungen für die Ernährung während der Schwangerschaft und Stillzeit (Broschüre). FKE, Dortmund, 2007

Literatur zum Kapitel

1. Kersting M (2001) Ernährung des gesunden Säuglings – lebensmittel- und mahlzeitenbezogene Empfehlungen. Monatsschr Kinderheilkd 149, 4–10
2. Deutsche Gesellschaft für Ernährung, Österreichische Gesellschaft für Ernährung, Schweizerische Gesellschaft für Ernährung, Schweizerische Vereinigung für Ernährung: Referenzwerte für die Nährstoffzufuhr. Neustadt a.d. Weinstraße, Neuer Umschau Buchverlag (2008)
3. WHO/FAO (Hg), Kramer M und Kakuma R (2001) The optimal duration of breastfeeding. URL: http://www.who.int/nutrition/publications/optimal_duration_of_exc_bfeeding_review_eng.pdf. Zugriff: 21.09.2007
4. Przyrembel H (2002) Säuglingsernährung – mehr als nur Nährstoffzufuhr. Kinderärztl Praxis (Sonderheft) 73: 16–23
5. Gartner LM et al (2005) Breastfeeding and the use of human milk. Pediatrics 115, 496–506
6. Nationale Stillkommission (2004) Empfehlungen zur Stilldauer. URL: http://www.bfr.bund.de/cm/207/empfehlungen_zur_stilldauer.pdf Zugriff: 21.09.2007
7. Alexy U (1998) Ist Mandelmilch für die Ernährung von Säuglingen geeignet? Pädiatr Prax 55, 188–190
8. Arenz S, Ruckerl R, Koletzko B, von Kries R (2004) Breastfeeding and childhood obesity – a systematic review. Int J Obes Relat Metab Disord 28, 1247–56
9. Scherbaum V, Bellows AC (2009) Förderung des Stillens – ein Beitrag zur Prävention von Übergewicht. Ernährungs Umschau 56: 388–392
10. Martin RM et al (2004) Breastfeeding and cardiovascular mortality: the Boyd Orr cohort and a systematic review with meta-analysis. Eur Heart J 25, 778–86
11. Martin RM, Gunnell D, Smith GD (2005) Breastfeeding in infancy and blood pressure in later life: systematic review and meta-analysis. Am J Epidemiol 161, 15–26
12. Schöch G, Stillen und Säuglingsernährung in Deutschland – die „SuSe-Studie". In: Deutsche Gesellschaft für Ernährung (Hg), Ernährungsbericht 2000. Umschau, Frankfurt, 2000
13. Schwegler U, Stillverhalten in Bayern – Epidemiologische Erhebung im Rahmen der Gesundheitsinitiative Gesund.Leben. Bayern. URL: http://www.lgl.bayern.de/gesundheit/umweltmedizin/projekt_stillverhalten.htm Zugriff: 7.9.2007
14. Nationale Stillkommission, Stillempfehlungen für die Säuglingszeit. URL: http://www.bfr.bund.de/cm/207/stillempfehlungen_fuer_die_saeuglingszeit_deutsch.pdf Zugriff: 21.09.2007
15. Kersting M (2000) Die Lebensmittelgesetzgebung der EG und die Kinderernährung in Deutschland. Teil 1: Grundlagen, Richtlinien über Milchnahrungen für Säuglinge. Ernährungs Umschau 47, 382–386
16. Ernährungskommission der Deutschen Gesellschaft für Kinderheilkunde und Jugendmedizin e.V.: Vorgehen bei Verdacht auf Kuhmilchproteinallergie bei Säuglingen. www.dgkj.de/775.html Zugriff: 7.9.2007
17. Deutsche Gesellschaft für Allergologie und Klinische Immunologie (DGAKI). Evidenzbasierte und konsentierte Leitlinie „Allgemeinprävention". URL: www.leitlinien.net (Zugriff am 25.8.2009)
18. Ernährungskommission der Deutschen Gesellschaft für Kinderheilkunde und Jugendmedizin (2002) Missstände in der Vermarktung diätetischer Lebensmittel. Monatsschr Kinderheilkd 150, 341–342
19. Koletzko B et al (2005) Global standard for the composition of infant formula: recommendations of an ESPGHAN coordinated international expert group. J Pediatr Gastroenterol Nutr 41, 584–599
20. Koletzko B et al (2001) Long chain polyunsaturated fatty acids (LC-PUFA) and perinatal development. Acta Paediatr 90, 460–464

21. Agostoni C et al (2004) Probiotic bacteria in dietetic products for infants: a commentary by the ESPGHAN Committee on Nutrition. J Pediatr Gastroenterol Nutr 38, 365–374

22. Aggett PJ (2003) Nondigestible carbohydrates in the diets of infants and young children: a commentary by the ESPGHAN Committee on Nutrition. J Pediatr Gastroenterol Nutr 36, 329–337

23. Kersting M, Alexy U, Schultze B (2000) Kommerzielle Beikost unter der Lupe. Produktangebot und Ernährungspraxis in der DONALD Studie. Kinderärztl Prax 71

24. Grübl A (2000) Sind Karotten als frühe Beikost bei Atopierisikokindern ein Allergierisiko? pädiat prax 58, 685

25. Maier AS et al. (2008) Breastfeeding and experience with variety early in weaning increase infants´ acceptance of new foods fpr up to monthss. Clin Nutr 27: 849–857

26. Innis SM, King DJ (1999) Trans fatty acids in human milk are inversely associated with concentrations of essential all-cis n-6 and n-3 fatty acids and determine trans, but not n-6 and n-3, fatty acids in plasma lipids of breast-fed infants. Am J Clin Nutr 70, 383–390

27. Jiang T et al (2000) Intestinal blood loss during cow milk feeding in older infants: quantitative measurements. Arch Pediatr Adolesc Med 154, 673–678

28. Ziegler EE et al (1999) Cow's milk and intestinal blood loss in late infancy. J Pediatr 135, 720–726

29. Agostoni C, Riva E, Giobannini M (2006) Complementary food: international comparison on protein and energy requirements/intakes. Nestle Nutr Workshop Ser Pedatr Program 58, 147–156

30. Norris JM (2005) Risk of celiac disease autoimmunity and timing of gluten introduction in the diet of infants at increased risk of disease. Jama 293, 2343–2351

31. Prof. F. Manz; persönliche Mitteilung

32. Deutsche Akademie für Kinder- und Jugendmedizin (2007) Prävention der Milchzahnkaries. pädiat. prax. 70, 326–333

33. Kersting M, Alexy U, Clausen K (2005) Using the concept of Food Based Dietary Guidelines to Develop an Optimized Mixed Diet (OMD) for German children and adolescents. J Pediatr Gastroenterol Nutr 40, 301–308

2.2 Die Ernährung gesunder Kinder und Jugendlicher nach dem Konzept der Optimierten Mischkost

Aktualisierte und überarbeitete Version des Originalbeitrages aus Ernährungs Umschau 3/2008, S. 168–177

1. Deutsche Gesellschaft für Ernährung, Österreichische Gesellscahft für Ernährung, Schweizerische Gesellschaft für Ernährung, Schweizerische Vereinigung für Ernährung: Referenzwerte für die Nährstoffzufuhr. Neustadt a.d. Weinstraße, Neuer Umschau Buchverlag (2008)

2. Kersting M, Alexy U, Clausen K (2005) Using the concept of food based dietary guidelines to develop an optimized mixed diet (OMD) for German children and adolescents. J Pediatr Gastroenterol Nutr 40, 30–308

3. Food and Agriculture Organization of the United Nations (FAO). Preparation and use of food-based dietary guidelines. Report of a joint FAO/WHO Consultation. Geneva: Nutrition Programme, WHO; 1996

4. Kersting M, Chahda C, Schöch G (1993) Optimierte Mischkost als Präventionsernährung für Kinder und Jugendliche. Lebensmittelauswahl, Nährstoffzufuhr und Speisepläne (Teil I-III). Ernährungs Umschau 40, 164–169, 204–209, B17–B19

5. Wabitsch M, Kunze D. Leitlinien. Arbeitsgemeinschaft Adipositas im Kindes- und Jugendalter, 2004. URL: www.adipositas-gesellschaft.de/daten/Leitlinie AGA-2004-09-10.pdf   Zugriff: 28.01.2008

6. Reinehr T et al. (2007) Four-year followup of children and adolescents participating in an obesity intervention program. Int J Obes (Lond), 31, 1074–1077 7.

7. Mensink G et al. Ernährungsstudie als Kiggs-Modul (EskiMo): Robert-Koch-Insitut; 2007. www.rki.de

8. Forschungsinstitut für Kinderernährung Dortmund (FKE). Empfehlungen für die Ernährung von Kindern und Jugendlichen – die Optimierte Mischkost optimix (Broschüre). Forschungsinstitut für Kinderernährung, Dortmund, 2007

9. Remer T et al. (2006) Longitudinal examination of 24-h urinary iodine excretion in schoolchildren as a sensitive, hydration status-independent research tool for studying iodine status. Am J Clin Nutr, 83, 639–646

10. Wember T, Manz F (1988) Überlegungen zur Verbesserung der Jodzufuhr. Akt Ern med, 13, 195–199

11. Sichert-Hellert W, Kersting M, Manz F (2001) Changes in time-trends of nutrient intake from fortified and non-fortified food in German children and adolescents – 15 year results of the donald study. Eur J Nutr, 40, 49–55

12. Kersting M (2004) Folsäureangereichertes Speisesalz. Pädiatr Prax, 65, 413–414

13. Alexy U, Kersting M, Schultze-Pawlitschko V (2003) Two approaches to derive a proposal for added sugars intake for German children and adolescents. Public Health Nutr, 6, 697–702

14. Kromeyer-Hauschild K et al. (2001) Perzentile für den Body-Mass-Index für das Kindes- und Jugendalter unter Heranziehung verschiedener deutscher Stichproben. Monatsschr Kinderheilkd, 149, 807–818

15. Nicklas TA et al. (2001) Eating patterns, dietary quality and obesity. J Am Coll Nutr, 20, 599–608

16. Franko DL et al. (2008) The relation ship between meal frequency and body mass index in black and white adolescent girls: More is less. Int J Obes (Lond), 32, 23–29

17. Libuda L et al. (2008) Pattern of beverage consumption and long-term association with body-weight status in German adolescents – results from the donald study. Br J Nutr, im Druck

18. Düren M, Kersting M (2003) Das Angebot an Kinderlebensmitteln in Deutschland. Ernährungs Umschau, 50, 16–21

19. Alexy U et al. (2007) Convenience food in der Ernährung von Kindern. Ernährung, 1, 396–401

20. Kersting M, Sichert-Hellert W (2006) Fastfood bei Kindern – was ist akzeptabel und was nicht? Pädiatrie hautnah, 18, 10–12

21. Paeratakul S et al. (2003) Fast-food consumption among us adults and children: Dietary and nutrient intake profile. J Am Diet Assoc, 103, 1332–1338

22. Diehl JM (1999) Nahrungspräferenzen 10- bis 14-jähriger Jungen und Mädchen. Schweiz Med Wochenschr, 129, 151–161

23. Alexy U et al. (2001) The foods most consumed by German children and adolescents: Results of the donald study. Ann Nutr Metab, 45, 128–134

24. Kersting M. Präferenz und Akzeptanz gesunder Lebensmittel. In: Bertelsmann Stiftung (Hg). Aspekte der Ernährung im Kindes- und Jugendalter. Verlag Bertelsmann Stiftung, Gütersloh, 2000, 35–39

25. Kersting M, Niedermowe U, Schöch G (1997) Einführung eines Vollkornbrotes (Roggen-Weizen) in Dortmund: Das Familienbrot. Getreide, Mehl und Brot, 51, 358–362

26. Manz F, Wentz A, Sichert-Hellert W (2002) The most essential nutrient: Defining the adequate intake of water. J Pediatr, 141, 587–592

27. Alexy U, Kersting M (2003) Time trends in the consumption of dairy foods in German children and adolescents. Eur J Clin Nutr, 57, 1331–1337

28. Story M, Neumark-Sztainer D, French S (2002) Individual and environmental influences on adolescent eating behaviors. J Am Diet Assoc, 102, S40–S51

29. Leonhäuser et al. Essalltag in Familien. VS Verlag für Sozialwissenschaften, Wiesbaden 2009

30. Benton D (2004) Role of parents in the determination of the food preferences of children and the development of obesity. Int J Obes Relat Metab Disord, 28, 858–869

31. Faith MS et al. (2004) Parent-child feeding strategies and their relationships to child eating and weight status. Obes Res, 12, 1711–1722

2.3 Bestandsaufnahme: Nährstoffversorgung und Lebensmittelverzehr von Kindern und Jugendlichen in Deutschland

Aktualisierte und überarbeitete Version des Originalbeitrages aus Ernährungs Umschau 11/2007 und 1/2008

1. Thefeld W et al (2002) Der Kinderund Jugendgesundheitssurvey: Ermittlung des Gesundheitsverhaltens von Eltern und Kindern. Gesundheitswesen, 64 Sonderheft 1, S36–S42

2. Kurth BM (2007) Der Kinder- und Jugendgesundheitssurvey (KiGGS): Ein Überblick über Planung, Durchführung und Ergebnisse unter Berücksichtigung von Aspekten eines Qualitätsmanagements. Bundesgesundheitsbl – Gesundheitsforsch – Gesundheitsschutz 50, 533–546

3. Deutsche Gesellschaft für Ernährung, Österreichische Gesellschaft für Ernährung, Schweizerische Gesellschaft für Ernährung, Schweizerische Vereinigung für Ernährung: Referenzwerte für die Nährstoffzufuhr. Neustadt a.d. Weinstraße, Neuer Umschau Buchverlag (2008)

4. Thierfelder W et al (2007) Biochemische Messparameter im Kinder- und Jugendgesundheitssurvey (KiGGS). Bundesgesundheitsbl – Gesundheitsforsch – Gesundheitsschutz 50, 757–770

5. Forschungsinstitut für Kinderernährung. Empfehlungen für die Ernährung von Kindern und Jugendlichen. Die optimierte Mischkost optimiX (5. überarbeitete Fassung). Dortmund 2005

6. Mensink GBM, Kleiser C, Richter A (2007) Lebensmittelverzehr bei Kindern und Jugendlichen in Deutschland. Bundesgesundheitsbl – Gesundheitsforsch – Gesundheitsschutz 50 (609–623)

7. Kersting M, et al (2004) Kinderernährung in Deutschland. Ergebnisse der DONALD Studie. Bundesgesundheitsblatt – Gesundheitsforschung – Gesundheitsschutz 47, 213–218

8. Livingstone MB, Robson PJ, Wallace JM (2004) Issues in dietary intake assessment of children and adolescents. Br J Nutr 92 Suppl 2, S213–22

9. Hintzpeter B, Scheidt-Nave C, Müller MJ et al. (2008) Higher prevalence of vitamin D deficiency is associated with immigrant background among children and adolescents in Germany. Journal of Nutrition 138, 1482–1490

10. He FJ, Marrero NM, MacGregor GA (2008) Salt and blood pressure in children and adolescents. J Hum Hypertens 22, 4–11

11. WCRF/AICR: Food, nutrition, physical activity, and the prevention of cancer: a global perspective. Washington DC, USA, AICR (2007)

12. Libuda L, et al. (2008) Pattern of beverage consumption and long-term association with bodyweight status in German adolescents – results from the DONALD study. Br J Nutr 99, 1370–1379

13. Stahl A, Vohmann C, Richter A et al. (2009) Changes in food and nutrient intake of 6 to 17 year old Germans between the 1980s and 2006. Public Health Nutrition 12, 1912–1923

14. Deutsche Gesellschaft für Ernährung (Hg) Qualitätsstandards für die Verpflegung in Tageseinrichtungen für Kinder 1. Auflage, Bonn (2009)

15. Deutsche Gesellschaft für Ernährung (Hg) Qualitätsstandards für die Schulverpflegung. 1. Auflage, Bonn (2007)

16. Heseker H, Oepping A, Vohmann C (2003) Verzehrsstudie zur Ermittlung der Lebensmittelaufnahme von Säuglingen und Kleinkindern für die Abschätzung eines akuten Toxizitätsrisikos durch Rückstände von Pflanzenschutzmitteln (VELS). Forschungsbericht. Universität Paderborn.

17. Mensink GBM, Haftenberger M, Thamm M (2001) Validity of DISHES 98, a computerised dietary history interview: energy and macronutrient intake. Eur J Clin Nutr 55, 409–417

18. Mensink GBM et al: Was essen wir heute? Ernährungsverhalten in Deutschland. Berlin, Robert Koch-Institut (2002)

19. Mensink GBM, Beitz R (2004) Food and nutrient intake in East and West Germany, eight years after the reunification – The German Nutrition Survey 1998. Eur J Clin Nutr 58(7), 1000–1010

20. Mensink GBM, Burger M (2004) Was isst du? Ein Verzehrshäufigkeitsfragebogen für Kinder und Jugendliche. Bundesgesundheitsbl – Gesundheitsforsch – Gesundheitsschutz 47(3), 219–226

21. Bauch A et al. (2006) EsKiMo – Die Ernährungsstudie bei Kindern und Jugendlichen. Ernährungs Umschau 53, 380–385

22. Mensink GBM et al (2007) EsKiMo – Das Ernährungsmodul im Kinder- und Jugendgesundheitssurvey. Bundesgesundheitsbl – Gesundheitsforsch – Gesundheitsschutz 50, 902–908

23. Klemm C et al: Der Bundeslebensmittelschlüssel (BLS II.3). Bundesinstitut für gesundheitlichen Verbraucherschutz und Veterinärmedizin, Berlin (1999)

24. Hartmann BM et al. (2006) Der Bundeslebensmittelschlüssel – Aktuelle Entwicklungen, Potenzial und Perspektiven. Ernährungs Umschau 53, 124–129

25. NEVO-tabel: Nederlands voedingsstoffenbestand 2006. The Hague, Netherlands (2006)

26. NUBEL. www.nubel.com

27. Food and Nutrient Board, Institute of Medicine: Dietary Reference Intakes for Thiamin, Riboflavin, Niacin, Vitamin B_6, Folate, Vitamin B_{12}, Pantothenic Acid, Biotin, and Choline. Washington D.C.: National Acedemy Press (2000)

28. Brönstrup A (2007) Folat und Folsäure. Ernährungs Umschau 54: 538–544

29. Kamtsiuris P, Lange M, Schaffrath-Rosario A (2007) Der Kinder-und Jugendgesundheitssurvey (KiGGS): Stichprobendesign, Response und Nonresponse-Analyse. Bundesgesundheitsbl – Gesundheitsforsch – Gesundheitsschutz 50, 547–556

3.1 Die Entwicklung des Essverhaltens im
Kindes- und Jugendalter

*Dieser Beitrag ist eine aktualisierte Fortschreibung
des Beitrags „Einflussfaktoren auf die Entwicklung
des Essverhaltens im Kindesalter" in der Fachzeitschrift Oralprophylaxe und Kinderzahnheilkunde
[25].*

1. Max Rubner-Institut, Bundesministerium für Ernährung,
    Landwirtschaft und Verbraucherschutz. Die Nationale Ver-
    zehrs Studie II. Ergebnisbericht Teil 1.
    PDF-Dokument auf www.bmelv.de (2008)

2. Rozin, P. The selection of food by rats, humans and other
    animals. In: Rosenblatt J, Hinde RA, Beer C, Shaw E (Eds)
    Advances in the Study of Behavior, Volume 6: 21–76, Acade-
    mic Press New York (1976)

3. Ganchrow JR, Matzner H (1979) Develepment of
    sucrose preference in rabbit pubs. Chemical senses and fla-
    vour 4: 241–248

4. Pudel V, Westenhöfer J. Ernährungspsychologie – Eine Ein-
    führung. 3. Aufl. Hogrefe (2005)

5. Birch LL, Fisher JO (1998) Development of eating behaviors
    among children and adolescents. Pediatrics 101: 539–549

6. Galef BG Jr, Henderson PW (1972) Mother's milk: a determi-
    nant of the feeding preferences of weaning rat pups. J Comp
    Physiol Psychol. 78: 213–219

7. Logue AW Die Psychologie des Essen und Trinkens. Hogre-
    fe (1998)

8. Davis CM (1928) Self selection of diet by newly weaned in-
    fants: an experimental study. Am J Dis Child 36: 651–679

9. Ellrott T (2003). Zunehmende Portionsgrößen – Ein Problem
    für die Regulation der Nahrungsmenge. Ernährungs Um-
    schau 50, 340–343

10. Galloway AT, Fiorito LM, Francis LA, Birch LL (2006). ‚Finish
    your soup': counterproductive effects of pressuring child-
    ren to eat on intake and affect. Appetite 46: 318–323. Epub
    2006 Apr 19

11. Kern DL, McPhee L, Fisher J et al. (1993) The postingestive
    consequences of fat condition preferences for flavors associ-
    ated with high dietary fat. Physiol Behav. 54: 71–76

12. Deutsche Gesellschaft für Ernährung (Hg). Ernährungsbe-
    richt 1984. DGE Frankfurt/M. (1984)

13. Pudel V (2009) Ernährung und Gesundheit – Informations-
    oder Verhaltensdefizit? Ernährungs Umschau 56: 34–35

14. Liem DG, Mars M, De Graaf C (2004) Sweet preferences and
    sugar consumption of 4- and 5-year-old children: role of pa-
    rents. Appetite 43: 235–245

15. Jansen E, Mulkens S, Jansen A (2007) Do not eat the red

food! Prohibition of snacks leads to their relatively higher
consumption in children. Appetite 49: 572–77

16. Pudel V, Borchardt A, Ellrott T et al. (2000) Essverhalten und
    Ernährungszustand von Kindern und Jugendlichen – eine
    Repräsentativerhebung in Deutschland. In: Deutsche Gesell-
    schaft für Ernährung (Hg) Ernährungsbericht 2000. DGE
    Bonn. S.115–146

17. Willms JD, Tremblay MS, Katzmarzyk PT (2003) Geographic
    and demographic variation in the prevalence of overweight
    Canadian children. Obes Res. 11: 668–673

18. Lobstein T, Frelut ML (2003) Prevalence of overweight
    among children in Europe. Obes Rev. 4: 195–200

19. Diehl JM (2007) Übergewicht in Deutschland: Food-Werbung
    als Sündenbock? Teil 1: Fernsehgewohnheiten und Werbe-
    wirkung bei Kindern. Ernährung im Fokus 7: 34–39

20. Pudel V (2009): Essverhalten – Selbstverantwortung oder
    Fürsorge? Ernährungs Umschau August 56: 457–459

21. Methfessel B (2009) Ernährungsprävention – ein Thema in
    unserer Gesellschaft? Ernährungs Umschau 56: 474–475

22. Deligöz M (2009) Stellungnahme Gesunde Ernährung. Deut-
    scher Bundestag, Kinderkommission 16/31 vom 6.7.2009

23. Heindl I, Johannsen U, Brüggemann I (2009) Essverhalten
    und Lernprozesse in der Ernährungsbildung – Medien, Mate-
    rialien und die Rolle der vermittelnden Personen. Ernährungs
    Umschau 56: 442–449

24. Pudel V, Westenhöfer J (1992) Dietary and behavioural prin-
    ciples in the treatment of obesity. Int. Mon. on EP & WC 1
    (2): 2–7

25. Ellrott T (2009) Einflussfaktoren auf die Entwicklung des
    Essverhaltens im Kindesalter. Oralprophylaxe und Mundhy-
    giene, 31: 78–85

3.2 Wie Essverhalten durch die Familie geprägt wird

Überarbeitete und erweiterte Version des Beitrags „Wie Kinder beim Essen essen lernen" aus dem Tagungsband „Die Mahlzeit – alte Last oder neue Lust" der Dr. Rainer Wild Stiftung, Heidelberg 2009

1. Schlegel-Matthies K: Die Tischgemeinschaft vor dem Aus? „Liebe geht durch den Magen." Mahlzeit und Familienglück im Wandel der Zeit. In: Der Bürger im Staat Heft 4/2002 (Nahrungskultur. Essen und Trinken im Wandel.) URL: www.Buergerimstaat.de/4_02/liebe.htm (Zugriff 17.06.2008)

2. Leonhäuser IU, Meier-Gräwe U, Möser A et al. Essalltag in Familien. VS Verlag für Sozialwissenschaften Wiesbaden (2009)

3. Vauthier JM et al. (1996) Family resemblance in energy and macronutrient intakes: the Stanislas Family Study. International journal of epidemiology 25: 1030–1037

4. Birch LL, Davison KK (2001) Family environmental factors influencing the developing behavioural controls of food intake and childhood overweight. Pediatric clinics of North America 48: 893–907

5. Rosenkranz RR, Dzewaltowski DA (2008) Model of the home food environment pertaining to childhood obesity. Nutrition Reviews 66(3): 123–140

6. Hirschfelder G (2007) Die kulturale Dimension gegenwärtigen Essverhaltens. Ernährung 1: 156–161

7. Rozin P. Social learning about food by humans. In: Zentall T, Galef B Jr. Social learning. Psychological and biological perspectives. Lawrence Erlbaum Associates, Publishers, Hillsdale, New Jersey (1988) 165–187

8. Rützler H. Kinder lernen essen. Strategien gegen das Zuviel. Hubert Krenn Verlag Wien (2007)

9. Pudel V, Westenhöfer J. Ernährungspsychologie. Eine Einführung. 3. Aufl. Hogrefe Göttingen (2003)

10. Birch LL, Fisher JO (1998) Development of eating behaviours among children and adolescents. Pediatrics 101, Suppl: S539–S548

11. Blanchette L, Brug J (2005) Determinants of fruit and vegetable consumption among 6-12-year-old children and effective interventions to increase consumption. Journal of human nutrition and dietetics 18: 431–443

12. Patrick H, Nicklas TA (2005) A review of family and social determinants of children's eating patterns and diet quality. Journal of the American College of Nutrition 24: 82–92

13. Juul J. Was gibt's heute? Gemeinsam essen macht Familien stark. Beltz Weinheim (2005)

14. Galloway AT et al. (2005) Parental pressure, dietary patterns, and weight status among girls who are "picky eaters". JADA 105: 541–548

15. Johnson SL. (2000) Improving preschoolers' self-regulation of energy intake. Pediatrics 106: 1429–1435

16. Jansen A, Tenney N. (2001) Seeing mum drinking a "light" product: is social learning a stronger determinant of taste preference acquisition than caloric conditioning? European journal of clinical nutrition 55: 418–422

17. Rimal RN (2003) Intergenerational Transmission of Health: The Role of Intrapersonal, Interpersonal, and Communicative Factors. Health Education & Behavior 30: 10–28

18. Benton D (2004) Role of parents in the determination of the food preferences of children and the development of obesity. International Journal of Obesity 28: 858–869

19. Ellrott T (2007) Wie Kinder essen lernen. Ernährung 1: 167–173

20. Neuloh O, Teuteberg HJ. Ernährungsfehlverhalten im Wohlstand: Ergebnisse einer empirisch-soziologischen Untersuchung in heutigen Familienhaushalten. Schöningh Paderborn 1979

21. Diedrichsen I. Ernährungspädagogik. In: Diedrichsen I (Hg.) Humanernährung. Ein interdisziplinäres Lehrbuch. Steinkopff Darmstadt (1995) 153–186

22. Lipp-Peetz C (1993) „...Leben ist einfach lebensgefährlich." Gesundheitsförderung in der Kindertagesstätte. Theorie und Praxis der Sozialpädagogik 101: 131–136

23. Klapp S. Mittagsmahlzeiten in Kindertagesstätten. Dissertation. Verlag Hans Jacobs (1997)

24. Faith MS et al. (2004) Parent-child feeding strategies and their relationships to child eating and weight status. Obesity Research 12: 1711–1722

25. Birch LL, Deysher, M (1986) Caloric compensation and sensory specific satiety: evidence for self regulation of food intake by young children. Appetite 7: 323–331

26. Birch LL et al. (1991) The variability of young children's energy intake. New England Journal of Medicine 324: 232–235

27. Rolls, BJ, Engell D, Birch LL (2000) Serving portion size influences 5-year-old but not 3-year-old children's food intakes. Journal of the American Dietetic Association 100: 232–234

28. Savage JS, Fisher JO, Birch LL (2007) Parental influence on eating behaviour: conception to adolescence. Journal of law, medicine & ethics 35: 22–34

29. Orrell-Valente JK et al. (2007) „Just three more bites": An observational analysis of parents' socialization of children's eating at mealtime. Appetite 48: 37–45

30. Birch LL et al. (1987) What kind of exposure reduces children's food neophobia? Looking vs. tasting. Appetite 9: 171–178

31. Pliner P et al. (1993) Reduction of neophobia in humans by exposure to novel foods. Appetite 20: 111–123

32. Johnson SL, McPhee L, Birch LL (1991) Conditioned preferences: young children prefer flavours associated with high dietary fat. Physiology & behaviour 50: 1245–1251

33. Jansen E et al. (2008) From the Garden of Eden to the land of plenty. Restriction of fruit and sweets intake leads to increased fruit and sweets consumption in children. Appetite 51: 570–575

34. Crombie IK et al. (2008) What maternal factors influence the diet of 2-year-old children living in deprived areas? A cross-sectional survey. Public health nutrition 11: 1–7

35. Fisher JO, Birch LL (2000) Parents' restrictive feeding practices are associated with young girls' negative self-evaluation of eating. JADA 100: 1341–1346

36. Dreikurs S, Soltz V. Kinder fordern uns heraus. Wie erziehen wir sie zeitgemäß? 9. Aufl. Klett Cotta Stuttgart 2001

37. Birch LL et al. (1980) The influence of social-affective context on the formation of children's food preferences. Child Development 51: 856–861

38. Birch LL et al. (1984) Eating as the „means" activity in a contingency: Effects on young children's food preference. Child Development 55: 431–439

39. Mikula G. (1989) Influencing food preferences of children by „if-then" type instructions. European Journal of Social Psychology 19: 225–241

40. Stark L et al. (1986) Using reinforcement and cueing to increase healthy snack food choices in preschoolers. Journal of Applied Behavior Analysis 19: 367–379

41. Hubbs-Tait L et al. (2008) Parental feeding practices predict authoritative, authoritarian, and permissive parenting styles. JADA 108: 1154–1161

42. Keppler A. Tischgespräche. Über Formen kommunikativer Vergemeinschaftung am Beispiel der Konversation in Familien. Suhrkamp Frankfurt/M. (1994)

3.3 Einflüsse auf das Essverhalten Jugendlicher

1. Barlösius E. Soziologie des Essens. Eine sozial- und kulturwissenschaftliche Einführung in die Ernährungsforschung. Juventa, Weinheim (1999)

2. Bartsch S (2008) Jugendesskultur: Bedeutungen des Essens für Jugendliche im Kontext Familie und Peergroup. In: Aufklärung Bundeszentrale für gesundheitliche (Hg), Forschung und Praxis der Gesundheitsförderung, Fachheft 30, Bonn

3. Fend H. Entwicklungspsychologie des Jugendalters. Leske + Budrich, Opladen (2000)

4. Bourdieu P. Die feinen Unterschiede. Kritik der gesellschaftlichen Urteilskraft. Suhrkamp, Frankfurt a. M. (1984)

5. Bartsch S (2007) Jugendliche als Träger und Gestalter von Esskultur. Ernährung – Wissenschaft und Praxis (7) 368–373

6. Gerhards J, Rössel J (2003) Das Ernährungsverhalten Jugendlicher im Kontext ihrer Lebensstile. In: Bundeszentrale für gesundheitliche Aufklärung (Hg), Forschung und Praxis der Gesundheitsförderung, Fachheft 20, Köln

7. Karmasin H. Die geheime Botschaft unserer Speisen. Was Essen über uns aussagt. Verlag Antje Kunstmann, München (2001)

8. Nestlé Deutschland AG (Hg). Gut essen, gesund leben. Ernährung in Deutschland. Nestlé Studie zur Anuga 1999, Frankfurt a. M. (1999)

9. Setzwein M. Ernährung – Körper – Geschlecht. VS Verlag für Sozialwissenschaften, Wiesbaden (2004)

10. Brombach C (2001) Mahlzeit – Familienzeit? Mahlzeiten im heutigen Familienalltag. Ernährungs Umschau (6) 238–242

11. Deutsche Shell (Hg) Jugend 2006. 15. Shell Jugendstudie. Fischer Taschenbuch Verlag, Frankfurt a. M. (2006)

12. Rößler-Hartmann M. Die Ernährungsversorgung als Lernfeld im Alltag der Jugendlichen. Verlag Dr. Kovac, Hamburg (2007)

13. Kurth BM, Schaffrath Rosario A (2007) Die Verbreitung von Übergewicht und Adipositas bei Kindern und Jugendlichen in Deutschland. Ergebnisse des bundesweiten Kinder- und Jugendgesundheitssurveys (KiGGS). Bundesgesundheitsbl - Gesundheitsforsch - Gesundheitsschutz 50: 736–743

14. Kromeyer-Hauschild K (2001) Perzentile für den Body-Mass-Index für das Kindes- und Jugendalter unter Heranziehung verschiedener deutscher Stichproben. Monatsschrift Kinderheilkunde: 807–818

15. 15. Max Rubner-Instiut (Hg). Nationale Verzehrsstudle II. Ergebnisbericht, Teil 1 und 2, Karlsruhe (2008)

16. DGE (Deutsche Gesellschaft für Ernährung e. V., Hg). Ernährungsbericht 2008, Frankfurt a. M. (2008)

17. Deutsche Shell (Hg) Jugend 2002. 14. Shell Jugendstudie. Fischer Taschenbuch Verlag, Frankfurt a. M. (2002)

18. Ravens-Sieberer U. Gesundheitsverhalten von Kindern und Jugendlichen. Die WHO-Jugend-Gesundheitsstudie für Berlin und Hamburg. Verlag Dr. Kovac, Hamburg (2008)

19. Ravens-Sieberer U, Thomas C (2002) Gesundheitsverhalten von Schülern in Berlin. Ergebnisse der HBSC-Jugendgesundheitsstudie 2002 im Auftrag der WHO. In: RKI (Robert Koch Institut, Hg), Berlin

20. DGE (Deutsche Gesellschaft für Ernährung e. V., Hg). Ernährungsbericht 2000. Frankfurt a. M. (2000)

21. Bartsch S (2008) Essstile von Männern und Frauen. Der Genderaspekt in der Gesundheitsprävention und Gesundheitsberatung. Ernährungs Umschau 55: 672–681

22. Methfessel B (2004) Ernährungsleitbilder und Geschlecht. In: Hayn D, Empacher C (Hg), Ernährung anders gestalten. Leitbilder für eine Ernährungswende, ökom, München, 31–39

23. Methfessel B (1999) Körperbeziehungen und Ernährungsverhalten bei Mädchen und Jungen. In: Methfessel B. (Hg), Essen lehren – Essen lernen, Schneider, Hohengehren, 31–76

3.4 Anforderungen an eine Reform der schulischen Ernährungs- und Verbraucherbildung

1. Dach-Arbeitsgruppe zur Ernährungs- und Verbraucherbildung. Grundlegende Begriffe. Arbeitspapier (2009) (Veröffentlichung im Rahmen der Homepages www.evb-online.de und www.habifo.de demnächst geplant).

2. Heindl I (2009) Ernährungsbildung – curriculare Entwicklung und institutionelle Verantwortung. Ernährungs Umschau 56: 568–573

3. Methfessel B. Esskultur und familiale Alltagskultur. Beitrag zum Online-Familienhandbuch des Staatsinstituts für Frühpädagogik (2004). URL: www.familienhandbuch.de/cmain/f_Aktuelles/a_Ernaehrung/s_1311.html, Zugriff 5.09.09

4. Methfessel B. Soziokulturelle Grundlagen der Ernährungsbildung. Paderborner Schriften zur Ernährungs- und Verbraucherbildung, herausgegeben von Heseker H, Schlegel-Matthies KH 7 (2005) URL: www.evb-online.de/wissenschaft_ernaehrung.php, Zugriff 5.09.09

5. Methfessel B. Welche Rolle spielt Ernährungskultur in der Ausbildung von Mittlerkräften? In: Bundesamt für Naturschutz (Hg) Ernährungskultur: Land(wirt)schaft, Ernährung und Gesellschaft, 26. Wissenschaftliche Jahrestagung der AGEV, BfN Skripten Nr. 123, (2004) S. 91–103. Bonn: BfN. URL: www.agev-rosenheim.de/tagung2004/dokumentation.htm, Zugriff 5.9.09

6. Lemke H. Ethik des Essens. Eine Einführung in die Gastrosophie. Akademie Verlag Berlin (2007)

7. Heindl I. Studienbuch Ernährungsbildung – Ein europäisches Konzept zur schulischen Gesundheitsförderung. Klinkhardt, Bad Heilbrunn (2003)

8. Vester MD, von Oertzen P, Geiling H et al. Soziale Milieus im gesellschaftlichen Strukturwandel. Suhrkamp, Frankfurt/M (2001)

9. Haushalt & Bildung H. 1/2003. Themenschwerpunkt „Biographie und Lernprozess"

10. Ajzen I (1991) The theory of planned behavior. Organizational Behavior and Human Decision Processes 50: 179–211

11. Schlegel-Matthies K. „Liebe geht durch den Magen": Mahlzeit und Familienglück im Strom der Zeit. In: Teuteberg HJ (Hg) Die Revolution am Esstisch. Neue Studien zur Nahrungskultur im 19./20. Jahrhundert. Steiner-Verlag, Stuttgart (2004) S. 148–161

12. Schlegel-Matthies K (2002) Nahrungskultur. Essen und Trinken im Wandel. Der Bürger im Staat 52, 4: 208–212

13. Spiekermann U. Eßkultur heute. Was, wie und wo essen wir? In: Dr. Rainer Wild-Stiftung (Hg) Gesunde Ernährung zwischen Natur- und Kulturwissenschaft. Rhema, Münster (1999) S. 41–56

14. Andersen A. Der Traum vom guten Leben. Alltags- und Konsumgeschichte vom Wirtschaftswunder bis heute, Campus, Frankfurt (1997)

15. Wildt M. Am Beginn der Konsumgesellschaft. Mangelerfahrung, Lebenshaltung, Wohlstandshoffnung in Westdeutschland in den fünfziger Jahren. Ergebnisse Verlag, Hamburg (1994)

16. Methfessel B, Schlegel-Matthies K (2006) Mittelmeerkost im Alltag deutscher Jugendlicher – Ein Lehr-Forschungsprojekt mit Studierenden in Heidelberg und Paderborn. Haushalt & Bildung, 83, 4: 37–46

17. Bartsch S. Jugendesskultur: Bedeutung des Essens für Jugendliche im Kontext Familie und Peergroup. Bundeszentrale für gesundheitliche Aufklärung (BZgA), Forschung und Praxis der Gesundheitsförderung (Bd. 30), BZgA, Köln, (2008)

18. AID (Hg) REVIS Handreichungen zur Reform der Ernährungs- und Verbraucherbildung in Schulen (in Vorbereitung)

19. Heindl I. Kulinaristik und Allgemeinbildung. In: Wierlacher A, Bendix R (Hg) KULINARISTIK Forschung – Lehre – Praxis, Band 1, Lit Verlag Dr. W. Hopf, Berlin (2008). S. 129–146

20. Heindl I. Gesundheitswissenschaftliche Fundierung der Ernährungsbildung im Forschungsprojekt REVIS. Paderborner Schriften zur Ernährungs- und Verbraucherbildung, herausgegeben von Heseker H, Schlegel-Matthies K. H. 6 (2005) URL: www.evb-online.de/wissenschaft_gesundheit.php, Zugriff 5.9.09.

21. Haushalt & Bildung H. 3/2002. Themenschwerpunkt „Salutogenese"

22. Oepping A,. Schlegel-Matthies K. REVIS – Moderne Ernährungs- undVerbraucherbildung in Schulen. Aid, Bonn (2008)

23. Methfessel B (2007/2008) Salutogenese – ein Modell fordert zum Umdenken heraus. Teil 1: Ernährungs Umschau 54: 704–709. Teil 2: Herausforderungen an die Gesundheitsförderung. Ernährungs Umschau 55: 37–43

24. Klapp S. Mittagsmahlzeiten in Kindertagesstätten. Verlag Hans Jacobs, Lage (1997)

25. Methfessel B. Hauptsache es schmeckt! Möglichkeiten und Grenzen der Beeinflussung des Ernährungsverhaltens von Kindern durch Ernährungserziehung. In: Ministerium Ländlicher Raum Baden-Württemberg (Hg) Kinderernährung heute. Schneider, Baltmannsweiler (1996) S. 83–97

26. Unterrichtsmaterialien zum Projekt ScienceKids. URL: www.sciencekids.de/7-0-Lehrmaterialien.html, Zugriff 5.9.09

27. AID (Hg). Esspedition Kindergarten. Bearbeitet von Bär-Stoll C, Flosdorf-Winkel B, Grünewald-Funk D, Radke M. Bonn, AID (2007)

28. Juul J. Was gibt's heute. Gemeinsam essen macht Familien stark. Beltz, Weinheim (2005)

29. Schlegel-Matthies K. Verbraucherbildung im Forschungsprojekt REVIS – Grundlagen. Paderborner Schriften zur Ernährungs- und Verbraucherbildung, herausgegeben von Heseker H, Schlegel-Matthies K. H. 2 (2004). URL: www.evb-online.de/wissenschaft_konsum.php, Zugriff 5.9.09

30. Methfessel B. Warum Ernährungsbildung notwendig ist und wie sie wirksam werden kann. In: Baadte S, Bös K, Rechkemmer G et al. (Hg) Kinderturn-Kongress 2009: Kinder bewegen, besser essen – Synergien nutzen. Kongressbeiträge. Verlag Empirische Pädagogik, Landau (2009) 88–102

31. „Der Essalltag als Herausforderung der Zukunft", 6. Symposium des Internationalen Arbeitskreises für Kulturforschung des Essens, 21.–23. Juni 2009, Heidelberg (vgl. die Beiträge von Heindl, Methfessel und Schlegel-Matthies), eine Veröffentlichung der Ergebnisse ist vorgesehen. URL: www.gesunde-ernaehrung.org/de/Aktivitaeten/Symposium/Der_Essalltag_als_Herausforderung_der_Zukunft/1246436151. Zugriff 5.9.09

32. Jansen B (2009) Wissenschaftliche Informationen – Wie kann ich diese kritisch bewerten und nutzen? Haushalt & Bildung 1: 21–27

33. Methfessel B. „Artgerecht" und mit „gesundem Menschenverstand" – zu typischen Mustern der Manipulation von Meinungen und Verhalten im Umgang mit Ernährungskonzepten. In: Heseker H (Hg) Neue Aspekte der Ernährungsbildung. Umschau Zeitschriftenverlag, Frankfurt (2005) 44–51, 107

34. Methfessel B. Information – Belehrung – Begleitung. Ernährungskommunikation in Bildung und Beratung In: Barlösius E, Rehaag R (Hg) Skandal oder Kontinuität. Anforderungen an eine öffentliche Ernährungskommunikation. WZB, Berlin (2006) S. 51–60 URL: http://skylla.wzb.eu/pdf/2006/i06-306.pdf, Zugriff 5.9.09

35. Schlegel-Matthies K. Fachdidaktische Perspektiven auf den Umgang mit Heterogenität im haushaltsbezogenen Unterricht. In: Bräu K, Schwerdt U (Hg) Heterogenität als Chance. Vom produktiven Umgang mit Gleichheit und Differenz in der Schule. LIT-Verlag, Münster (2005) S. 197–217

36. Haushalt & Bildung H 1/2003. Schwerpunkt: Biographie und Lernprozess.

37. Heseker H, Beer S, Heindl I et al. Schlussbericht des Modellprojekts „Reform der Ernährungs- und Verbraucherbildung in Schulen" (REVIS). Paderborn (2005). URL: www.evb-online.de/evb_revis.php, Zugriff 5. 9. 09

38. Referenzrahmen zur „Reform der Ernährungs- und Verbraucherbildung in Schulen" URL: www.evb-online.de/schule_referenzrahmen.php, Zugriff am 5.9.09

39. Europäisches Kerncurriculum– Inhalte und Lernziele der Ernährungsbildung. Veröffentlicht in Heindl I. Studienbuch Ernährungsbildung – Ein europäisches Konzept zur schulischen Gesundheitsförderung. Klinkhardt, Bad Heilbrunn (2003) und unter: URL: www.ernaehrung-und-verbraucherbildung.de/bildung_international_europ_kerncurriculum.php, Zugriff 5. 9. 09

40. „Didaktischer Würfel" zur „Reform der Ernährungs- und

Verbraucherbildung in Schulen" URL: www.evb-online.de/schule_referenzrahmen_didaktischer_wuerfel.php, Zugriff 5.9.09

41. „Haus der Bildungsziele" zur „Reform der Ernährungs- und Verbraucherbildung in Schulen". URL: www.evb-online.de/schule_referenzrahmen_bildungsziele.php, Zugriff 5.9.09

42. Portfolio zur „Reform der Ernährungs- und Verbraucherbildung in Schulen". URL: www.evb-online.de/lehrerbildung_portfolio.php, Zugriff 5.9.09

43. D-A-CH Erklärung zur Ernährungs- und Verbraucherbildung, URL: www.habifo.de/dach.html, Zugriff 5.9.09

44. Homepage „Gut Drauf": URL: www.gutdrauf.net/, Zugriff 5.9.09

45. Methfessel B. Förderliche und hemmende Faktoren der Implementation der Ergebnisse der Reform der Ernährungs- und Verbraucherbildung in Schulen (REVIS) in der BRD – Ergebnisse und Thesen. Beitrag zum DACH-Workshop der Jahrestagung des HaBiFo, 19–21. Februar 2009, München.

46. Haushalt & Bildung Heft 1/2008, Schwerpunkt Schulverpflegung.

47. Winkler G. Zur Bedeutung von Umfeld und Ambiente bei Schulmahlzeiten. Vortrag beim 12. Heidelberger Ernährungsforum „Die Mahlzeit – Alte Last oder neue Lust?". URL: www.gesunde-ernaehrung.org/mediadb/Aktivitaten_PDF/HEF/HEF_12/Winkler.pdf Zugriff: 17.09.09

48. Qualitätsstandards zur Schulverpflegung. URL: www.dge.de/modules.php?name=News&file=article&sid=754, Zugriff 5.9.09

49. Hinweise zur Schulverpflegung: URL: www.schuleplusessen.de/; www.vernetzungsstelle-berlin.de/; Zugriff 5.9.09.

4.1 Prävalenz und Prävention von Übergewicht und Adipositas im Kindesalter

1. KiGGS – die Studie zur Gesundheit von Kindern und Jugendlichen in Deutschland. (2005). http://www.kiggs.de

2. Robert Koch Institut. Gesundheitsberichterstattung des Bundes. Gesundheit in Deutschland. Berlin (2006)

3. Nationale Verzehrsstudie 2 (2006) http://www.was-esse-ich.de

4. Lobstein T, Baur L, Uauy R (2004) IASO International Obesity TaskForce. Obesity in children and young people: A crisis in public health. Obes Rev 5: 4–104

5. Sundblom E, Petzold M, Rasmussen F, et al. (2008) Childhood overweight and obesity prevalences levelling off in Stockholm but socioeconomic differences persist. Int J Obes 32: 1525–1530

6. Johannsen M. Übergewicht bei 5- bis 7-jährigen Kindern – Analyse von Trends, Determinanten und gesundheitlichen Auswirkungen. Eine Untersuchung im Rahmen der Kieler Adipositaspräventionsstudie (KOPS). Schriftenreihe des Instituts für Humanernährung und Lebensmittelkunde der Christian-Albrechts-Universität zu Kiel. Band 52. Der Andere Verlag, Lübeck (2009)

7. Langnäse K, Mast M, Müller MJ (2002) Social class differences in overweight of prepubertal children in Northwest Germany. Int J Obes 26: 566–572

8. Danielzik S, Czerwinski-Mast M, Langnäse K, et al. (2004) Parental overweight, socioeconomic status and high birth weight are the major determinants of overweight and obesity in 5-7-y-old children. Baseline data of the Kiel Obesity Prevention Study (KOPS). Int J Obes 28: 1494–1502

9. Lammerz A, Kuepper-Nybelen J, Wehle C, et al. (2005) Social class, parental education, and obesity prevalence in a study of six-year-old children in Germany. Int J Obes 29: 373–380

10. Lange D. Einfluss von sozialen Faktoren und der Lebenswelten auf den Ernährungszustand und Lebensstil von Kindern und Jugendlichen der Kieler Adipositas Präventionsstudie (KOPS). Schriftenreihe des Instituts für Humanernährung und Lebensmittelkunde der Christian-Albrechts-Universität zu Kiel, Band 53. Der Andere Verlag, Lübeck, (2009)

11. Shrewsberry V, Wardle J (2008) Socioeconomic status and adiposity in childhood: A systematic review of cross-sectional studies 1990-2005. Obesity 16: 275–284

12. Renzaho AMN, Swinburn B, Burns C (2008) Maintenance of traditional cultural orientation is associated with lower rates of obesity and sedentary behaviours among African migrant children to Australia. Int J Obes 32: 594–600

13. Müller MJ. How are we going to turn the obesity prevention experience? Obesity Rev published online Sep. 2009

14. Brown, S, Kelly, C (2007) Summerbell. Prevention of obesity: a review of interventions. Obes rev. (suppl.1), 127–130

15. Doak C, Heitmann BL, Summerbell C, Lissner L (2009) Prevention of childhood obesity – what type of evidence should we consider relevant? Obes rev. 10: 350–356

16. Pust S. Evaluation eines Adipositas-Präventionsprogramms für Kinder. Ergebnisse der Kieler Adipositas-Präventionsstudie (KOPS). Schriftenreihe des Instituts für Humanernährung und Lebensmittelkunde der Christian Albrechts Universität zu Kiel. Band 34. Der Andere Verlag, Lübeck, (2006)

17. McAuley KA, Taylor RW, Framer VL, et al. Economic evaluation of a Community-based Obesity prevention program in children. Obesity published online May 2009

18. Plachta-Danielzik S, Pust S, Asbeck I, et al. (2007) Four-year follow-up of school-based intervention on overweight children: the KOPS study. Obesity 15: 3159–3169

19. Gortmaker SL, Peterson K, Wiecha J, et al. (1999) Reducing Obesity via a School-Based Interdisciplinary Intervention Among Youth: Planet Health. Arch Pediatr Adolesc Med. 153: 409–418

20. Marcus C, Nyberg G, Nordenfelt A, et al. (2009) A 4-year, cluster-randomized, controlled childhood obesity prevention study: STOPP. Int J Obes 33: 408–417

21. Simon C, Schweitzer B, Oujaa M, et al. (2008) Successful verweight prevention in adolescents by increasing physical activity: A 4-year randomized controlled intervention. Int J Obes 32: 1489–1498

22. Manios Y, Kafatos A, and the Preventive Medicine and Nutrition Clinic university of Crete Research team (2006) Health and nutrition education in primary schools in Crete: 10 years follow up of serum lipids, physical activity and macronutrient intake. Br J Nutr 95: 568–575

23. Jouret B, Ahluwalia N, Dupuy M, et al. (2009) Prevention of overweight in preschool children: results of Kindergarten-based interventions. Int J Obes online publication Sep.

24. Taylor RW, McAuley KA, Barbezat W, et al. (2008) Two-year follow-up of an obesity prevention initiative in children: the APPLE project. Am. J. Clinical Nutrition 88: 1371–1377

25. Economos CD, Hyatt RR, Goldberg JP, et al. (2007) A community intervention reduces BMI z-score in children: Shape up Sommerville first year Results. Obesity 15: 1325–1336

26. Sanigorski AM, Bell AC, Kremer PJ, et al. (2008) Reducing unhealthy weight gain in children through community capacity-building: results of a quasi-experimental intervention program, Be Active Eat Well Int J Obes 32: 1060–1067

27. Romon M, Lommez A, Tafflet M, et al. (2009) Downward trends in the prevalence of childhood overweight in the setting of 12-year school- and community-based program Public Health Nutrition 12: 1735–1742

28. Rose G. Rose's strategy of preventive medicine. Oxford University Press, Oxford (1992; Nachdruck 2008)

29. IN FORM – Deutschlands Initiative für gesunde Ernährung und mehr Bewegung. http://www.bmelv.de/cln_044/nn_1236852/SharedDocs/downloads/03-Ernaehrung/Aufklaerung/Aktionsplan__InForm/Aktionsplan__InForm, templateId=raw,property=publicationFile.pdf/Aktionsplan_InForm.pdf.

30. Swinburn B, Shelly A (2008) Effects of TV time and other sedentary pursuits. Int J Obes 32: 132–136

31. Carter R, Swinburn B (2009) The cost-effectiveness of removing television advertising of high fat and/or high-sugar food and beverages to Australien children. Int J Obes published online Sep.

32. Center of Disease Control (CDC), Morbidity and Mortality Weekly Report (2009) Vol. 58, No. RR–7. Recommended community strategies and measurments to prevent obesity in the United States. http://www.cdc.gov/mmwr

4.2 (Warum) Sind dicke Kinder ein Problem?

1. Arbeitsgemeinschaft Adipositas im Kindes- und Jugendalter (2006). Leitlinien. Verabschiedet auf der Konsensus-Konferenz der AGA am 06.10.2006. Zugriff am 04.07.07 unter http://www.a-g-a.de/Leitlinie.pdf

2. Wabitsch M, Hebebrand J, Kiess W, Zwiauer K (Hg) Adipositas bei Kindern und Jugendlichen: Grundlagen und Klinik. Springer, Berlin (2009)

3. URL: http://www.besseressenmehrbewegen.de/fileadmin/grafiken/Vortrag_Professor_Wabitsch.pdfZugriff 1.10.09

4. Chopra M, Galbraith S, Darnton-Hill I (2002) A global response to a global problem: the epidemic of overnutrition. Bull. World Health Organ. 80: 952–958

5. Koletzko B, Toschke AM, Von Kries R (2004) Herausforderungen bei der Charakterisierung und der Verbesserung der Ernährungssituation im Kindes und Jugendalter. Bundesgesundheitsblatt Gesundheitsforschung Gesundheitsschutz. 47: 251–25

6. Methfessel B. Der Mensch ist, was er isst – der Mensch isst, was er ist. In Pädagogische Hochschule Heidelberg (Hrsg.), Perspektiven zur pädagogischen Professionalisierung, Themenheft „Gesundheit - Chance oder Last" Nr. 77 (S. 13–18) Verlag Empirische Pädagogik, Landau (2009)

7. Schmidt RF, Lang F, Thews G. Physiologie des Menschen. Springer Verlag, Heidelberg (2005)

8. Leitzmann C, Müller C, Michel P et al. Ernährung in Prävention und Therapie. Hippokrates, Stuttgart (2003)

9. Hahn A, Ströhle A, Wolters M. Ernährung. Physiologische Grundlagen, Prävention, Therapie. WVG, Stuttgart (2006)

10. „Übergewicht und Adipositas bei Kindern, Jugendlichen und jungen Erwachsenen als systemisches Risiko" (URL: http://www.sozial-oekologische-forschung.org/de/700.php) Zugriff 27.9.09

11. URL: Diskussion unter http://www.scinexx.de/dossier-detail-437-11.html, Zugriff am 2.2.2009

12. Methfessel B, Miltner B (im Druck) Abenteuer „Essen" – mit Kleinkindern gemeinsam Essen lernen. In Andresen S, Brumlik M, Koch C (Hrsg.). Das ElternBuch. Entscheidungshilfen für mündige Eltern. Beltz, Weinheim

13. Kurth BM, Schaffrath-Rosario A (2007) Die Verbreitung von Übergewicht und Adipositas bei Kindern und Jugendlichen in Deutschland. Bundesgesundheitsbl. Gesundheitsforsch.Gesundheitsschutz 50: 736–743

14. DGE (Hrsg.): Ernährungsbericht 2008. Bonn (2008)

15. MRI: Nationale Verzehrsstudie. Ergebnisbericht II. Karlsruhe (2008)

16. Haushalt & Bildung H1/2008, Schwerpunkt: Schulverpflegung.

17. Methfessel B. Soziokulturelle Grundlagen der Ernährungsbildung. Paderborner Schriften zur Ernährungs- und Verbraucherbildung, herausgegeben von Heseker H, Schlegel-Matthies KH 7 (2005). URL: http://www.evb-online.de/wissenschaft_ernaehrung.php, Zugriff 5.09.09

18. Ziemann M. Internationalisierung der Ernährungsgewohnheiten in ausgewählten europäischen Ländern. Frankfurt/Main (1999)

19. Methfessel B (2007) Salutogenese – ein Modell fordert zum Umdenken heraus. Ernährungs Umschau 54, 12: 704–709. Dies. (2008) Teil 2: Herausforderungen an die Gesundheitsförderung. Ernährungs Umschau 55, 1: 37–43

20. Methfessel B. Esskultur und familiale Alltagskultur. Beitrag zum Online-Familienhandbuch des Staatsinstituts für Frühpädagogik (2004). URL: http://www.familienhandbuch.de/cmain/f_Aktuelles/a_Ernaehrung/s_1311.html, Zugriff 5.09.09

21. URL: http://www.sz-magazin.sueddeutsche.de/texte/anzeigen/2533

22. Bartens W (2009) „Rund und Gesund", Süddeutsche Zeitung Nr. 226, S. 18

23. Hauner H (2009) Übergewicht: Alles halb so schlimm? Editorial, Dtsch Arztebl Int 106(40): 639–40

24. Lenz M, Richter T, Mühlhauser I (2009) Morbidität und Mortalität bei Übergewicht und Adipositas im Erwachsenenalter: Eine systematische Übersicht Dtsch Arztebl Int 106(40): 641–8

25. Nationale Verzehrsstudie II: http://www.was-esse-ich.de/

26. Hauner H (2006) Die viszerale Adipositas. Dreh- und Angelpunkt des metabolischen Syndroms. Cardiovasc 6: 32–34

27. Methfessel B. Körperbeziehungen und Ernährungsverhalten bei Mädchen und Jungen. Lehr- und Lernvoraussetzung in der Ernährungserziehung. In Methfessel B (Hrsg.). Essen lehren - Essen lernen. Beiträge zur Diskussion und Praxis der Ernährungsbildung. Bericht zum 4. Heidelberger Ernährungsforum (S.31–76). Schneider, Baltmannsweiler (1999)

28. Kurth BM, Ellert U (2008) Gefühltes oder tatsächliches Übergewicht: Worunter leiden Jugendliche mehr? Dtsch Arztebl 105(23): 406–12

29. Methfessel B, Sammet T. Informationen zu Übergewicht und Adipositas. In Regierungspräsidium Stuttgart, Landesgesundheitsamt (Hrsg.) GESUND AUFWACHSEN IN BADEN-WÜRTTEMBERG. Kommunale Netzwerke für Ernährung und Bewegung - Ein Handbuch. 59–65, Stuttgart (2008)

5.1   Essen gegen die innere Leere
Entstehung und Therapie von
Essstörungen im Jugendalter

1. Bruch H. Essstörungen. Zur Psychologie und Therapie von Übergewicht und Magersucht. Fischer, Frankfurt (1997)

2. Fairburn CG, Bohn K (2005) Eating disorder NOS (EDNOS): An example of the troublesome "not otherwise specified" (NOS) category in DSM-IV. Behaviour Research and Therapy 43: 691–701

3. Wunderer E (2007) Essen gegen die innere Leere. Essstörungen erkennen, erklären, behandeln. Ernährungs Umschau 4: 180–187

4. Bundesfachverband Essstörungen BFE (Hg). Essstörungen. Ursachen und Risikofaktoren – Hilfe und Unterstützung. Compact-Verlag, München (2008)

5. Wunderer E, Schnebel A. Interdisziplinäre Essstörungstherapie. Beltz, Weinheim (2008)

6. Stice E (2002) Risk and maintenance factors for eating pathology: a meta-analytic review. Psychological Bulletin 128: 825–848

7. Favaro A, Ferrara S, Santonastaso P (2003) The spectrum of eating disorders in young women: A prevalence study in a general population sample. Psychosomatic Medicine 65: 701–708

8. Hebebrand J (2004) Biologie der Anorexia nervosa unter besonderer Berücksichtigung genetischer Aspekte. Psychotherapie im Dialog 5: 57–62

9. Hebebrand J (2007) Die Bedeutung des Leptins für die Anorexia nervosa. Symposiumsbeitrag auf dem 1. Wissenschaftlichen Kongress der Deutschen Gesellschaft für Essstörungen e.V. (DGESS), Prien, 8.–10.11.2007

10. Dittmar H, Halliwell E, Ive S (2006) Does Barbie make girls want to be thin? The effect of experimental exposure to images of dolls on the body image of 5- to 8-year-old girls. Developmental Psychology 42: 283–292

11. Hähne C, Zubrägel S (2004) Die Wahrnehmung des Körperbildes bei Mädchen und Jungen und ihre Auswirkungen auf den Gesundheitsstatus und das Gesundheitsverhalten – Ergebnisse des Jugendgesundheitssurveys im Rahmen der internationalen WHO-Studie. ZSE Zeitschrift für Soziologie der Erziehung und Sozialisation 24: 246–261.

12. Fairburn CG, Shafran R, Cooper Z (1999) A cognitive behavioural theory of anorexia nervosa. Behaviour Research and Therapy 37: 1–13

13. Marchi M, Cohen P (1990) Early childhood eating behaviours and adolescent eating disorders. American Journal of Academic Child and Adolescent Psychiatry 29: 112–117

14. Wunderer E, Schnebel A (2006) Das Therapienetz Essstörungen. Integrierte Gesundheits-versorgung von PatientInnen mit Essstörungen. Forum Psychotherapeutische Praxis 6: 31–33

15. Deter HC, Herzog W. Langzeitverlauf der Anorexia nervosa. Eine Zwölf-Jahres-Katamnese. Vandenhoeck & Ruprecht, Göttingen (1995)

16. Fichter MM, Quadflieg N, Hedlund S (2006) Twelve-year course and outcome predictors of anorexia nervosa. International Journal of Eating Disorders 39: 87–100

17. Fairburn CG, Harrison PJ (2003) Eating disorders. The Lancet 361: 407–416

18. Linehan MM. Dialektisch-Behaviorale Therapie der Borderline-Persönlichkeitsstörung. CIP-Medien, München (1996)

19. Orbach S. Anti-Diät-Buch. Über die Psychologie der Dickleibigkeit, die Ursachen von Esssucht. Verlag Frauenoffensive, München (1979)

20. Orbach S. Anti-Diät-Buch II. Eine praktische Anleitung zur Überwindung von Esssucht. Verlag Frauenoffensive, München (1984)

21. Leibbrand R (2002) Adipositas: Verlauf und verlaufsbeeinflussende Faktoren. Verhaltenstherapie 12: 327–333

22. Baumer V, Wunderer E (2009) Ernährungstherapie bei Essstörungen. Ernährungs Umschau 7: B25–B28

5.2 Die Verbreitung von Essstörungen bei Jugendlichen in Deutschland

Aktualisierte und überarbeitete Version des Originalbeitrages aus Ernährungs Umschau 9/2007, S. 514–519

1. Holtkamp K, Herpertz-Dahlmann B (2005): Anorexia und Bulimia nervosa im Kindes- und Jugendalter. DÄBl 102 (1–2), A50–A58

2. Franke A: Essstörungen bei Männern und Frauen. In: Hurrelmann K, Kolip P (Hrsg.): Geschlecht, Gesundheit und Krankheit. Hans Huber, Bern, 2002

3. Deutsche Hauptstelle für Suchtfragen e.V. (DHS) (2004): Essstörungen. Suchtmedizinische Reihe, 3

4. Eating Disorders in Adolescents: Position Paper of the Society for Adolescent Medicine (2003). J Adolesc Health 33, 496–505

5. Fairburn CG, Harrison PJ (2003): Eating disorders. Lancet 361 (1), 407–416

6. Herpertz S, de Zwaan M, Zipfel S (Hrsg.) (2008): Handbuch Essstörungen und Adipositas. Springer Medizin Verlag Heidelberg 2008, S. 19–20

7. ebenda S. 39–41

8. Deutsche Gesellschaft für Ernährung e. V. (DGE) (Hg) (2002): Essstörungen. In: DGE-Fach-Info, Beratungspraxis 1

9. Deutsche Gesellschaft für Ernährung e. V. (DGE) (Hg): Ernährungsbericht 2000. DGE, Frankfurt am Main, 2000

10. Roth M (1998): Prädiktoren gezügelten Essverhaltens bei Jugendlichen. Zeitschrift für Medizinische Psychologie 4, 158–162

11. Berger U, Schilke C, Strauß B (2005): Gewichtssorgen und Diätverhalten bei Kindern in der 3. und 4. Klasse. Psychother Psych Med 55, 331–338

12. Aschenbrenner K et al. (2004): Störungen des Essverhaltens bei Gymnasiasten und Studenten. In: Psychother Psych Med 54, T1–T13

13. Kamtsiuris P, Lange M, Schaffrath-Rosario A: Der Kinder- und Jugendgesundheitssurvey (KiGGS): Stichprobendesign, Response und Non response-Analyse. Bundesgesundheitsbl Gesundheitsforsch Gesundheitsschutz 2007, 50, 547–556. Springer Medizin Verlag 2007

14. Morgan JF, Reid F, Lacey H. (1999): The SCOFF questionnaire: assessment of a new screening tool for eating disorders. BMJ, 319, 1467–1468

15. Morgan JF et al. (2002): Questionnaire and clinical interview for eating disorders in general practice: The SCOFF comparative study. BMJ 325, 755–756

16. Goodman R (1997): The Strengths and Difficulties questionnaire: A research note. Journ Child Psychology and Psychiatry 38, 581–586

17. Goodman R (1999): The extended version of the strengths and Difficulties Ques tionnaire as a guide to caseness and consequent burden. Journ of Child Psychology and Psychiatry 40, 791–799

18. Hölling H et al.: Verhaltensauffälligkeiten bei Kindern und Jugendlichen – Erste Ergebnisse aus dem Kinder- und Jugendgesundheitssurvey. Bundesgesundheitsbl Gesundheitsforsch Gesundheitsschutz 2007, 50, 784–793. Springer Medizin Verlag 2007

19. Kromeyer-Hauschild K (2001): Perzentile für den Body Mass Index für das Kindes- und Jugendalter unter Heranziehung verschiedener deutscher Stichproben. Monatschrift Kinderheilkunde 149, 807–818

20. Ravens-Sieberer, Ellert U, Erhart M: Gesundheitsbezogene Lebensqualität von Kindern und Jugendlichen in Deutschland. Eine Norm stichprobe für Deutschland aus dem Kinder- und Jugendgesundheitssurvey (KIGGS). Bundesgesundheitsbl Gesundheitsforsch Gesundheitsschutz 2007, 50, 810–818. Springer Medizin Verlag 2007

21. Kurth B, Schaffrath Rosario A: Die Verbreitung von Übergewicht, Untergewicht und Adipositas bei Kindern und Jugendlichen in Deutschland, Ergebnisse des bundesweiten Kinder- und Jugendgesundheitssurveys. Bundesgesundheitsbl Gesundheitsforsch Gesundheitsschutz 2007, 50, 736–743. Springer Medizin Verlag 2007

22. Hölling H, Schlack R: Essstörungen im Kindes- und Jugendalter – Erste Ergebnisse aus dem Kinder- und Jugendgesundheitssurvey (KiGGS). Bundes gesundheitsbl Gesundheitsforsch Gesundheitsschutz 2007, 50, 794–799. Springer Medizin Verlag 2007

23. Rathner G (1996): Soziokulturelle Faktoren für die Entstehung von Essstörun gen. Psycho 22, 179–187

24. Buddeberg-Fischer B: Früherkennung und Prävention von Essstörungen. Essverhalten und Körpererleben bei Jugendlichen. Stuttgart; Schatthauer, 2000

6 Lebensmittelallergien im Kindesalter

1. Weißbuch Allergie in Deutschland. Urban & Vogel, München 2009 (im Druck)

2. Niggemann B, Sielaff B, Beyer K, et al. (1999) Outcome of double-blind, placebo-controlled food challenge tests in 107 children with atopic dermatitis. Clin Exp Allergy 29: 91–96

3. Sinagra JL, Bordignon V, Ferraro C, et al. (2007) Unnecessary milk elimination diets in children with atopic dermatitis. Pediatr Dermatol 24: 1–6

4. Mai XM, Neuman A, Ostblom E, et al. (2008) Symptoms to pollen and fruits early in life and allergic disease at 4 years of age. Allergy 63: 1499–1504

5. Zuberbier T, Edenharter G, Worm M, et al. (2004) Prevalence of adverse reactions to food in Germany – a population study. Allergy 59: 338–345

6. Roehr CC, Edenharter, G, Reimann S, et al. (2004) Food allergy and non-allergic food hypersensitivity in children and adolescents. Clin Exp Allergy 34: 1534–1541

7. Bruijnzeel-Koomen C, Ortolani C, Aas K, et al. (1995) Position paper. Adverse reactions to food. Allergy 50, 623–635

8. Johansson SGO, Hourihane JOB, Bousquet J, et al. (2001) A revised nomenclature for allergy. Allergy 56: 813–824.

9. Kleine-Tebbe J, Reese I, Ballmer-Weber BK, et al. (2009) Keine Empfehlung für IgG- und IgG4-Bestimmungen gegen Nahrungsmittel. Allergo J 18: 267–273

10. 10. Amtsblatt der Europäischen Union (25.11.03): Richtlinie 2003/89/EG des Europäischen Parlaments und des Rates vom 10. November 2003 zur Änderung der Richtlinie 2000/13/EG hinsichtlich der Angabe der in Lebensmitteln enthaltenen Zutaten.

11. Amtsblatt der Europäischen Union (28.11.2007): Richtlinie 2007/68/EG der Kommission vom 27. November 2007 zur Änderung von Anhang IIIa der Richtlinie 2000/13/EG des Europäischen Parlaments und des Rates hinsichtlich bestimmter Lebensmittelzutaten.

12. Christie L, Hine RJ, Parker JG, Burks W (2002) Food allergies in children affect nutrient intake and growth. J Am Diet Assoc 102: 1648–1651

13. Spuergin P, Schildz WM, Deichmann K, et al. (1997) Allergenicity of α-caseins form cow, sheep, and goat. Allergy 52: 293–298

14. Kelsay K (2003) Psychological aspects of food allergy. Cur Allergy Asthma Rep 3: 41–46

15. Reese I, Schäfer C. Allergien vorbeugen. Systemed, Lünen 2009 (im Druck)

16. Schäfer T et al. (2004) Evidenz-basierte und konsentierte Leitlinie „Allergieprävention". Allergo J 13: 252–260

17. Muche-Borowski C et al. und Mitglieder der Konsensusgruppe (2009) S3-Leitlinie Allergieprävention – Update 2009. Allergo J 18: 332–341

18. Prescott SL, Smith P, Tang M et al. (2008) The importance of early complementary feeding in the development of oral tolerance: Concerns and controversies. Pediatric Allergy Immunol 19: 375–380

19. Schäfer T, Muche-Borowski C (2009) S3 Leitlinie Allergieprävention. URL: www.uni-duesseldorf.de/AWMF/ll/061-016.htm Zugriff: 31.08.2009

8.1 S3-Leitlinie
Therapie der Adipositas im
Kindes- und Jugendalter

*Mit freundlicher Genehmigung der AGA,
Prof. Wabitsch im Oktober 2009*

Mitherausgebende Organisationen

Fachgesellschaften

Deutsche Adipositas-Gesellschaft (DAG)

Deutsche Gesellschaft für Kinder- und Jugendmedizin (DGKJ)

Deutsche Diabetes Gesellschaft (DDG)

Deutsche Gesellschaft für Ernährung (DGE)

Deutsche Gesellschaft für Sozialpädiatrie und Jugendmedizin (DGSPJ)

Deutsche Gesellschaft für Sportmedizin und Prävention (DGSP)

Deutsche Gesellschaft für Adipositaschirurgie

Deutsche Gesellschaft für Kinder- und Jugendpsychiatrie, Psychosomatik und Psychotherapie

Arbeitsgemeinschaft Pädiatrische Endokrinologie (APE)

Arbeitsgemeinschaft Pädiatrische Diabetologie (AGPD)

Berufsverbände

Berufsverband der Kinder- und Jugendärzte (BVKJ)

Berufsverband Deutscher Psychologinnen und Psychologen (BDP)

Verband der Diätassistenten – Deutscher Bundesverband e.V. (VDD)

Weitere

Patientenvertreter

Herausgegeben von

Arbeitsgemeinschaft Adipositas im Kindes und Jugendalter (AGA) www.a-g-a.de
(Sprecher: PD Dr. T. Reinehr, Datteln)

Leitliniensekretariat

Dipl.-Troph. Anja Moß; Prof. Dr. Martin Wabitsch

Sektion Pädiatrische Endokrinologie und Diabetologie

Interdisziplinäre Adipositasambulanz

Universitätsklinik für Kinder- und Jugendmedizin Ulm

Eythstr. 24, 89075 Ulm, Tel.: 0731 – 500 57401

E-Mail: anja.moss@uniklinik-ulm.de;
martin.wabitsch@uniklinik-ulm.de

Autoren

M. Wabitsch, A. Moß (federführend)
Redaktionsgruppe: H. Hauner, K. Kromeyer-Hauschild,
D. Kunze, T. Reinehr, J. Tafel, S. Wiegand
Expertengruppe der AGA: H. Bode, J. Hebebrand, T. Kauth,
W. Kiess, U. Korsten-Reck, D. l'Allemand-Jander, H. Mayer,
M. Müller, J. Oepen, R. Pankau, W. Siegfried, K. Stübing,
A. van Egmond-Fröhlich, J. Westenhöfer, K. Widhalm, A-M. Wolf

Zitierweise (für diese Leitlinie)

Wabitsch M, Moss A. et al., 2009. Evidenz-basierte Leitlinie zur Therapie der Adipositas im Kindes- und Jugendalter (S3-Leitlinie). www.a-g-a.de und www.leitlinien.net.

Besonderer Hinweis

1.1 Literatur zu Abschnitt 1 der Leitlinie

Kamath CC, Vickers KS, Ehrlich A, McGovern L, Johnson J, Singhal V, Paulo R, Hettinger A, Erwin PJ, Montori VM. (2008) "Clinical review: behavioral interventions to prevent childhood obesity: a systematic review and metaanalyses of randomized trials". J Clin Endocrinol Metab. 93 (12): 4606–15

McGovern L, Johnson JN, Paulo R, Hettinger A, Singhal V, Kamath C, Erwin PJ, Montori VM. (2008) "Treatment of pediatric obesity: a systematic review and meta-analysis of randomized trials." J Clin Endocrinol Metab. 93(12): 4600–5.

August GP, Caprio S, Fennoy I, Freemark M, Kaufmann FR, Lustig RH, Silverstein JH, Speiser PW, Styne DM, Montori VM. (2008) "Prevention and treatment of pediatric obesity: an endocrine society clinical practice guideline based on expert opinion." J Clin Endocrinol Metab. 93(12): 4576–4599.

Spear BA, Barlow SE, Ervin C, Ludwig DS, Saelens BE, Schetzina KE, Taveras EM. (2007) "Recommendations for treatment of child and adolescent overweight and obesity." Pediatrics 121(5): 1077–8

Barlow SE, MD, MPH and the Expert Committee. (2007) "Expert Committee Recommendations Regarding the Prevention, Assessment, and Treatment of Child and Adolescent Overweight and Obesity: Summary Report." Pediatrics 120 Suppl 4: S164,92

Oude Luttikhuis H, Baur L, Jansen H, Shrewsbury VA, O'Malley C, Stolk RP, Summerbell CD. (2009) "Interventions for treating obesity in children." Cochrane Database of Systematic Reviews, Issue 1. Art.No.: CD001872. DOI: 10.1002/14651858.CD001872.pub2.

3.2.1 Literatur zu Abschnitt 3.2 der Leitlinie

Blomquist, B., M. Borjeson et al. (1965). „The effect of physical activity on the body measurements and work capacity of overweight boys." Acta Paediatr Scand 54(6): 566–72

Caroli, M., W. Burniat (2002). „Dietary management. In: Burniat W, Cole T, Lissau I, Poskitt EME (eds). Child and adolescent obesity. Causes and consequences; prevention and management." Cambridge university Press: Cambridge: 282–306

Epstein, L. H., A. Valoski et al. (1993). „Effect of weight loss by obese children on long-term growth." Am J Dis Child 147(10): 1076–80

Epstein, L. H., R.R. Wing et al. (1985). „A comparison of lifestyle exercise, aerobic exercise, and calisthenics on weight loss in obese children." Behaviour Therapy 16: 345–356

Epstein, L. H., R. R. Wing et al. (1985). „Effect of diet and controlled exercise on weight loss in obese children." J Pediatr 107(3): 358–61

Epstein, L. H., R.R. Wing et al. (1985). „Effects of a family-based behavioural treatment on obese 5-to-8-year-old children." Behavioural Therapy 16: 205–212

Flodmark, C. E., T. Ohlsson et al. (1993). „Prevention of progression to severe obesity in a group of obese schoolchildren treated with family therapy." Pediatrics 91(5): 880–4

Golan, M., A. Weizman et al. (1998). „Parents as the exclusive agents of change in the treatment of childhood obesity." Am J Clin Nutr 67: 1130–1135

Hauner, H. et al. (2007). „Evidenzbasierte Leitlinie Prävention und Therapie der Adipositas." Deutsche Adipositas-Gesellschaft, Deutsche Diabetes-Gesellschaft, Deutsche Gesellschaft für Ernährung, Deutsche Gesellschaft für Ernährungsmedizin.

Hills, A. P. and A. W. Parker (1988). „Obesity management via diet and exercise intervention." Child Care Health Dev 14(6): 409–16

Israel, A. C. and L. S. Shapiro (1985). „Behavior problems of obese children enrolling in a weight reduction program." J Pediatr Psychol 10(4): 449–60

Jiang, J. X., X. L. Xia et al. (2005). „A two year family based behaviour treatment for obese children." Arch Dis Child 90(12): 1235–8

Schwingshandl, J., K. Sudi, et al. (1999). „Effect of an individualised training programme during weight reduction on body composition: a randomised trial." Arch Dis Child 81(5): 426–8

Summerbell, C. D., V Ashton, KJ Campbell, L Edmunds, S Kelly, E Waters (2003). „Interventions for treating obesity in children [Review]." Cochrane Database of Systematic Reviews(3): Art. No.: CD001872. DOI: 10.1002/14651858.CD001872

3.3.1 Literatur zu Abschnitt 3.3 der Leitlinie

Alexy, U., T. Reinehr et al. (2006). „Positive changes of dietary habits after an outpatient training program for overweight children." Nutrition Research 26: 202–208

Caroli, M., W. Burniat (2002). „Dietary management. In: Burniat W, Cole T, Lissau I, Poskitt EME (eds). Child and adolescent obesity. Causes and consequences; prevention and management." Cambridge university Press: Cambridge: 282–306

Cousins, J. H., D. S. Rubovits et al. (1992). „Family versus individually oriented intervention for weight loss in Mexican American women." Public Health Rep 107(5): 549–55

Epstein, L. H., R. R. Wing et al. (1980). „Comparison of family-based behavior modification and nutrition education for childhood obesity." J Pediatr Psychol 5(1): 25–36

Epstein, L. H., R. R. Wing et al. (1985). „Effect of diet and controlled exercise on weight loss in obese children." J Pediatr 107(3): 358–61

Epstein, L. H., C. C. Gordy et al. (2001). „Increasing fruit and vegetable intake and decreasing fat and sugar intake in families at risk for childhood obesity." Obes Res 9(3): 171–8

Field, A. E., S.B. Austin, C.B. Taylor, S. Malspeis, B. Rosner, H.R. Rockett et al. (2003). „Relation between dieting and weight change among preadolescents and adolescents." Pediatrics 112: 900–906

Figueroa-Colon, R., F. A. Franklin et al. (1996). „Feasibility of a clinic-based hypocaloric dietary intervention implemented in a school setting for obese children." Obes Res 4(5): 419–29

Figueroa-Colon, R., T. K. von Almen et al. (1993). „Comparison of two hypocaloric diets in obese children." Am J Dis Child 147(2): 160–6

Gidding, S. S., B. A. Dennison et al. (2006). „Dietary recommendations for children and adolescents: a guide for practitioners." Pediatrics 117(2): 544–59

Kunze, D., M. Wabitsch (2006). „Leitlinie zur Prävention und Therapie von Übergewicht und Adipositas im Kindes- und Jugendalter." www.a-g-a.de

Malik, V. S., M. B. Schulze et al. (2006). „Intake of sugar-sweetened beverages and weight gain: a systematic review." Am J Clin Nutr 84(2): 274–88

Nuutinen, O. (1991). „Long-term effects of dietary counselling on nutrient intake and weight loss in obese children." Eur J Clin Nutr 45(6): 287–97

Widhalm, K., J. Eisenkölbl (2003). „Behandlungsergebnisse OPTIFAST-Junior." Aktuelle Ernährungsmedizin 28: 151–156

3.4.1 Literatur zu Abschnitt 3.4 der Leitlinie

Andersen, R. E., T. A. Wadden et al. (1999). „Effects of lifestyle activity vs structured aerobic exercise in obese women: a randomized trial." Jama 281(4): 335–40

Beets, M. W., R. Vogel et al. (2006). „Social support and youth physical activity: the role of provider and type." Am J Health Behav 30(3): 278–89

CDC, Center for Disease control. (2007). www.cdc.gov.

Epstein, L. H., R. A. Paluch et al. (2001a). „Sex differences in obese children and siblings in family-based obesity treatment." Obes Res 9(12): 746–53

Epstein, L. H., A. Valoski et al. (1990). „Ten-year follow-up of behavioral, family-based treatment for obese children." Jama 264(19): 2519–23

Epstein, L. H., R.R. Wing et al. (1985). „A comparison of lifestyle exercise, aerobic exercise, and calisthenics on weight loss in obese children." Behaviour Therapy 16: 345–356

Epstein, L. H., RR. Wing, R. Koeske, DJ. Ossip, S. Beck (1982). „A comparison of lifestyle change and programmed aerobic exercise on weight and fitness changes in obese children." Behaviour Therapy 13: 651–665

Flores, R. (1995). „Dance for health: improving fitness in African American and Hispanic adolescents." Public Health Rep 110(2): 189–93

Korsten-Reck, U. (2007). „Sport zur Prävention und Therapie von Übergewicht bei Kindern." Deutsches Ärzteblatt 104(1-2): A35–39

Korsten-Reck, U., K. Kromeyer-Hauschild et al. (2005). „Freiburg Intervention Trial for Obese Children (FITOC): results of a clinical observation study." Int J Obes (Lond) 29(4): 356–61

Kunze, D., M. Wabitsch (2006). „Leitlinie zur Prävention und Therapie von Übergewicht und Adipositas im Kindes- und Jugendalter." www.a-g-a.de.

Lobstein, T., L. Baur et al. (2004). „Obesity in children and young people: a crisis in public health." Obes Rev 5 Suppl 1: 4–104

Parízková, J., C. Maffeis, EME. Poskitt (2002). „Management through activity. In: Burniat W, Cole T, Lissau I, Poskitt EME (eds). Child and adolescent obesity. Causes and consequences; prevention and management." Cambridge University Press: Cambridge: 307–326

Robinson, T. N., J. D. Killen et al. (2003). „Dance and reducing television viewing to prevent weight gain in African-American girls: the Stanford GEMS pilot study." Ethn Dis 13(1 Suppl 1): S65–77

Spear, B. A., S. E. Barlow et al. (2007). „Recommendations for treatment of child and adolescent overweight and obesity." Pediatrics 120 Suppl 4: S254–88

3.5.1 Literatur zu Abschnitt 3.5 der Leitlinie

Epstein, L. H., R. A. Paluch et al. (2004). „The effect of reinforcement or stimulus control to reduce sedentary behavior in the treatment of pediatric obesity." Health Psychol 23(4): 371–80

Epstein, L. H., S.J. McKenzie et al. (1994). „Effects of mastery criteria and contingent reinforcement for family-based child weight control." Addictive Behaviours 19(2): 135–145

Jeffery, R. W., A. Drewnowski, et al. (2000). „Long-term maintenance of weight loss: current status." Health Psychol 19(1 Suppl): 5–16

Kunze, D., M. Wabitsch (2006). „Leitlinie zur Prävention und Therapie von Übergewicht und Adipositas im Kindes- und Jugendalter." www.a-g-a.de.

Mellin, L. M., L. A. Slinkard et al. (1987). „Adolescent obesity intervention: validation of the SHAPEDOWN program." J Am Diet Assoc 87(3): 333–8

Westenhoefer, J. (2001). „The therapeutic challenge: behavioral changes for long-term weight maintenance." Int J Obes Relat Metab Disord 25 Suppl 1: S85–8

Yin, T. J., F.L. Wu, Y.L. Liu, S. Yu (2005). „Effects of a weight-loss program for obese children: a „mix of attributes" approach." The journal of nursing research: JNR 13: 21–30

3.6.1 Literatur zu Abschnitt 3.6 der Leitlinie

Burniat, W., T. Cole, I. Lissau, E. Poskitt (2002). „Child and Adolescent Obesity. Causes and Consequences, Prevention and Management." Cambridge university Press: Cambridge

Cousins, J. H., D. S. Rubovits et al. (1992). „Family versus individually oriented intervention for weight loss in Mexican American women." Public Health Rep 107(5): 549–55

Epstein, L. H., A. Valoski et al. (1990). „Ten-year follow-up of behavioral, family-based treatment for obese children." Jama 264(19): 2519–23

Epstein, L. H., R. R. Wing et al. (1981). „Child and parent weight loss in family-based behavior modification programs." J Consult Clin Psychol 49(5): 674–85

Golan, M., A. Weizman et al. (1998). „Parents as the exclusive agents of change in the treatment of childhood obesity." Am J Clin Nutr 67: 1130–1135

Golan, M., M. Fainaru et al. (1998). „Role of behaviour modification in the treatment of childhood obesity with the parents as the exclusive agents of change." Int J Obes Relat Metab Disord 22(12): 1217–24

Jiang, J. X., X. L. Xia et al. (2005). „A two year family based behaviour treatment for obese children." Arch Dis Child 90(12): 1235–8

Kirschenbaum, D. S., J. N. Germann et al. (2005). „Treatment of morbid obesity in low-income adolescents: effects of parental self-monitoring." Obes Res 13(9): 1527–9

Lobstein, T., L. Baur et al. (2004). „Obesity in children and young people: a crisis in public health." Obes Rev 5 Suppl 1: 4–104

McLean, N., S. Griffin et al. (2003). „Family involvement in weight control, weight maintenance and weight-loss interventions: a systematic review of randomised trials." Int J Obes Relat Metab Disord 27(9): 987–1005

3.7.1 Literatur zu Abschnitt 3.7 der Leitlinie

Apfelbaum, M., P. Vague et al. (1999). „Long-term maintenance of weight loss after a very-low-calorie diet: a randomized blinded trial of the efficacy and tolerability of sibutramine." Am J Med 106(2): 179–84

Berkowitz, R. I., K. Fujioka et al. (2006). „Effects of sibutramine treatment in obese adolescents: a randomized trial." Ann Intern Med 145(2): 81–90

Berkowitz, R. I., T. A. Wadden et al. (2003). „Behavior therapy and sibutramine for the treatment of adolescent obesity: a randomized controlled trial." Jama 289(14): 1805–12

Chanoine, J. P., S. Hampl et al. (2005). „Effect of orlistat on weight and body composition in obese adolescents: a randomized controlled trial." Jama 293(23): 2873–83

Correa, L. L., M. W. Platt et al. (2005). „[Evaluation of the sibutramine effect on satiety with a visual analogue scale in obese adolescents]." Arq Bras Endocrinol Metabol 49(2): 286–90

Davidson, M. H., J. Hauptman et al. (1999). „Weight control and risk factor reduction in obese subjects treated for 2 years with orlistat: a randomized controlled trial." JAMA 281(3): 235–42

Freemark, M. and D. Bursey (2001). „The effects of metformin on body mass index and glucose tolerance in obese adolescents with fasting hyperinsulinemia and a family history of type 2 diabetes." Pediatrics 107(4): E55

Garcia-Morales, L. M., A. Berber et al. (2006). „ Use of sibutramine in obese mexican adolescents: a 6-month, randomized, double-blind, placebo-controlled, parallel-group trial." Clinical Therapeutics 28: 770–782

Godoy-Matos, A., L. Carraro et al. (2005). „Treatment of obese adolescents with sibutramine: a randomized, double-blind, controlled study." J Clin Endocrinol Metab 90(3): 1460–5

Hauner, H. et al. (2007). „Evidenzbasierte Leitlinie Prävention und Therapie der Adipositas." Deutsche Adipositas-Gesellschaft, Deutsche Diabetes-Gesellschaft, Deutsche Gesellschaft für Ernährung, Deutsche Gesellschaft für Ernährungsmedizin.

Hauner, H., M. Meier et al. (2004). „Weight reduction by sibutramine in obese subjects in primary care medicine: the SAT Study." Exp Clin Endocrinol Diabetes 112(4): 201-7.

Hutton, B. and D. Fergusson (2004). „Changes in body weight and serum lipid profile in obese patients treated with orlistat in addition to a hypocaloric diet: a systematic review of randomized clinical trials." Am J Clin Nutr 80(6): 1461–8

James, W. P., A. Avenell et al. (1997). „A one-year trial to assess the value of orlistat in the management of obesity." Int J Obes Relat Metab Disord 21 Suppl 3: S24–30

Kay, J. P., R. Alemzadeh et al. (2001). „Beneficial effects of metformin in normoglycemic morbidly obese adolescents." Metabolism 50(12): 1457–61

Kunze, D., M. Wabitsch (2006). „Leitlinie zur Prävention und Therapie von Übergewicht und Adipositas im Kindes- und Jugendalter." www.a-g-a.de.

Lean, M. E. (1997). „Sibutramine–a review of clinical efficacy." Int J Obes Relat Metab Disord 21 Suppl 1: S30-6; discussion 37–9

Maahs, D., D. G. de Serna et al. (2006). „Randomized, double-blind, placebo-controlled trial of orlistat for weight loss in adolescents." Endocr Pract 12(1): 18–28

McTigue KM., R. H., B. Hemphill, L. Lux, S. Sutton, AJ. Bunton, KN. Lohr (2003). „Screening and interventions for obesity in adults: Summary of the evidence for the U.S. Preventive Services Task Force." Ann Intern Med 139: 933–949

Molnar, D., K. Torok, E. Erhardt, S. Jeges (2000). „Safety and efficacy of treatment with an ephedrine/caffeine mixture: the first double-blind placebo controlled pilot study in adolescents." Int J Obes Relat Disord 24: 1573–1578

Norgren, S., P. Danielsson et al. (2003). „Orlistat treatment in obese prepubertal children: a pilot study." Acta Paediatr 92(6): 666–70

Ozkan, B., A. Bereket et al. (2004). „Addition of orlistat to conventional treatment in adolescents with severe obesity." Eur J Pediatr 163(12): 738–41

Padwal R., S. Li, DCW. Lau (2003). „Long-term pharmacotherapy for obesity and overweight." The Cochrane Database of Systematic Reviews Issue 4, Art. No. CD004094.pub2

Reisler, G., T. Tauber et al. (2006). „Sibutramine as an adjuvant therapy in adolescents suffering from morbid obesity." Israel Medical Association Journal: Imaj 8: 30–32

Royal College of Physicians (1998). „Clinical management for overweight and obese patients: with particular reference to the use of drugs." London: Royal College of Physicians.

Sjostrom, L., A. Rissanen et al. (1998). „Randomised placebo-controlled trial of orlistat for weight loss and prevention of weight regain in obese patients. European Multicentre Orlistat Study Group." Lancet 352(9123): 167–72

Srinivasan, S., G.R. Ambler, L.A. Baur, S.P. Garnett, M. Tepsa, F. Yap, G.M. Ward, C.T. Cowell (2006). „Randomised, contolles trial of metformin for obesity and insulin resistance in children and adolescents: improvement in body composition and fasting insulin." J Clin Endocrinol Metab 9: 2074–2080

Violante-Ortiz, R., B.E. Rio-Navarro, A. Lara-Esqueda, P. Perez, G. Fanghanel, A. Madero (2005). „Use of sibutramine in obese Hispanic adolescents." Advances in Therapy 22: 642–649

Webb, E., R. Viner (2006). „Should metformin be prescribed to overweight adolescents in whom dietary/behavioural modifications have not helped?" Arch Dis Child 91: 793–794

Wiegand S et al. (2008). "Prospective, placebo-controlled, randomized treatment of 67 obese chidren/adolescents with metformin." Horm Res 70 (Suppl. 1): 27–28

Wirth, A. and J. Krause (2001). „Long-term weight loss with sibutramine: a randomized controlled trial." JAMA 286(11): 1331–9

Yoo, J. H., E. J. Lee et al. (2005). „Clinical trial of herbal formula on weight loss in obese Korean children." Am J Chin Med 33(5): 713–22

Zhi, J., R. Moore et al. (2003). „The effect of short-term (21-day) orlistat treatment on the physiologic balance of six selected macrominerals and microminerals in obese adolescents." J Am Coll Nutr 22(5): 357–62

3.8.1 Literatur zu Abschnitt 3.8 der Leitlinie

Apovian, C. M., C. Baker et al. (2005). „Best practice guidelines in pediatric/adolescent weight loss surgery." Obes Res 13(2): 274–82

Fried, M., V. Hainer et al. (2007). „Interdisciplinary European guidelines for surgery for severe (morbid) obesity." Obes Surg 17(2): 260–70

Hauner, H. et al. (2007). „Evidenzbasierte Leitlinie Prävention und Therapie der Adipositas." Deutsche Adipositas-Gesellschaft, Deutsche Diabetes-Gesellschaft, Deutsche Gesellschaft für Ernährung, Deutsche Gesellschaft für Ernährungsmedizin

Inge, T. H., N. F. Krebs et al. (2004). „Bariatric surgery for severely overweight adolescents: concerns and recommendations." Pediatrics 114(1): 217–23

Bildnachweis

Nachstehend nicht aufgeführte Abbildungen stammen von den Autoren der Kapitel bzw. aus den in der jeweiligen Legende angegebenen Quellen.

Umschlag-Vorderseite links Ramona Heim/Fotolia
Umschlag-Vorderseite rechts   iStock
Umschlag-Rückseite   Renata Osinska/Fotolia

S. 7	Stepanov/Fotolia
S. 9	M.Suprijono/Fotolia
S. 19	Bilderbox
S. 65	M.Erwinova/Fotolia
S. 73	Plattform Ernährung & Bewegung, Berlin
S. 81	Eric Cote/Fotolia
S. 85	Der Struwwelpeter von A. Hoffmann
S. 91	Fotolia
S. 94	Patrizia Tilly/Fotolia
S. 96	iStock
S. 99	Christian-Rummel/Fotolia
S. 105	iStock
S. 108	M_Chef/Fotolia
S. 115	Oekolandbau
S. 117	Bilderbox
S. 131	monkey-business/Fotolia
S. 133	iStock
S. 141	Gino_ Santa_ Maria/Fotolia
S. 151	ANAD intensivtherapeutische Wohngruppen
S. 155	Gino_ Santa_ Maria/Fotolia
S. 159	M. Dykstra/Fotolia
S. 173	Nikolai-Sorokin/Fotolia
S. 177	Bilderbox
S. 201	Bilderbox

... Die klassische, belehrende Ernährungserziehung muss heute als gescheitert angesehen werden! ...

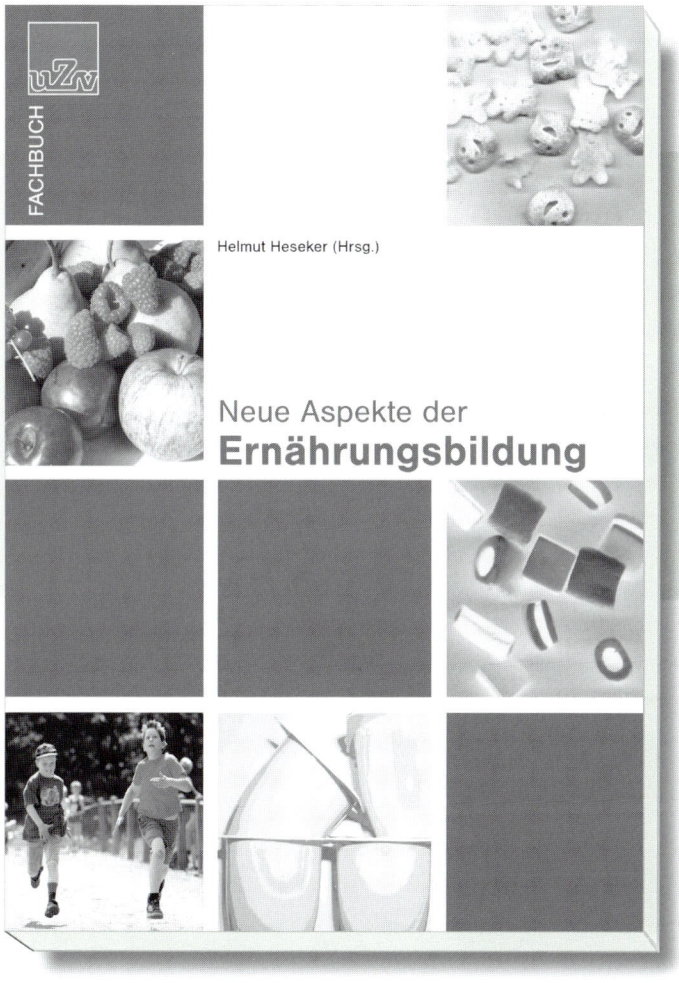

Prof. Dr. Helmut Heseker,
Paderborn (Hrsg.)

unter Mitarbeit von:
Sigrid Beer
Ines Heindl
Barbara Methfessel
Kirsten Schlegel-Matthies
Claudia Vohmann

ISBN 3-930007-20-7

Das Buch regt an, herkömmliche Lehr- und Lernprozesse im Umfeld von Schulen und Kindertagesstätten zu analysieren, kompetenz- und ressourcenorientiert zu denken, ein positives
Selbstkonzept der Kinder bzw. Schülerinnen und Schüler durch gesundheitsfördernde
Ernährung zu stärken sowie das Engagement und Impulse in der Ernährungsbildung
für notwendige innovative Schulentwicklungskonzepte nutzbar zu machen!

**Zielgruppe: Erzieher, Pädagogen und andere Multiplikatoren, die sich zunehmend
mit dem Thema (Fehl-)Ernährung und Esskultur von Kindern und Jugendlichen
befassen müssen. www.ernaehrungs-umschau.de/fachbuecher**

Sachregister

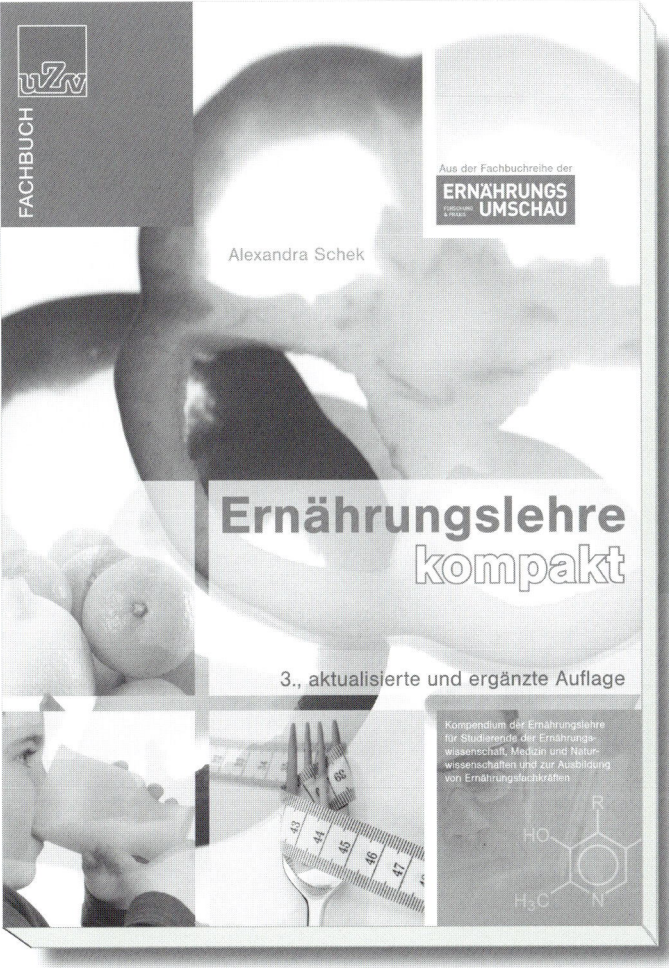

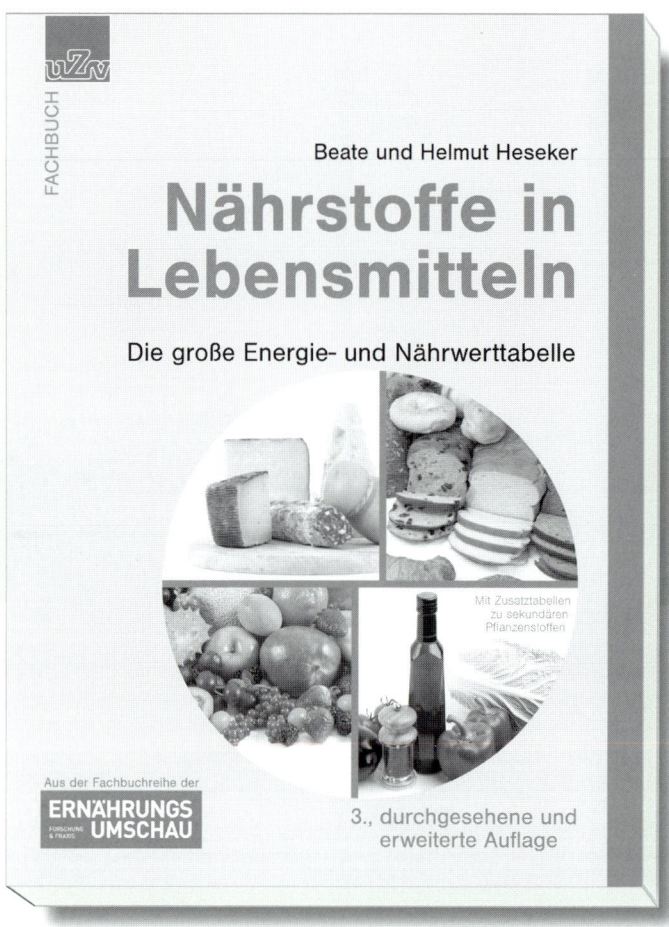

Notizen